Polycystic Ovary Syndrome

# 다낭성 난소증후군

# 다낭성 난소증후군

첫째판 1쇄 인쇄 ｜ 2020년 1월 30일
첫째판 1쇄 발행 ｜ 2020년 2월 14일

지 은 이  최영민 외 Korean PCOS Forum
발 행 인  장주연
출 판 기 획  이성재
책 임 편 집  박미애
편집디자인  양은정
표지디자인  김재욱
일 러 스 트  김경열
발 행 처  군자출판사
　　　　　등록 제4-139호(1991. 6. 24)
　　　　　본사 (10881) 파주출판단지 경기도 파주시 회동길 338(서패동 474-1)
　　　　　전화 (031) 943-1888　　팩스 (031) 955-9545
　　　　　홈페이지 ｜ www.koonja.co.kr

ISBN 979-11-5955-518-3
정가 30,000원

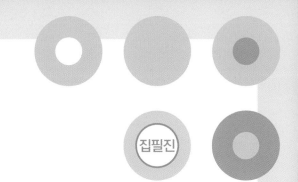

**편찬위원회**

최영민(대표저자): 서울의대 서울대학교병원 산부인과 교수

황규리: 서울의대 서울특별시보라매병원 산부인과 교수

김진주: 서울의대 서울대학교병원 헬스케어시스템 강남센터 산부인과 교수


**집필진(가나다순)**

구연희: 서울마리아병원 과장

김성훈: 울산의대 서울아산병원 산부인과 교수

김진주: 서울의대 서울대학교병원 헬스케어시스템 강남센터 산부인과 교수

김현진: 울산의대 서울아산병원 임상강사

김혜옥: 차의대 차여성의학연구소 서울역센터 산부인과 교수

박서영: 아가온 여성의원 원장

박현선: 서울의대 서울특별시보라매병원 피부과 부교수

신재준: 허유재병원 산부인과 과장

윤상호: 동국의대 일산병원 산부인과 교수

윤지성: 아가온 여성의원 원장

이다용: 서울의대 서울특별시보라매병원 산부인과 임상강사

이정호: 계명의대 대구동산병원 산부인과 교수

이지선: 경북의대 경북대학교병원 산부인과 교수

이택후: 경북의대 경북대학교병원 산부인과 교수

정창원: 리에스 여성의원 원장

채수진: 아이오라 여성의원 원장

최두석: 성균관의대 삼성서울병원 산부인과 교수

최영민: 서울의대 서울대학교병원 산부인과 교수

허창영: 마리아에스(상봉마리아병원) 원장

홍준석: 서울의대 분당서울대학교병원 산부인과 교수

황규리: 서울의대 서울특별시보라매병원 산부인과 교수

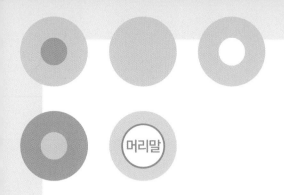

　　본 저서는 〈다낭성 난소증후군〉 질환에 관한 내용으로, 다낭성 난소증후군은 가임기 여성의 약 10%에서 발생하는, 이 시기 여성의 가장 흔한 내분비질환이다. 다낭성 난소증후군은 여성에서 남성호르몬이 과다 분비되어 배란에 장애가 일어나는 것이 핵심 기전이며 이로 인해 본 증후군을 가진 여성은 월경장애를 주 증상으로 병원을 방문하게 된다. 가임기 여성에서 월경장애가 주 증상이므로 다낭성 난소증후군은 현재 국가적으로 문제가 되고 있는 저출산, 불임의 가장 중요한 원인 중 하나로 부각된 상황이다.

　　한편 흥미롭게도 단순한 산부인과 질환의 일환으로 여겨졌던 본 증후군의 발생에 인슐린 저항이 관여한다는 것이 핵심 기전으로 밝혀지면서 이제 다낭성 난소증후군은 당뇨, 이상지질혈증, 비만, 대사증후군 등이 어우러진 대사이상 질환이라는 것이 거의 정설로 받아들여지고 있다. 따라서 이제 다낭성 난소증후군은 여성의 전 일생에 걸쳐 산부인과만이 아닌 다양한 진료과들에서 다루게 되는데, 여드름이나 남성형 다모증과 같은 남성호르몬 과다 증세로는 피부과를, 월경장애로는 산부인과를, 비만이나 당뇨, 이상지질혈증으로는 내과나 가정의학과를 방문하게 된다. 결국 본 증후군에 대해 일반인뿐만 아니라 다양한 분야의 의료 전문가들의 관심도 더욱 증가하고 있으며, 불임과 대사질환의 주원인으로 국가 차원에서의 관리의 주요 대상이 될 수 있다는 점에서도 그 중요성이 높아지고 있다.

　　본 질환의 개념은 약 100년여 전부터 대두되었으나 실제 진단에 대한 범세계적인 합의는 네덜란드 로테르담에서 2003년에서야 가까스로 이루어진 바 있다. 진단기준에서의 합의가 이루어진 이후 15년 넘게 전세계적으로 다양한 후속 연구 결과 및 진료 지침 등이 보고되었으나 아직도 병태생리 및 진단 기준, 관리에 관한 근거는 명확하지 않은 부분이 있다. 또한 다낭성 난소증후군의 임상 증상 및 관리에는 인종적인 요소가 지대한 영향을 미치는 것은 주지의 사실인데, 특히 본 증후군의 핵심 증상 중 하나인 남성형 다모증 및 인슐린 저항, 비만 등은 환자들이 속한 인구군에 따라 그 양상이 매우 다양한 것으로 알려져 있다.

즉 해외에서의 진료지침이나 연구결과를 그대로 국내여성에게 적용하는 것에 대해 지속적으로 국내 임상의사들은 의문을 제기해 왔으며, 이에 다낭성 난소증후군에 많은 관심을 갖고 Korean PCOS Forum 활동을 해온 한국의 생식내분비분야의 전문가들이 뜻을 같이 하여, 최신의 지식을 수록할 뿐 아니라 한국 여성을 대상으로 한 연구 결과들을 반영한 본 저서를 출간하고자 한다. 특히 주요 저자들은 산부인과 생식내분비학회 분야의 유수의 저널에 한국인 환자에서의 연구 결과들을 지속적으로 보고해온 바, 이 결과들을 집대성하여 제공하는 것의 의미는 매우 크다고 하겠다.

불임의 가장 흔한 원인이자, 당뇨를 포함한 대사이상 질환의 주 위험인자인 다낭성 난소증후군에 대한 우리말로 된 전문 도서가 없는 것을 늘 안타까워하던 저자들은 열과 성을 다하여 본 저서를 작성하였다. 본 저서의 출간을 통해 다양한 분야의 많은 임상의사들에게 올바른 진료 지침을 제공하고 나아가 일반인들에게도 정확한 지식을 전달하여 여성건강 증진 및 저출산 문제 해결에 기여할 수 있게 되기를 저자들은 간절히 바라는 바이다.

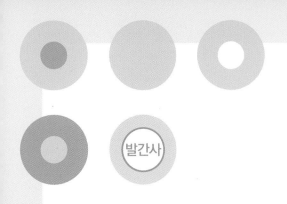

발간사

다낭성 난소증후군은 가임기 여성의 가장 흔한 내분비 질환 중 하나로 알려져 있습니다. 정통적으로 다낭성 난소증후군은 배란장애와 남성호르몬 과다를 특징으로 하는 산부인과 영역의 질환으로 여겨졌으나 그 병태생리 중 하나가 인슐린 저항성인 것이 알려지면서 이제는 당뇨 및 심혈관계 질환의 위험도가 증가한 대사질환의 일환으로도 여겨지고 있습니다. 특히 2003년 로테르담 진단기준이 나오면서 본 증후군의 진단에 합의가 이루어졌고, 이후 많은 연구들이 진행되어 그 결과들이 전세계적으로 활발하게 보고되고 있습니다. 이에 발 맞추어 필자의 연구팀들도 다낭성 난소증후군 여성에 관한 연구결과를 그간 유수의 학술지에 다수 발표해 왔습니다.

필자는 지난 30여 년 동안 생식 내분비학을 세부전공으로 교육, 연구 및 진료에 임하여 왔으나, 신속하게 변화, 발전하는 다낭성 난소증후군에 대한 국문 서적이 부족함을 늘 아쉽게 생각하던 차에, 후진들을 위하여 전문 서적을 펴내는 것이 대학에서의 교직을 마무리하면서 마지막으로 해야 할 일이라고 생각하게 되었습니다.

본 저서는 다낭성 난소증후군에 큰 관심을 갖고 Korean PCOS Forum을 결성하여 활발하게 연구 및 진료에 매진 중인 여러 대학의 교수진 및 서울대학교 산부인과학교실의 동문들이 집필진으로 참여하여 그간의 풍부한 임상 경험 및 축적된 연구 결과들을 함께 정리, 기술하였으며, 향후 환자 진료 및 첨단 의학 연구에 초석이 되도록 노력하였습니다.

생식 내분비학 분야를 전공한 산부인과 의사뿐 아니라 다른 임상 진료과 의사들 및 전공의들에게도 지침이 되는 저서를 출판하고자 집필진과 함께 본 증후군에 관한 주제를 심사 숙고하여 결정하였으며, 특히 본 연구팀에서 발표한 한국인 여성에서의 연구결과를 소개하는 데에 중점을 두어 실질적으로 국내 환자들의 진료에 도움이 되고자 의도하였습니다.

아무쪼록 본 저서가 임상에서 다낭성 난소증후군 환자를 접하고 있는 여러 선생님들께 도움이 되어, 항상 가까이 두고 자주 찾아보게 되는 좋은 지침서가 되었으면 하는 바람입니다. 끝으로 바쁜 중에도 본 저서의 발간을 위해 애쓴 황규리, 김진주 교수의 노고와 집필에 흔쾌히 응해 주신 여러 집필진들께 다시 한번 감사의 말씀을 올리며, 또한 책의 출판을 위해 도움을 주신 군자출판사 출판부 여러분들께도 고마운 마음을 전하고자 합니다.


2020년 1월
최 영 민

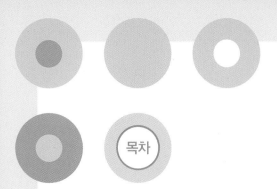

목차

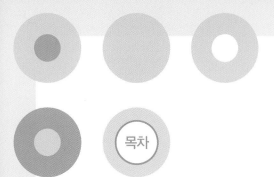

목차

**다낭성 난소증후군**을 기술한 역사적인 첫 번째 기록은
18세기 이태리에서 불임과 과체중을 보인 한 여성에서
난소가 정상보다 두 배 이상으로 커져 있으며
표면이 하얗고 반짝이는 특성을 보였다는 증례 보고이다.
그로부터 약 200년이 지난 1935년경 Stein과 Leventhal은
다낭성 난소의 형태학적인 특성과 더불어 남성형다모증
그리고 희발월경의 이른바 **임상적 3요소**(clinical triad)를
유기적으로 파악하여 이 질병을 정의했다.
이후 고안드로겐증과 고인슐린혈증의 상관관계가 알려지면서
2000년대 이후 다낭성 난소증후군을 이해하는 가장 큰 관점의 변화는
이 질병이 가임기를 전후한 특정 시기의 여성에서
단지 생식 기능의 이상에만 국한되는 것이 아니라
**전 생애에 걸쳐 지속적으로 관심을 가져야 하는 건강 문제라는 점**이다.

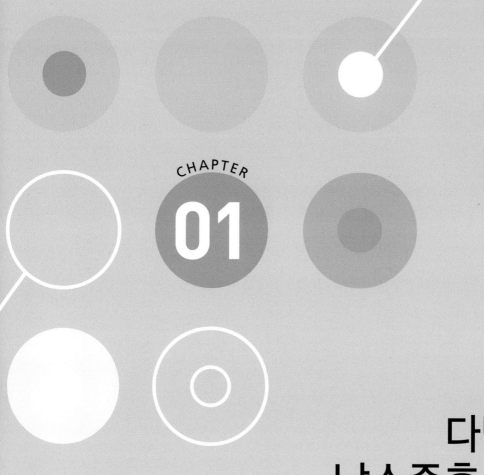

# 다낭성 난소증후군의 역사

최영민, 윤지성

## 1. 다낭성 난소증후군의 발견

다낭성 난소증후군을 의학적으로 처음 정의하고 개념을 정립한 연구자로는 미국의 Irving Freiler Stein과 Michael Leo Leventhal으로 널리 알려져 있다. 그러나 임상적인 관찰을 통해 이러한 사례를 보고한 기록과 이를 교정하기 위한 시도는 훨씬 이전으로 거슬러 올라간다.

1721년 이탈리아의 의사인 Vallisneri는 불임과 과체중을 보인 한 여성에서 난소가 정상보다 두 배 이상으로 커져 있으며 표면이 하얗고 반짝이는 특성을 보이는 증례를 보고하였는데, 이것이 다낭성 난소증후군을 기술한 역사적인 첫 번째 기록으로 알려져 있다. 프랑스의 Chereau 등(1844)은 난소의 표면에 작은 낭종이 관찰될 수 있는데 그 빈도가 비교적 흔해 이것이 병적인 것인지는 불확실하다는 의견을 제시한 바 있다.

같은 시기에 해부병리 의사였던 Rokitansky(1844)는 60,000건 이상의 부검 사례에서 섬유화 및 경화의 특징을 보이는 특징적인 난소 소견을 발견하고 이를 난소의 "낭성 변성(cystic degeneration)"이라 명명하고 수종 난포(hydrops follicle)이라는 개념을 사용하였다.

Bulius와 Kretschmar 등(1897)은 이러한 난소의 조직학적 특성을 관찰하고 난소의 내간질층에 해당하는 theca interna가 과도하게 증식하는 난포막 과다형성(hyperthecosis)이라는 표현을 처음으로 사용하였다.

문헌상으로는 이러한 특징적인 형태의 난소를 지칭하는 표현도 매우 다양했는데 대표적인 용어들로는 sclreocystic ovary, fibrocystic ovary, microcystic ovary, retention cyst ovary, ovarian cystic degeneration, cystic oophoritis, interstitial oophoritis 그리고 noninfectionus oophoritis 등을 꼽을 수 있다. 이러한 난소 병변의 치료법에 대한 초보적인 논의도 몇 가지 살펴볼 수 있다. Lawson 등(1879)은 이러한 낭성 변성을 보이는 환자에서 치료적인 목적으로 양측 난소 절제술의 필요성을 주장하였다. 하지만 Martin(1891)은 전절제술이 아닌 난소의 부분 절제만으로도 치료가 가능하다는 주장을 제기하였다. McGlinn(1915)은 그 동안 행해지던 난소 부분절제술 대신에 표면에 산재한 난포낭에 구멍을 내는 난소 천공술(ovarian puncture)을 시행할 것을 제안하였다.

## 2. Stein-Leventhal 증후군

앞서 살펴본 바와 같이 다낭성 난소증후군에 대해 오랜 기간 관찰과 치료를 위한 노력이 이미 이어져오고 있었음에도 우리는 여전히 Stein과 Leventhal이 가진 업적을 가장 중요하게 평가하며 이들을 이 질병의 개념을 확립한 선구자적 인물로 간주하고 있다. 다낭성 난소증후군이라는 오늘의 명칭으로 통일되기 이전까지 이러한 특성을 가진 질병군을 상당히 오랜 시간 동안 Stein-Leventhal 증후군이라는 이름으로 불러온 것 역시 그러한 맥락에서 이해할 수 있다.

그렇다면 오늘날 우리가 이해하는 다낭성 난소증후군의 개념을 정립하는데 이들이 기여한 바는 무엇일까? 1935년 발표한 이들의 논문의 처음에도 언급한 것처럼 그들 이전까지는 다낭성 난소는 특징적인 형태를 갖는 난소의 일종으로 임상적으로 볼 때 별다른 증상이 없는 정상 변이(normal variant)거나 자궁의 부정출혈이나 월경 과다를 유발하는 원인으로 주목받아왔다.

하지만 Stein과 Leventhal의 가장 큰 업적은 이들이 다낭성 난소의 형태학적인 특성과 더불어 남성형다모증 그리고 희발월경의 이른바 임상적 3요소(clinical triad)를 유기적으로 파악하여 이 질병을 정의했다는 점이다. 물론 그 이전에도 이러한 임상적 특징을 보이는 환자들에 대한 보고가 꾸준히 있었으나 단발적인 증례 발표에 그치는 것에 불과했다면, 이들은 임상적 3요소를 모두 가진 일련의 환자군의 사례를 체계적으로 보고함과 동시에 "증후군"으로 범주화하여 표준화된 진단 지침을 제공하였다는 점에서 그 의미가 매우 크다고 할 것이다.

## 3. 인식의 전환 – 해부학적 이상에서 내분비 질환으로

오랜 기간 동안 다낭성 난소증후군은 몇 가지 특징적인 임상 증상을 동반하는 난소의 해부학적 이상으로 여겨져 왔다. 하지만 1960년대 이후 방사면역분석법(radioimmunoassay)의 도입에 따라 이러한 환자군에서 비정상적인 생식샘자극호르몬 즉, 과도한 황체형성호르몬(LH) 자극에 의해 난소에서 남성호르몬 생성이 증가함이 밝혀지게 되었다. 이 시기부터 다낭성 난소증후군은 더 이상 해부학적 이상이 아닌 내분비 질환의 하나로 인식될 수 있었다.

또 한 번의 획기적인 인식 전환은 1980년대에 이루어졌다. 고안드로겐증과 고인슐린혈증의 상관관계가 알려지면서 다낭성 난소증후군의 병태생리에 대한 이해가 넓어진 것이다. Dunaif 등 (1988)은 배란장애 여성에서 인슐린유사성장인자(insulin-like growth factor, IGF) 수용체를 매개로 인슐린이 어떻게 비만과 고안드로겐증을 유발하는지를 규명하였고, 이후 다낭성 난소증후군의 진단과 치료를 표준화하기 위한 노력도 여러 연구자들에 의해 꾸준히 이어져오고 있다.

1990년 다낭성 난소증후군에 대한 국제학회가 최초로 미국 국립보건원(National Institutes of Health, NIH) 주최로 개최되었는데 이때 합의한 진단기준은 임상 증상 및/또는 생화학적인 고안드

표 1-1 PCOS의 진단기준(1990, NIH)

| 1990 Criteria (both 1 and 2) |
| --- |
| 1. Chronic anovulation |
| 2. Clinical and/or biochemical signs of hyperandrogenism and exclusion of other etiologies |

표 1-2 PCOS의 개정된 진단기준(2003, Rotterdam PCOS Consensus)

Revised 2003 Criteria (2 out of 3)

1. Oligo- or anovulation
2. Clinical and/or biochemical signs of hyperandrogenism
3. Polycystic ovaries and exclusion of other etiologies (congenital adrenal hyperplasia, androgen-secreting tumors, Cushing's syndrome

로겐증과 동반된 만성 무배란(희발월경 또는 무월경)으로 국한하여 다낭성 난소증후군을 정의하였다.

이후 다낭성 난소증후군의 다양한 임상 양상에 대한 경험이 축적됨에 따라 골반 초음파 검사로 확인 가능한 난소의 특징적인 소견에 대한 기준을 추가하자는 요구가 반영되어 2003년 네덜란드의 로테르담에서는 진단 기준 개정안이 발표되었다. 이것이 오늘까지도 'Rotterdam Criteria'라는 명칭으로 가장 널리 사용되고 있다.

이 모임을 개최했던 ESHRE/ASRM-sponsored PCOS Consensus Workshop Group은 2007년 그리스에서 workshop을 개최하여 '다낭성 난소증후군 여성에서의 불임치료의 표준 지침'에 대한 견해를 정리, 발표하였고, 2012년 네덜란드에서 다시 모여 '다낭성 난소증후군이 여성의 건강에 미치는 영향'을 주제로 하여 그간의 연구 결과를 집약한 결과물을 발표하는 등 꾸준히 활발한 활동을 이어오고 있다.

## 4. 다낭성 난소증후군을 이해하는 현재의 관점

2000년대 이후 다낭성 난소증후군을 이해하는 가장 큰 관점의 변화는 이 질병이 가임기를 전후한 특정 시기의 여성에서 단지 무배란, 고안드로겐증 및 불임을 유발하는 문제가 아니라 그 여성의 전 생애에 걸쳐 지속적으로 영향을 끼치는 매우 중요한 건강 문제라는 사실이다.

Reaven(1993)은 중심성 비만, 당뇨 그리고 고혈압을 동반하는 환자에서 인슐린 저항(insulin resistance, IR)과 포도당 불내성(impaired glucose tolerance, IGT)이 공통의 원인 인자로 작용하고 있음을 주장하고 이러한 경우를 지칭하여 엑스증후군(syndrome X)이라고 명명했는데 이는 오늘날 대사증후군으로 불리는 질병에 대한 최초의 개념 정립이라 할 수 있으며 현재는 다낭성 난소증후군 역시 이러한 대사증후군의 범주에서 이해하고 평생 건강의 관점에서 다루어져야 한다는 점에 대해서는 모두가 동의하고 있는 바이다.

## 참고문헌

- Azziz R, Adashi EY. Stein and Leventhal: 80 years on. Am J Obstet Gynecol 2016; 214: 247-56.
- Bulius G, Kretschmar C. Angiodystrophia. Stuttgart: Verlag von Ferdinand Enke. 1897.
- Chereau, Achilles. Memories pour servir a l'etude des maladies des ovaries. Paris: Fortin, Masion & Cie. 1844.
- Dunaif A, Mandeli J, Fluhr H, Dobrjansky A. The impact of obesity and chronic hyperinsulinemia on gonadotropin release and gonadal steroid secretion in the polycystic ovary syndrome. J Clin Endocrinol Metab 1988; 66: 131-9.
- Fauser BC, Tarlatzis BC, Rebar RW, et al. Consensus on women's health aspects of polycystic ovary syndrome (PCOS): the Amsterdam ESHRE/ASRM-Sponsored 3rd PCOS Consensus Workshop Group. Fertil Steril 2015; 103: 1081-8.
- Martin A. Ergebnisse der overien und tubenresektion. Verhandl Dtsch Ges Gynak 1891; 4: 242-57.
- McGlinn JA. The end results of resection of the ovaries for microcystic disease. Am J Obstet Dis Women Child 1916; 73; 435-9.
- Mohammad M, Seghinsara A. Polycystic ovary syndrome (PCOS), Diagnostic criteria, and AMH. Asian Pac J Cancer Prev 2017; 18: 17-21.
- Reaven GM. Role of insulin resistance in human disease (syndrome X): an expanded definition. Annu Rev Med 1993; 44: 121-31.
- Rokitansky C. A Manual of Pathological Anatomy-Vol II. Philadelphia: Blanchard & Lea. p. 246, 1855.
- Rotterdam ESHRE/ASRM-Sponsored PCOS Consensus Workshop Group. Revised 2003 consensus on diagnostic criteria and long-term health risks related to polycystic ovary syndrome. Fertil Steril 2004; 81: 19-25.
- Stein IF, Leventhal ML. Amenorrhea associated with bilateral polycystic ovaries. Am J Obstet Gynecol 1935 ;29: 181-91.
- Szydlarska D, Machaj M, Jakimiuk A. History of discovery of polycystic ovary syndrome.Adv Clin Exp Med 2017; 26: 555-8.
- Vallisneri A, 1721. Cited in Insler V, Lunesfield B. Polycystic ovarian disease: A challenge and controversy. Gynecol Endocrinol 1990; 4: 51-69.
- Zawadski JK, Dunaif A. Diagnostic criteria for polycystic ovary syndrome: towards a rational approach. In: Dunaif A, Givens JR, Haseltine F. Polycystic ovary syndrome. Boston: Black-well Scientific. P377-84. 1992.

**다낭성 난소증후군의 핵심 병태생리**에는 여러 가지가 있으나
인슐린 저항 및 고인슐린혈증과 동반된 남성호르몬 과다가
가장 유력한 기전으로 보인다. 그러나 아직 다낭성 난소증후군의 정확한 원인은
밝혀져 있지 않으며 호르몬 간의 상호작용, 고인슐린혈증, 인슐린 저항,
고안드로겐증, 유전적 요인 및 환경적 요소 등이
**복합적으로 작용하여 발생하게 될 것으로 추정**된다

# 다낭성 난소증후군의 병태생리

윤상호

# 1. 서론

다낭성 난소증후군은 가임기 여성의 5~10%에서 발생하는, 이 시기 여성의 가장 흔한 내분비질환으로, 만성 무배란 및 남성호르몬 과다를 주 증상으로 한다. 전통적으로는 불임을 주 증상으로 병원을 방문한 가임기 여성의 질환으로 여겨졌으나, 최근에는 본 증후군의 핵심 병태생리가 인슐린 저항으로 인한 남성호르몬 과다라는 사실이 밝혀지면서, 일반인뿐만 아니라 의료인 내부에서의 관심도 증가하고 있다. 임상 특징으로는 남성호르몬(androgen)의 증가, 남성형다모증(hirsutism), 황체형성호르몬(luteinizing hormone, LH)의 증가, 고인슐린혈증, 난소크기 증대, 비만, 무배란, 무월경 등이 있다(Balen A, 2004; Legro 등, 2006; Pasquali 등, 2006; Conway 등, 2014; Solomon CG, 2016).

　　다낭성 난소증후군의 임상 양상 중 고안드로겐증(hyperandrogenism)은 진단 기준에 있어 가장 특징적인 소견이나 인종적 차이, 체중, 연령에 따라 구분하기가 어려울 경우가 많다. 진단에 있어서는 임상적 소견과 생화학적 소견 모두 중요하다. 임상적 소견으로는 남성형다모증이나, 여드름, 여성형탈모증(female-pattern alopecia) 등으로 진단할 수 있다. 남성형다모증은 코카시안종에서는 60% 정도 나타난다고 하나(Conway 등, 2014), 동양인에서는 드문 것으로 알려져 있고, 국내 연구에서는 modified Ferriman-Gallwey 점수(mFG score) 6점 초과를 기준으로 하였을 때 33.9~39.4%로 보고된 바 있다(Kim 등, 2011; Kim 등, 2014). 여드름과 탈모증의 빈도가 다낭성 난소증후군 여성에서 정상인에 비해 높게 나타나는가에 대해서는 아직 논란의 여지가 있으나 다른 동반 증상 없이 단독으로 나타날 때는 의미가 없는 것으로 간주되고 있다. 생화학적 소견은 흔히 혈청 총 테스토스테론(serum total testosterone, serum T), 성호르몬결합글로불린(sex hormone binding globulin, SHBG), free androgen index (FAI=serum T/SHBG×100) 등으로 측정한다. 그러나 다낭성 난소증후군 환자에서 20~40% 정도는 이러한 생화학적 소견이 나타나지 않아 진단에 어려움이 있다.

　　만성 무배란은 희발월경이나 무월경으로 진단하며 비교적 진단이 용이하다. 희발월경은 일년에 8번 미만의 월경과 35일 이상의 주기를 가질 때 진단한다. 무월경은 임신되지 않은 상태에서 3개월 이상 월경이 없을 때를 말한다. 그러나 정상적인 주기를 보이는 경우에도 혈청 황체호르몬(serum progesterone)이 황체기의 농도를 보이지 않는 경우 만성 무배란을 배제하지 못한다. 그런 경우 혈청 유즙분비호르몬(serum prolactin, PRL), 황체형성호르몬(LH) 등을 측정하여 시상하부-뇌하수체 이상(hypothalamic-pituitary dysfunction) 과 생식샘자극호르몬(gonadotropin) 분비의 부족을 감별진단 해야 한다.

　　다낭성 난소는 대부분 질식 초음파를 사용하여 난포기(follicular phase)에서 2~9 mm 크기의 난포가 12개 이상 존재하거나, 난소 용적이 10 ml 이상일 때 진단할 수 있다.

　　인종적 차이와 비만 유병률의 차이에 따라 다른 분포를 보이지만 대부분의 경우 다낭성 난소증후군에서 포도당 불내성(glucose intolerance), 당뇨병이 증가되는 것은 잘 알려져 있다. 일부에서는 다낭성 난소증후군의 10%에서 20~30년 후 당뇨병이 발생한다는 보고도 있다. 심혈관 질환의 증가가 발생하는 지에 대한 것은 아직 확실한 결론이 나지 않았으나 젊은 다낭성 난소증후군 여성에서 혈관과 혈관내피 기능의 변화가 보고되었다(Carmina 등, 2006). 또한 대사증후군(meta-bolic syndrome)이 다낭성 난소증후군에서 증가한다는 여러 보고가 있지만, 다낭성 난소증후군의 임상 양상에 특징적인 것인지, 비만의 증가 때문인지는 아직 확실하지 않다. 중심성 지방의 증가, 고인슐린혈증, 포도당 불내성, 혈압의 증가 등 대사증후군의 증상이 다낭성 난소증후군에서 정상 여성보다 더 흔하게 나타난다. 그러나 다낭성 난소증후군만으로 대사증후군을 설명하기에는 아직 근거가 부족한 상태이지만, 과도한 남성호르몬이 비만, 포도당 불내성과는 독립적인 대사 증후군의 위험인자로 알려지고 있다(Sartor 등, 2005; Escobar-Morreale 등, 2007).

다낭성 난소증후군의 임상적 중요성이 커져가는 것에 발 맞추어 발생 기전을 규명하고자 하는 노력이 꾸준히 진행되고 있으나 아직 정확한 기전은 알려져 있지 않다. 만성적인 고인슐린혈증이 난소에서 남성호르몬 과다 생산을 유도하고 혈중 성호르몬결합글로불린 농도를 상승시켜 만성 무배란, 남성형다모증과 같은 증상을 일으킨다는 것이 고전적인 개념이지만, 이 이론만으로는 다양한 다낭성 난소증후군의 증상과 검사 소견을 설명하는 것은 무리가 있다. 다낭성 난소증후군으로 진단받는 것은 여성의 일생에 지대한 영향을 미칠 수 있는데, 단기적으로는 불임, 장기적으로는 제 2형 당뇨, 이상지질혈증, 심혈관계 질환, 자궁내막암 등이 증가하는 것으로 밝혀져 있어(Diamanti-Kandarakis 등, 2007; Norman 등, 2007; Schulte 등, 2015; José Bellver 등, 2018), 진단 및 치료는 반드시 적절한 근거에 기초하여 이루어져야 할 것으로 생각된다. 이에 본 저자는 현재까지 진행된 연구 결과와 문헌들을 고찰하여 다낭성 난소증후군의 병태생리에 대하여 종합적으로 기술하고자 한다.

## 2. 병태생리(pathophysiology)

다낭성 난소증후군의 핵심 병태생리가 무엇인가에 대해서는 하나로 제시할 만한 것은 없으나 다양한 수준에서 그 기전이 제시되고 있다. 병태생리를 살펴보기 전에 우선 다낭성 난소증후군 여성에서 보이는 호르몬 특징을 요약하면 혈중 안드로겐(androgen)과 에스트로겐(estrogen)의 하루 생산량 증가로 볼 수 있다. 다낭성 난소증후군 여성에서는 난소 기원의 남성호르몬인 안드로스텐디온(androstenedione), 테스토스테론(testosterone), 17-알파-히드록시프로게스테론(17-alpha-hydroxyprogesterone, 17-OHP)뿐만 아니라 부신피질 기원의 남성호르몬인 디히드로에피안드로스테론(dehydroepiandrosterone, DHEA)와 디히드로에피안드로스테론황산염(dehydroepiandros-terone sulfate, DHEA-S)가 모두 증가해 있는 것으로 알려져 있다(Azziz 등, 2009). 또한 에스트론

(estrone, E1) 역시 증가해 있는데, 이것은 안드로스텐디온의 말초 전환이 증가한 것으로 인한 현상으로 보인다. 그러나 다낭성 난소증후군 여성에서 혈중 에스트라디올(estradiol, E2)은 난포기 초기에 관찰되는 수준으로 정상 범위를 유지하고 있는 것으로 알려져 있다.

현재까지의 연구결과들을 종합하면 인슐린 저항과 그에 따른 고인슐린혈증이 다낭성 난소증후군의 가장 근본적인 병태생리일 것으로 여겨지며, 고인슐린혈증이 다낭성 난소증후군에서 보이는 대사이상, 남성호르몬 과다증세의 직접적인 원인으로 작용할 것으로 여겨진다(Barbieri 등, 1986; Nestler 등, 1991; Nestler 등, 1998; Carmina 등, 2006). 즉, 인슐린은 난소의 난포막세포(theca cell)에서 황체형성호르몬 생성을 자극하여 안드로겐 생산을 증가시키고, 간에서 성호르몬결합글로불린 생산을 방해하여 유리 테스토스테론(free testosterone) 농도를 높인다(Nestler 등, 1991). 반대로 인슐린 저항이 호전될 경우 난소 내 남성호르몬 생산 감소, 성호르몬결합글로불린 증가로 유리 테스토스테론 농도가 낮아지는 사실이 알려져 있다(Legro 등, 2005). 다낭성 난소증후군의 핵심 병태생리는 다음과 같이 크게 다섯 가지 기전으로 요약될 수 있다.

## 1) 생식샘자극호르몬 분비체계 이상(gonadotropin secretion and action)

정상적으로 호르몬 변동이 있는 것과는 다르게 생식샘자극호르몬(gonadotropin)과 성호르몬이 다낭성 난소증후군의 경우 안정 상태(steady state)를 유지하며 에스트로겐과 남성호르몬이 모두 증가되어 있다. 다낭성 난소증후군 여성은 혈중 황체형성호르몬(LH) 농도의 상승을 보이며, 상대적으로 정상 혹은 낮은 수준의 난포자극호르몬(FSH) 농도를 보여 결국 황체형성호르몬/난포자극호르몬 (LH/FSH) 비율의 상승을 보이게 된다. 혈중 황체형성호르몬 농도의 상승은 황체형성호르몬 리듬 빈도뿐만 아니라 진폭의 상승과도 연관이 있으며, 난포자극호르몬 농도의 감소는 만성적으로 상승된 에스트로겐에 의한 음성 되먹임기전 및 인히빈(inhibin) B 농도의 경한 상승과 연관이 있는 것으로 알려져 있다(Blank 등, 2006). 인히빈 B는 다낭성 난소를 가진 여성에서 매우 높은 농도를 보이며 다수의 작은 난포가 난포자극호르몬을 억제하는 것을 반영한다. 그러나 난포자극호르몬이 완전히 억제되는 것은 아니며, 새로운 난포의 성장은 계속적으로 이루어지나 정상적인 난포의 성숙과 배란이 되지 않는다. 다낭성 난소증후군 여성에서 황체형성호르몬 리듬 빈도는 정상 월경주기에서 보이는 주기적인 변화 없이 시간당 1회 정도로 일정하게 증가된 소견을 보이고 있으며, 황체형성호르몬 리듬 진폭 및 혈중 황체형성호르몬 농도 증가는 비만한 다낭성 난소증후군 여성보다는 마른 다낭성 난소증후군 여성에서 심한 것으로 보고되었다(Arroyo 등, 1997; Taylor 등, 1997; Pagán 등, 2006). 이와 같은 황체형성호르몬 리듬 증가는 시상하부의 생식샘자극호르몬 분비호르몬(gonadotropin releasing hormone, GnRH) 리듬 빈도를 반영하는 것일 것으로 여겨지고 있으며, 다낭성 난소증후군 여성에서 생식샘자극호르몬 분비 패턴의 변화는 여러 동물 실험 결과 태생기에 자궁 내에서 남성호르몬에 과다하게 노출되어 GnRH 리듬 생성 프로그래밍에 변화가 왔기 때문일 것이라는 보고들도 다수 있다(Dumesic 등, 1997; Robinson 등, 1999; Abbott 등, 2005; Foecking 등, 2005; Zhou 등, 2005; Xita 등, 2006).

종합적으로 볼 때 시상하부-뇌하수체의 이상이 있는 것으로 여겨지며, GnRH의 자극에 뇌하수체가 감수성이 증가되어 부신피질 호르몬이 증가하는 것으로 보인다. 한편 고농도의 남성호르몬은 프로게스테론의 음성 되먹임(negative feedback)에 의해 시상하부를 탈감작시키므로 이는 난소나 부신에 의한 스테로이드호르몬 분비 이상으로 인해 이차로 생식샘자극호르몬 분비의 이상이 생긴다는 것을 시사한다.

## 2) 인슐린 저항(insulin resistance)

다낭성 난소증후군이 질환으로서 기술되기 시작한 것은 약 90여년 전인 1920년대이나 1980년대 이후 상당수의 다낭성 난소증후군 환자에서 인슐린 저항과 고인슐린혈증이 동반됨이 알려지면서 당뇨병, 심혈관질환 등 대사질환의 고위험군으로 주목받게 되었다(Teede 등, 2006; Thomas 등, 2016). 다낭성 난소증후군의 기전으로서 인슐린 저항의 역할은 아직도 불분명하지만 다낭성 난소증후군 환자들은 정상 대조군과 비슷한 수의 인슐린 수용체 숫자 및 친화력(affinity)을 가지고 있다는 점에서 다낭성 난소증후군 여성에서의 인슐린 저항은 수용체 자체의 결함보다는 인슐린 수용체를 매개로 한 신호 전달체계(signal transduction cascade)의 결함으로 보고 있다. 특히 다낭성 난소증후군에서 인슐린 저항의 기전으로 주목받고 있는 가설은 인슐린 수용체와 인슐린 수용체 기질의 과도한 세린 인산화(serine phosphorylation)이다. 다낭성 난소증후군 환자는 근육 등 인슐린의 표적세포에서 티로신 인산화가 감소하고 과도하게 세린 인산화가 되며 글리코겐 합성과 같은 인슐린의 대사적 작용 경로는 억제되나 유사분열능은 오히려 증가된다(Baptiste 등, 2010; Rojas 등, 2014; Gourgari 등, 2016). 인체 내에서 지방세포(adipocyte)와 섬유모세포(fibroblast), 근세포(skeletal muscle), 그리고 난소 등 인슐린의 표적세포에서 수용체 부착 후 인슐린 신호전달 과정의 결함이 있는 것으로 알려져 있다(Diamanti-Kandarakis 등, 2006; Glintborg 등, 2006; Glintborg 등, 2008).

인슐린의 전형적인 작용기전은 인슐린과 인슐린 수용체가 결합해서 두 가지의 세포 내 경로를 밟는 것인데, 하나는 포스파티딜-이노시톨-3-인산화효소(phosphatidyl-inositol 3-kinase, PI-3K) 경로로서 글리코겐 합성이나 포도당 섭취와 같은 대사적 작용에 관여하는 경로이며, 나머지 하나는 분열제활성 단백 키나아제(mitogen-activated protein kinase, MAPK) 경로로서 유사분열능(mitotic activity)에 관여하는 경로이다. 정상적으로 인슐린 수용체는 $\alpha$와 $\beta$ subunit 로 이루어져 있으며 $\beta$ subunit의 타이로신 키나아제(tyrosine kinase)의 인산화는 인슐린 수용체 기질(insulin-receptor substrate, IRS)의 인산화를 일으키고 PI-3K를 활성화시키며 글리코겐 합성 키나아제(glycogen synthase kinase-3, GSK-3)을 억제시켜 글리코겐 합성을 활성화시킨다. 또한 glucose transporter-4 (GLUT-4)를 통해 세포의 glucose 흡수를 촉진시킨다. 비만한 다낭성 난소증후군 및 정상체중의 다낭성 난소증후군 여성 모두 인슐린 수용체의 수나 친화력은 저하되어 있지 않은 데 비해 인슐린 수용체의 세린기의 인산화가 증가되어 있고, 타이로신기의 인산화가 감소되어 있는 것이 보고되었는데(Ciaraldi 등, 1997; Ek I 등, 1997), 인슐린 수용체 세린기의 인산화는 인슐린 수용체와 PI-3K와의 결합을 방해해서 대사적 경로로의 인슐린 작용을 방해하는 것으로 알려져 있다(Vignesh 등, 2007; Homburg 등, 2008). 이와 같이 PI-3K 경로는 억제되고, MAPK 경로는 활성화되어 포도당 전달을 억제시키며 난소에서의 유사분열능 증가로 남성호르몬 합성이 증가하게 된다. 이와 같은 기전이 인슐린의 두 가지 작용 중 한 가지는 선택적으로 억제되고 다른 한 가지는 선택적으로 활성화되는지를 설명하는 것이며, 일명 "인슐린 저항 상태"인 다낭성 난소증후군 여성에서 어떻게 인슐린이 남성호르몬 과다를 자극할 수 있는지에 대한 설명이 될 것이다.

이와 같이 인슐린 저항과 고인슐린혈증이 다낭성 난소증후군의 핵심 병태생리인 것은 주지의 사실이나 다낭성 난소증후군 환자의 25~50%는 인슐린 저항을 보이지 않으며, 또한 인슐린 저항을 보이는 여성에서 다낭성 난소증후군의 유병률은 약 15% 정도로 낮음이 보고된 점을 감안할 때(Korhonen 등, 2001), 인슐린 저항 및 그에 따른 고인슐린혈증이 모든 다낭성 난소증후군의 병태생리를 설명할 수 있는 요소는 아닐 것으로 여겨지고 있다. 여기에는 인슐린 저항을 정확하게 평가하는 방법이 아직 불분명한 점도 기인할 것으로 여겨진다

### 3) 체중 및 에너지 조절 체계 이상

다낭성 난소증후군 여성에서 비만은 흔히 동반되어 미국인 환자의 경우 약 60%의 유병률을 보이는 것으로 보고되었다(Azziz 등, 2004). 그러나 국내 다낭성 난소증후군 환자군에서 비만의 비율은 약 25.2~28.4%로 보고되어 서양 여성에 비해서는 낮은 것으로 보고되고 있다(Chae 등, 2008; Lee 등, 2009). 비만, 특히 중심형 비만은 인슐린 저항 및 고인슐린혈증과 연관되어 있음은 주지의 사실이며, 다낭성 난소증후군 여성에서 피하지방 증가보다는 내장지방이 더 증가되어 있음도 이미 여러 연구에서 보고되었다(Rebuffe-Scrive 등, 1989; Michelmore 등, 2001; Yildirim 등, 2003; Escobar-Morreale 등, 2007; Svendsen 등, 2008; Legro, 2012). 특히 비만하지 않은 다낭성 난소증후군 여성도 신체질량지수로 짝지은 정상 대조군 여성과 비교 시 체지방 비율, 허리-엉덩이 비(waist-hip ratio), 복부 및 내장 비만이 증가되어 있음이 보고되어 비만이 다낭성 난소증후군의 주요 병태생리 중 하나임을 강력히 시사하고 있다(Barber 등, 2006). 따라서 비만도가 증가할수록 다낭성 난소증후군의 위험도가 높아질 것으로 여겨지며, Álvarez-Blasco 등(2006)은 과체중 혹은 비만의 식이 치료를 위해 방문한 113명의 여성 중 약 28.3%가 다낭성 난소증후군에 해당되어 자국 내 마른 여성에서의 유병률 5.5%와 비교 시 유의하게 유병률이 높아, 과체중 혹은 비만한 여성에서는 다낭성 난소증후군 유무를 평가해야 한다고 하였다. 그러나 비만이 인슐린 저항을 일으

킬 수 있는 주요 요인 중 하나이지만 다낭성 난소증후군 여성에서 인슐린 저항은 체중과 독립적인 것으로 보고되었는데, 저체중이거나 비만한 다낭성 난소증후군 환자 모두 공통적으로 연령과 체성분으로 짝지은, 정상 배란주기를 가진 대조군 여성과 비교하여 유의하게 인슐린 저항이 증가된 소견을 보이는 것으로 보고되었다(Dunaif 등, 1989). 또한 신체질량지수에 관계없이 다낭성 난소증후군 환자에서 유의하게 인슐린 저항이 증가된 소견은 인슐린 감수성 측정방법에 무관하게 일관된 것으로 보고되고 있는데, hyperinsulinemic-euglycemic clamp, frequently sampled intravenous glucose tolerance test (FSIGTT), graded glucose infusion protocol 중 어떤 방식을 이용하여 평가해도 유사한 결과를 보이고 있다(Dunaif 등, 1987; Dunaif 등, 1996). 즉 다낭성 난소증후군은 그 자체로 독립적인 인슐린 저항 상태로 판단할 수 있겠으며(Stepto 등, 2013), 비만은 감수성을 가진 여성에서 다낭성 난소증후군의 여러 표현형, 즉 대사 혹은 생식계 이상을 심화시키는 요인으로 여기는 것이 적절할 것으로 여겨진다.

## 4) 안드로겐 합성 및 작용의 결함

다낭성 난소증후군에서 남성호르몬 과다는 주로 난소에서 남성호르몬 생성이 증가되기 때문이다. 유전적으로 난소의 호르몬 부족은 발견되지 않지만, 황체형성호르몬의 증가와 더불어 난포막세포의 남성호르몬 생성이 증가된다. 실제 기저 상태나 생식샘자극호르몬 자극 후 다낭성 난소에서 안드로스텐디온(androstendione)이 과다하게 생성되는 것은 잘 알려져 있다. 고안드로겐증이 다낭성 난소증후군의 핵심 임상 양상이며, 과다한 남성호르몬은 주로 난소기원의 남성호르몬이며, 부신기원의 남성호르몬 증가도 일조하는 것으로 여겨진다(Doi 등, 2005; Carmina, 2006; Homburg, 2008).

다낭성 난소증후군 여성에서 난소기원의 남성호르몬이 증가하는 일차적인 기전은 비정상적인 황체형성호르몬 분비 및 황체형성호르몬 생활성도(bioactivity)의 증가에 기인한 것으로 보인다. 또한 인슐린 저항에 의한 황체형성호르몬의 작용 증강 그리고 여기에 비만이 동반될 경우 더욱 증상이 악화되는 것으로 포괄적인 연관성이 보고되고 있다. 인슐린이 고안드로겐증에 영향을 미치는 두 가지 중요한 요소가 있는데 간의 성호르몬결합글로불린 생산 억제와 간의 인슐린 유사 성장인자 결합 단백-1(insulin-like growth factor binding protein-1, IGFBP-1) 생산 억제이다. IGFBP-1은 성호르몬과 IGF-1을 증가시키고 난소에서 IGF-1 혹은 IGF-2의 활성을 증가시킨다. 고농도의 인슐린에서는 인슐린 수용체 숫자가 부족해지기 때문에 인슐린이 type 1 IGF 수용체에 결합하게 되고 IGF-1은 황체형성호르몬에 대한 난포막세포의 남성호르몬 분비를 증폭시킨다. IGF-1과 IGF-2는 인슐린 수용체와 구조가 비슷한 type 1 IGF 수용체에 의해 활성이 조절된다. 그러나 모든 고인슐린혈증과 고안드로겐증이 있는 여성에서 제 2형 당뇨병이 발생하지는 않는데 이는 난소의 유전적 요인 등이 관계되었으리라는 추측 등이 있으며 아직 자세한 기전이 밝혀져 있지는 않다. 또 추가로 제시되는 기전으로는 난포막세포 및 난소의 사이질세포에서 황체형성호르몬 수용체의 과발현으로 인해 황체형성호르몬 자극에의 민감도가 증가한 것과 난소기질에서 난포막세포 부피가 증가한 것도 가능한 기전일 것으로 여겨지고 있다(Barnes 등, 1989; Jakimiuk 등, 2001; Nelson 등, 2001). 또한 다낭성 난소증후군 여성에서 생식샘 자극호르몬 방출호르몬 작용제(gonadotropin releasing hormone agonist, GnRHa)로 황체형성호르몬 작용을 억제시킨 후 채취한 난포막세포를 체외에서 장기간 배양 시에도 남성호르몬 생산 증가가 유지된다는 연구결과를 고려하면 난소 내에서 남성호르몬 생산에 관여하는 $3\beta$-hydroxysteroid dehydrogenase ($3\beta$-HSD) 및 17,20-demolase와 같은 핵심 단계에서 효소 작용의 내인성 결함도 관여하는 것으로 여겨진다. 결국 이와 같은 효소결함에는 결국 유전적인 요소가 관여할 것으로 받아들여지고 있다(Barnes 등, 1989; Ehrmann 등, 1995; Nelson-Degrave 등, 2005; Wickenheisser 등, 2005; Doi, 2008).

다낭성 난소증후군 여성에서는 난소기원의 남성호르몬이 증가되어 있으나 부신기원의 남성호르몬(androstenedione, DHEA, DHEA-S) 역시 증가되어 있는 것으로 알려져 있는데, 연구자마다 결과는 다르지만 다낭성 난소증후군 여성의 약 50%에서 혈중 DHEA-S가 상승되어 있다는 보고도 있다(Azziz 등, 1998). 특히 부신 효소 활성의 유전적 이상이 없음에도 DHEA-S의 생산이 증가되어 있고, 다낭성 난소증후군 환자의 형제에서도 정상보다 DHEA-S가 높다고 보고되고 있어 다낭성 난소증후군에서 부신피질 자극호르몬(adrenocorticotropin hormone, ACTH)에 대한 부신의 남성호르몬 반응에 이상이 있는 것으로 생각하고 있다. 인슐린 증가가 중요한 요인으로 작용할 수 있으나 비만인 다낭성 난소증후군에서 혈청 DHEA-S가 오히려 감소되어 있고 DHEA-S가 높은 환자에서 인슐린 농도가 낮은 경우가 있어서 인슐린 증가는 DHEA-S 농도와는 무관한 것으로 알려져 있다(Azziz 등, 2009). 이와 같이 부신 기원의 남성호르몬은 그 자체로 남성호르몬 과다 증세를 나타내기보다는 말초에서 결국 테스토스테론으로 전환되어 임상증상을 나타낼 것으로 알려져 있다. 그러나 다낭성 난소증후군 여성에서 부신 기원의 남성호르몬이 증가된 이유는 아직 불분명한 상태이다.

## 5) 유전적 소인

다낭성 난소증후군의 가족 내 발생 경향에 대해서는 오래 전부터 인지되어 왔다. 한 쌍둥이 연구에 의하면 남성형다모증이나 여드름이 있으면서 희발월경을 보이는 경우만을 평가했을 때, 약 79%에서 유전적 성향이 관찰되었다고 보고되었다(Vink 등, 2006). 다낭성 난소증후군 여성의 자매에서 인슐린 저항이나 고안드로겐증의 빈도가 높다는 사실을 바탕으로 시행된 다른 연구들에서도 다낭성 난소증후군 여성의 1촌 근친(first-degree relative)에서 비슷한 정도의 대사이상을 보이는 것으로 드러나 이들에서도 대사성, 심혈관계 질환의 위험성이 높아질 수 있다고 보고되었다(Yildiz 등, 2003; Kaushal 등, 2004; Leibel 등, 2006). 이와 같이 다낭성 난소증후군에서 가족성 소

인이 있다는 사실은 본 증후군의 발생에 유전적 요인이 관여하고 있음을 시사하는 소견이나 유전
방식에서 뚜렷한 멘델 유전법칙을 보이지 않아 아직까지 유전 방식이나 명확한 후보 유전자를 밝
혀내지는 못한 상황이다.

　　다낭성 난소증후군의 후보 유전자들은 주로 남성호르몬 혹은 대사작용, 특히 인슐린 작용과
관련된 유전자들로 압축되고 있으며 최근에는 비만, 인슐린 저항, 대사증후군과 공통적인 관련이
있는 전염증 사이토카인(proinflammatory cytokines)을 전사하는 유전자들에 관한 보고들도 나오
고 있으며 (Diamanti-Kandarakis 등, 2006; Menke 등, 2007), 구체적인 연구결과는 다음 장에서
살펴볼 예정이다.

## 6) 다낭성 난소(polycystic ovary)

다낭성 난소증후군에는 정상 난소에 비해 대략 6~8배의 전동난포, 동난포(preantral, small antral
follicle)가 존재한다. 난포가 2~9 mm 크기 정도에 성장이 멈춰 있으며 폐쇄(atresia)의 속도가 느려
지고 외부의 난포자극호르몬에 대한 감수성이 예민하다. 기질의 용적이 증가하여 있으며 전체 난
소 용적이 10 ml 이상이 보통이다. 다낭성 난소증후군 여성의 난소에서 남성호르몬이 증가된 것이
우리가 '다낭성 난소'라고 부르는 특징적인 난소 모양을 만드는 기전일 것으로 여겨지고 있다. 남
성 호르몬은 1차 난포의 발달을 촉진시켜 전동, 동난포로 성숙시키는 데, 다낭성 난소증후군의 경
우 이 과정이 정상 난소에 비해 빨리 진행되어 있다. 난포자극호르몬의 내인성 작용을 억제하는
것으로 알려진 폴리스타틴(follistatin), 표피성장인자(epidermal growth factor)와 과도한 남성호르
몬이 난포의 성장을 억제하며 항세포자멸인자(anti-apoptotic factor)가 발달이 멈춘 난포의 교체
(turn over) 속도를 낮춘다. 이러한 요소들이 다낭성 난소의 특징적인 형태를 갖게 하는 것으로 이
해되고 있다. 여러 연구에서 난포의 숫자가 많을 수록 혈중 테스토스테론, 안드로스텐디온의 농도
가 증가되는 것이 밝혀져 있다. 원숭이연구에서 디히드로테스토스테론(dihydrotestosterone)을 투
여하면 다낭성 난소와 같은 형태 및 크기의 증가가 생기고, 비슷한 조건에서 유인원의 난포에서
성장이 느리게 되는 것이 보고되었다(Dumesic 등, 1997). 다른 기전으로는 난자의 성장 신호가 부
족과 항뮬러관호르몬(antimüllerian hormone, AMH)의 억제 효과 등이 고려되고 있다.

　　난소 내에서는 정상적으로 방향화효소(aromatase)의 활동에 의해 남성호르몬이 여성호르몬
으로 전환되나 국소적인 남성호르몬 과다 환경에서는 방향화효소의 활동이 억제되고 5-α 환원
화효소(5-α reductase)에 의한 더 강력한 남성호르몬이 생성된다. 5-α 환원화된 안드로겐은 여성
호르몬으로 전환될 수도 없고, 방향화효소 및 과립막세포에서 난포자극호르몬이 황체형성호르몬
수용체를 유도하는 활동을 억제하여 난포 성장을 방해하게 된다. 결국 새로운 난포는 지속적으로
생성되나 최종적인 성숙이 되지 않아 다낭성 난소증후군에서 보이는 특징적인 난소 소견을 보이
게 된다. 성숙하지 못하고 퇴화된 난포들은 난소기질로 변하면서 시간이 지날수록 부피가 증가하

고 또 다시 남성호르몬을 생성하는 세포덩어리로 변하여 남성호르몬 과다와 만성 무배란을 악화시키는 순환구조를 가지게 된다. 따라서 다낭성 난소증후군 여성에서 증가한 난소기질을 제거하는 쐐기절제술(wedge resection)이 다낭성 난소증후군 여성 치료의 한 축을 이루고 있으며, 성공률은 제거된 난소기질이 많을수록 비례해서 증가하는 것으로 알려져 있다(Kaaijk 등, 1999). 복강경으로 시행되고 있는 난소 천공술(laparoscopic ovarian drilling, LOD)은 전통적인 쐐기절제술과 비슷한 성적을 보이는 것으로 보고되고 있다.

## 3. 결론

결론적으로 다낭성 난소증후군의 핵심 병태생리에는 여러 가지가 있으나 인슐린 저항 및 고인슐린혈증과 동반된 남성호르몬 과다가 가장 유력한 기전으로 보인다. 그러나 아직 다낭성 난소증후군의 정확한 원인은 밝혀져 있지 않으며 호르몬 간의 상호작용, 고인슐린혈증, 인슐린 저항, 고안드로겐증, 유전적 요인 및 환경적 요소 등이 복합적으로 작용하여 발생하게 될 것이라고 추측하고 있다. 따라서 증상에 대한 치료가 주를 이루고 있고(Jayasena 등, 2014), 또한 대사증후군과 관련되어 비만, 심혈관 질환 등 다양한 임상적 중요성을 가지고 있어 중요성이 더욱 높아지고 있다. 따라서 다낭성 난소증후군의 원인을 규명하는 노력이 계속되어야 하고, 질환의 통합적인 이해를 위한 병태생리를 설명할 수 있도록 추가적인 연구가 필요하다.

**참고문헌**

- Abbott DH, Barnett DK, Bruns CM, et al. Androgen excess fetal programming of female reproduction: a developmental aetiology for polycystic ovary syndrome. Hum Reprod Update 2005; 11: 357-74.
- Álvarez-Blasco F, Botella-Carretero JI, San Millán JL, et al. Prevalence and Characteristics of the Polycystic Ovary Syndrome in Overweight and Obese Women. Arch Intern Med 2006; 166: 2081-6.
- Arroyo A, Laughlin GA, Morales AJ, et al. Inappropriate gonadotropin secretion in polycystic ovary syndrome: influence of adiposity. J Clin Endocrinol Metab 1997; 82: 3728-33.
- Azziz R, Black V, Hines GA, et al. Adrenal androgen excess in the polycystic ovary syndrome: sensitivity and responsivity of the hypothalamic-pituitary-adrenal axis. J Clin Endocrinol Metab 1998; 83: 2317-23.
- Azziz R, Sanchez LA, Knochenhauer ES, et al. Androgen excess in women: experience with over 1000 consecutive patients. J Clin Endocrinol Metab 2004; 89: 453-62.
- Azziz R, Carmina E, Dewailly D, et al. (Task Force on the Phenotype of the Polycystic Ovary Syndrome of The Androgen Excess and PCOS Society). The Androgen Excess and PCOS Society criteria for the polycystic ovary syndrome: the complete task force report. Fertil Steril 2009; 91: 456-88.
- Balen A. The pathophysiology of polycystic ovary syndrome: trying to understand PCOS and its endocrinology. Best Pract Res Clin Obstet Gynaecol 2004; 18: 685-706.
- Baptiste CG, Battista MC, Trottier A, et al. Insulin and hyperandrogenism in women with polycystic ovary syndrome, J Steroid Biochem Mol Biol 2010; 122: 42-52.

- Barber TM, McCarthy MI, Wass JA, et al. Obesity and polycystic ovary syndrome. Clin Endocrinol (Oxf) 2006; 65: 137-45.
- Barbieri RL, Makris A, Randall RW, et al. Insulin stimulates androgen accumulation in incubations of ovarian stroma obtained from women with hyperandrogenism. J Clin Endocrinol Metab 1986; 62: 904-10.
- Barnes RB, Rosenfield RL, Burstein S, et al. Pituitary ovarian responses to nafarelin testing in the polycystic ovary syndrome, New Engl J Med 1989; 320: 559-65.
- Blank SK, McCartney CR, Marshall JC. The origins and sequelae of abnormal neuroendocrine function in polycystic ovary syndrome. Hum Reprod Update 2006; 12: 351-61.
- Carmina E, Orio F, Palomba S, et al. Endothelial dysfunction in PCOS: role of obesity and adipose hormones. Am J Med 2006; 119: 356. 1-6.
- Carmina E. Ovarian and adrenal hyperandrogenism. Ann N Y Acad Sci 2006; 1092: 130-7.
- Chae SJ, Kim JJ, Choi YM, et al. Clinical and biochemical characteristics of polycystic ovary syndrome in Korean women. Hum Reprod 2008; 23: 1924-31.
- Ciaraldi TP, Morales AJ, Hickman MG, et al. Cellular insulin resistance in adipocytes from obese polycystic ovary syndrome subjects involves adenosine modulation of insulin sensitivity. J Clin Endocrinol Metab 1997; 82: 1421-5.
- Conway G, Dewailly D, Diamanti-Kandarakis E. The polycystic ovary syndrome: a position statement from European Society of Endocrinology. Eur J Endocrinol 2014; 171: 1-29.
- Diamanti-Kandarakis E, Papavassiliou AG, Kandarakis SA, et al. Pathophysiology and types of dyslipidemia in PCOS. Trends Endocrinol Metab 2007; 18: 280-5.
- Diamanti-Kandarakis E, Piperi C, Spina J, et al. Polycystic ovary syndrome: the influence of environmental and genetic factors. Hormones (Athens) 2006; 5: 17-34.
- Diamanti-Kandarakis E. Insulin resistance in PCOS. Endocrine 2006; 30: 13-7.
- Doi SA, Towers PA, Scott CJ, et al. PCOS: an ovarian disorder that leads to dysregulation in the hypothalamic-pituitary-adrenal axis? Eur J Obstet Gynecol Reprod Biol 2005; 118: 4-16.
- Doi SA. Neuroendocrine dysfunction in PCOS: a critique of recent reviews. Clin Med Res 2008; 6: 47-53.
- Dumesic DA, Abbott DH, Eisner JR, et al. Prenatal exposure of female rhesus monkeys to testosterone propionate increases serum luteinizing hormone levels in adulthood. Fertil Steril 1997; 67: 155-63.
- Dunaif A, Graf M, Mandeli J, et al. Characterization of groups of hyperandrogenic women with acanthosis nigricans, impaired glucose tolerance, and/or hyperinsulinemia. J Clin Endocrinol Metab 1987; 65: 499-507
- Dunaif A, Segal KR, Futterweit W, et al. Profound peripheral insulin resistance, independent of obesity, in polycystic ovary syndrome. Diabetes 1989; 38: 1165-74.
- Dunaif A, Finegood DT. Beta-cell dysfunction independent of obesity and glucose intolerance in the polycystic ovary syndrome. J Clin Endocrinol Metab 1996; 81: 942-7.
- Ehrmann DA, Barnes RB, Rosenfield RL. Polycystic ovary syndrome as a form of functional ovarian hyperandrogensim due to dysregulation of androgen secretion. Endocr Rev 1995; 16: 322-53.
- Escobar-Morreale HF, San Millán JL. Abdominal adiposity and the polycystic ovary syndrome. Trends Endocrinol Metab 2007; 18: 266-72.
- Ek I, Arner P, Bergqvist A, et al. Impaired adipocyte lipolysis in nonobese women with the polycystic ovary syndrome: a possible link to insulin resistance? J Clin Endocrinol Metab 1997; 82: 1147-53.
- Foecking EM, Szabo M, Schwartz NB, et al. Neuroendocrine consequences of prenatal androgen exposure in the female rat: absence of luteinizing hormone surges, suppression of progesterone receptor gene expression, and acceleration of the gonadotropin-releasing hormone pulse generator. Biol Reprod 2005; 72: 1475-83.
- Glintborg D, Hermann AP, Andersen M, et al. Effect of pioglitazone on glucose metabolism and luteinizing hormone secretion in women with polycystic ovary syndrome. Fertil Steril 2006; 6: 385-97.
- Glintborg D, Hojlund K, Andersen NR, et al. Impaired insulin activation and dephosphorylation of glycogen synthase in skeletal muscle of women with polycystic ovary syndrome is reversed by pioglitazone treatment. J Clin Endocrinol Metab 2008; 93: 3618-26.
- Gourgari E, Spanakis E, Dobs AS. Pathophysiology, risk factors, and screening methods for prediabetes in women with polycystic ovary syndrome. Int J Womens Health 2016; 10: 381-7.
- Homburg R. Polycystic ovary syndrome. Best Pract Res Clin Obstet Gynaecol 2008; 22: 261-74.
- Jakimiuk AJ, Weitsman SR, Navab A, et al. Luteinizing hormone receptor, steroidogenesis acute regulatory

protein, and steroidogenic enzyme messenger ribonucleic acids are overexpressed in thecal and granulosa cells from polycystic ovaries. J Clin Endocrinol Metab 2001; 86: 1318-23.

- Jayasena CN, Franks S. The management of patients with polycystic ovary syndrome. Nat Rev Endocrinol 2014; 10: 624-36.
- José Bellver, Luis Rodríguez-Tabernero, Ana Robles, et al. Polycystic ovary syndrome throughout a woman's life. J Assist Reprod Genet 2018; 35: 25-39.
- Kaaijk EM, Hamerlynck JV, Beek JF, et al. Clinical outcome after unilateral oophorectomy in patients with polycystic ovary syndrome, Hum Reprod 1999; 14: 889-92.
- Kaushal R, Parchure N, Bano G, et al. Insulin resistance and endothelial dysfunction in the brothers of Indian subcontinent Asian women with polycystic ovaries. Clin Endocrinol 2004; 60: 322-8.
- Kim JJ, Chae SJ, Choi YM, et al. Assessment of hirsutism among Korean women: results of a randomly selected sample of women seeking pre-employment physical check-up. Hum Reprod 2011; 26: 214-20.
- Kim JJ, Hwang KR, Choi YM. Complete phenotypic and metabolic profiles of a large consecutive cohort of untreated Korean women with polycystic ovary syndrome. Fertil Steril 2014; 101: 1424-30.
- Korhonen S, Hippelainen M, Niskanen L, et al. Relationship of the metabolic syndrome and obesity to polycystic ovary syndrome: a controlled, population-based study. Am J Obstet Gyneco 2001; 184: 289-96.
- Lee H, Oh JY, Sung YA, et al. The prevalence and risk factors for glucose intolerance in young Korean women with polycystic ovary syndrome. Endocrine 2009; 36: 326-32.
- Legro RS, Gnatuk CL, Kunselman AR, et al. Changes in glucose tolerance over time in women with polycystic ovary syndrome: a controlled study. J Clin Endocrinol Metab 2005; 90: 3236-42.
- Legro RS, Azziz R, Giudice L. A twenty-first century research agenda for polycystic ovary syndrome. Best Pract Res Clin Endocrinol Metab 2006; 20: 331-6.
- Legro RS. Obesity and PCOS: Implications for Diagnosis and Treatment. Semin Reprod Med 2012; 30: 496-506.
- Leibel NI, Baumann EE, Kocherginsky M, et al. Relationship of adolescent polycystic ovary syndrome to parental metabolic syndrome. J Clin Endocrinol Metab 2006; 91: 1275-83.
- Menke MN, Strauss JF 3rd. Genetic approaches to polycystic ovarian syndrome. Curr Opin Obstet Gynecol 2007; 19: 355-9.
- Michelmore K, Ong K, Mason S, et al. Clinical features in women with polycystic ovaries: relationships to insulin sensitivity, insulin gene VNTR and birth weight. Clin Endocrinol (Oxf) 2001; 55: 439-56.
- Nelson VL, Qin KN, Rosenfield RL, et al, The biochemical basis for increased testosterone production in theca cells propagated from patients with polycystic ovary syndrome. J Clin Endocrinol Metab 2001; 86: 5925-33.
- Nelson-Degrave VL, Wickenheisser JK, Hendricks KL, et al. Alterations in mitogen-activated protein kinase kinase and extracellular regulated kinase signaling in theca cells contribute to excessive androgen production in polycystic ovary syndrome. Mol Endocrinol 2005; 19: 379-90.
- Nestler JE, Powers LP, Matt DW, et al. A direct effect of hyperinsulinemia on serum sex hormone-binding globulin levels in obese women with the polycystic ovary syndrome. J Clin Endocrinol Metab 1991; 72: 83-9.
- Nestler JE, Jakubowicz DJ, de Vargas AF, et al. Insulin stimulates testosterone biosynthesis by human thecal cells from women with polycystic ovary syndrome by activating its own receptor and using inositolglycan mediators as the signal transduction system. J Clin Endocrinol Metab 1998; 83: 2001-5.
- Norman RJ, Dewailly D, Legro RS, et al. Polycystic ovary syndrome. Lancet 2007; 370: 685-97.
- Pagán YL, Srouji SS, Jimenez Y, et al. Inverse relationship between luteinizing hormone and body mass index in polycystic ovarian syndrome: investigation of hypothalamic and pituitary contributions. J Clin Endocrinol Metab 2006; 91: 1309-16.
- Pasquali R, Gambineri A. Polycystic ovary syndrome: a multifaceted disease from adolescence to adult age. Ann N Y Acad Sci 2006; 1092: 158-74.
- Rebuffe-Scrive M, Cullberg G, Lundberg PA, et al. Anthropometric variables and metabolism in polycystic ovarian disease. Horm Metab Res 1989; 21: 391-7.
- Robinson JE, Forsdike RA, Taylor JA. In utero exposure of female lambs to testosterone reduces the sensitivity of the gonadotropinreleasing hormone neuronal network to inhibition by progesterone. Endocrinology 1999; 140: 5797-805.
- Rojas J, Chávez M, Olivar L. Polycystic Ovary Syndrome, Insulin Resistance, and Obesity: Navigating the

Pathophysiologic Labyrinth. Int J Reprod Med 2014; 719050: 1-17.

- Sartor BM, Dickey RP. Polycystic ovarian syndrome and the metabolic syndrome. Am J Med Sci 2005; 330: 336-42.
- Schulte MM, Tsai JH, Moley KH. Obesity and PCOS: The Effect of Metabolic Derangements on Endometrial Receptivity at the Time of Implantation. Reprod Sci 2015; 22: 6-14.
- Solomon CG. Polycystic ovary syndrome. N Engl J Med. 2016; 375: 54-64.
- Stepto NK, Cassar S, Joham AE. Women with polycystic ovary syndrome have intrinsic insulin resistance on euglycaemic-hyperinsulaemic clamp. Hum Reprod 2013; 28: 777-84.
- Svendsen PF, Nilas L, Norgaard K, et al. Obesity, body composition and metabolic disturbances in polycystic ovary syndrome. Hum Reprod 2008; 23: 2113-21.
- Taylor AE, McCourt B, Martin KA, et al. Determinants of abnormal gonadotropin secretion in clinically defi ned women with polycystic ovary syndrome. J Clin Endocrinol Metab 1997; 82: 2248-56.
- Teede HJ, Hutchison S, Zoungas S, et al. Insulin resistance, the metabolic syndrome, diabetes, and cardiovascular disease risk in women with PCOS. Endocrine 2006; 30: 45-53.
- Thomas M Barber, George K Dimitriadis, Avgi Andreou, et al. Polycystic ovary syndrome: insight into pathogenesis and a common association with insulin resistance. Clinical Medicine 2016; 16: 262-6.
- Vignesh JP, Mohan V. Polycystic ovary syndrome: a component of metabolic syndrome? J Postgrad Med 2007; 53: 128-34.
- Vink JM, Sadrzadeh S, Lambalk CB, et al. Heritability of polycystic ovary syndrome in a Dutch twin-family study. J Clin Endocrinol Metab 2006; 91: 2100-4.
- Wickenheisser JK, Nelson-Degrave VL, McAllister JM. Dysregulation of cytochrome P450 17alpha-hydroxylase messenger ribonucleic acid stability in theca cells isolated from women with polycystic ovary syndrome. J Clin Endocrinol Metab 2005; 90: 1720-7.
- Xita N, Tsatsoulis A. Review: fetal programming of polycystic ovary syndrome by androgen excess: evidence from experimental, clinical, and genetic association studies. J Clin Endocrinol Metab 2006; 91: 1660-6.
- Yildirim B, Sabir N, Kaleli B. Relation of intra-abdominal fat distribution to metabolic disorders in nonobese patients with polycystic ovary syndrome. Fertil Steril 2003; 79: 1358-64.
- Yildiz BO, Yarali H, Oguz H, et al. Glucose intolerance, insulin resistance, and hyperandrogenemia in first degree relatives of women with polycystic ovary syndrome. J Clin Endocrinol Metab 2003; 88: 2031-6.
- Zhou R, Bird IM, Dumesic DA, et al. Adrenal hyperandrogenism is induced by fetal androgen excess in a rhesus monkey model of polycystic ovary syndrome. J Clin Endocrinol Metab 2005; 90: 6630-7.

다낭성 난소증후군의 병태 생리에 유전적 요인이 관여하는 것은 분명하나
현재로서는 명확한 결론을 내릴 수는 없다.
남성호르몬 및 생식샘자극호르몬 작용과 관련된 다형성, 인슐린 및
비만과 연관된 유전적 다형성이 후보 유전자일 것으로 생각되며,
전장유전체 연관분석 연구 결과 여러 후보유전자가 추가되었다.
이중 **FSHB 유전자**, **LHCGR 유전자**, **THADA 유전자**, **DENND1A 유전자** 등이
현재로서는 중요한 후보유전자일 듯하며, **표피성장인자 수용체**와 관련된
다형성 역시 본 증후군과 연관이 있을 것으로 예상된다.

CHAPTER
**03**

# 다낭성 난소증후군의 유전적 요소

김진주

## 1. 서론

다낭성 난소증후군은 만성 무배란 및 남성호르몬 과다를 특징으로 하는 가임기 여성의 가장 흔한 내분비 질환 중 하나이다. 본 증후군의 병태생리 중 하나로 유전적 소인이 제시되고 있는데, 후보 유전자들은 주로 남성호르몬 대사, 인슐린 작용, 신경내분비학적 축과 관련된 것들이며, 전장유전체 연관분석 연구(Genome Wide Association Studies, GWAS) 결과들은 새로운 후보 유전자자리를 보고하였다. 본 장에서는 이에 관한 연구 결과들을 살펴보고자 한다.

## 2. 다낭성 난소증후군의 유전적 요소

다낭성 난소증후군에서 가족집락화가 있다는 사실은 본 증후군의 발생에 유전적 소인이 관여하고 있음을 시사한다. 1968년 다낭성 난소증후군 환자들의 일차 친척이 인구군에 비해 본 증후군에 이환될 위험도가 더 높다는 것이 발표되었으며(Cooper 등, 1968), 2001년 연구에서도 환자군의 폐경 전 모친의 35%, 자매의 40%가 이환되었음이 보고되었다(Kahsar-Miller 등, 2001). 2006년 1,332명의 일란성 및 1,873명의 이란성 쌍둥이 자매를 대상으로 한 연구에서는 다낭성 난소증후군 병태생리에서 유전적 요소가 70% 이상을 차지하는 것으로 결론지었다(Vink 등, 2006). 지금까지 보고된 가족연구를 보면 뚜렷한 멘델의 법칙을 보이지 않아 유전학적 이해에 어려움이 있으나 보통염색체우성 혹은 X염색체 연관 양상을 보일 가능성이 있다. 가족을 대상으로 한 연구결과들을 표에 정리하였다(표 3-1).

## 3. 후보 유전자들

100여 개 이상의 유전자들이 연구되었고 그 결과 다음과 같은 분야의 유전자들로 크게 압축될 수 있을 것 같다. 산발적으로 보고된 결과들은 제외하고 여러 연구자들에 의해 보고된 결과들만을 제시하였다.

### 1) 스테로이드 생성 및 스테로이드 조절 관련 유전자

#### (1) 안드로겐 수용체(androgen receptor) 유전자 CAG 반복 미소부수체(microsatellite) 다형성
다낭성 난소증후군의 핵심 병태생리는 남성호르몬 과다이며, 남성호르몬의 기본적인 작용기전은 안드로겐 수용체에 결합함으로써 유전자 발현을 조절하는 것이다. X 염색체 장완에 위치한 남성

**표 3-1 다낭성 난소증후군에서 가족 연구결과들**

| 저자 | 진단 기준 | 유전 방식 |
| --- | --- | --- |
| Cooper 등(1988) | 희발월경, 남성형다모증, 다낭성 난소 | 보통염색체우성 |
| Ferriman 등(1979) | 희발월경±남성형다모증, 다낭성 난소 | 보통염색체우성 |
| Lunde 등(1989) | 임상증상 및 다낭성 난소 | 보통염색체우성 |
| Hague 등(1988) | 임상증상 및 다낭성 난소 | 자매에서 다낭성 난소의 빈도가 단순한 보통염색체우성 모형 수준을 넘음 |
| Carey 등(1993) | 다낭성 난소 | 보통염색체우성 |
| Norman 등(1996) | 고안드로겐혈증, 성호르몬결합글로불린 감소, 다낭성 난소 | 결론짓지 못함 |
| Govind 등(1999) | 다낭성 난소 | 보통염색체우성 |
| Legro 등(1998) | 희발월경과 혈중 테스토스테론 상승 | 고안드로겐혈증은 보통염색체우성 |
| Kahsar-Miller 등(2001) | 희발월경과 남성형다모증 혹은 혈중 테스토스테론 상승 | 일차 친척에서 증상빈도 증가 |
| Givens JR (1988) | 희발월경, 남성형다모증 및 다낭성 난소 | X-연관 |

**표 3-2 다낭성 난소증후군에서 남성호르몬 수용체 유전 연구결과들**

| 다형성 | 결과 | 저자 |
| --- | --- | --- |
| CAG repeat | 조기사춘기 여아에서 고안드로겐증과 연관 | Ibanez 등(2003) |
| | 다낭성 난소증후군과 연관 없음 | Jaaskelainen 등(2005), Liu 등(2008), Dasgupta 등(2010) |
| | 다낭성 난소증후군과 연관 없으나 혈중 유리 테스토스테론 농도와 연관 | Kim 등(2008) |
| | 반복수 한 단위 감소는 다낭성 난소증후군 위험도 13% 증가; 20회 미만의 반복수가 다낭성 난소증후군 환자에서 더 흔함 | Shah 등(2008), Xita 등(2008), Van Nieuwerburgh 등(2008), Tong 등(2010), |
| rs6152A | 다형성 보인자는 다낭성 난소증후군에 대해 더 높은 감수성 보임 | Peng 등(2010) |

호르몬 수용체 유전자의 질소말단에는 폴리글루타민을 전사하는 CAG 반복 다형성이 존재하며, CAG 반복 다형성 길이와 수용체의 활성도 사이에는 역관계가 있는 것으로 밝혀졌다. 따라서 다낭성 난소증후군은 남성호르몬 수용체 유전자 CAG 반복 다형성과 관련이 있을 수 있으며, 이에 관해 현재 다수의 결과가 보고되어 있다(표 3-2). Mifsud 등(2000)이 최초로 다낭성 난소증후군 환자와 대조군에서 CAG 반복 수를 비교한 결과를 발표했으며, 이들은 환자군과 대조군 사이에 반복수의 차이는 없었으나 혈중 총테스토스테론이 정상 범위인 다낭성 난소증후군 환자군의 경우 상승된 환자군에 비하여 더 짧은 반복 수를 보여 비록 혈중 남성호르몬 농도는 정상 범위이나 수용체 활성도가 증가하여 다낭성 난소증후군의 임상양상을 나타낼 것이라고 하였다. 이어 Jääskeläinen 등(2005)도 환자-대조군 사이에 평균 반복 수 차이는 없으나 15회 이하의 짧은 반복 수를 보이는 여성은 모두 환자군에 해당하므로 CAG 반복 다형성이 다낭성 난소증후군의 주 결정요소는 아니나 일부 여성에서는 의미 있는 조절인자로 작용할 것이라고 하였다. 본 저자도 한국인 여성을 대상으로 Mifsud 등과 유사한 결과를 보고하였다(Kim 등, 2008). 즉 환자 대조군 사이에 CAG 반복 수 차이는 없었으나 환자군 내에서 혈중 유리 테스토스테론이 정상인 경우 상승된 경우에 비하여 더 짧은 반복 수를 보여 이들 여성이 호르몬 농도는 정상이나 높은 남성호르몬 수용체 활성도를 보임을 시사하는 결과를 보고하였다. 결론적으로 다낭성 난소증후군과 직접적인 연관이 없음을 보고한 결과도 상당수이나, 혈중 남성호르몬 농도 및 본 증후군 자체의 위험도와의 연관을 보고한 결과도 많아 유력한 후보 유전자 중 하나일 것으로 여겨진다.

### (2) 성호르몬결합글로불린 유전자 TAAAA 반복 다형성

다낭성 난소증후군 여성에서는 혈중 성호르몬 결합글로불린 농도가 감소되어 있으며, 성호르몬 결합글로불린 유전자 촉진자 부위의 TAAAA 반복 다형성(17p 13-17)과 혈중 성호르몬 결합글로불린 농도와의 관련이 보고된 이후 다낭성 난소증후군 여성에서의 유전적 연관성 연구도 다수 있으나 아직 일관된 결론을 내리지 못한 상태이다(Urbanek 등, 1999; Xita 등, 2003; Cousin 등, 2004; Ferk 등, 2007).

### (3) CYP11A1 유전자

남성호르몬 합성과 대사에 핵심적인 효소인 P450scc (P450 side chain cleavage enzyme)을 코드화하는 CYP11α 유전자는 다낭성 난소증후군에서 관찰되는 남성호르몬 과다 생산에 관여할 유전자로 제시되었다. 저자의 연구결과를 포함하여 다수의 연구들이 있으나 현재로서는 그 결과들이 다양하다(Franks 등, 1997; Gharani 등, 1997; Diamanti-Kandarakis 등, 2000; San Millan 등, 2001; Gaasenbeek 등, 2004; Kim 등, 2004; Wang 등, 2006; Pusalkar 등, 2009).

## (4) 기타

에스트로겐 생합성에 관여하는 17$\alpha$-hydroxylase (CYP17A1 gene) 유전자 다형성, 안드로겐에서 에스트로겐을 생성하는데 핵심적인 역할을 하는 방향화효소를 코드화하는 CYP19A1 유전자 등도 연구되었으나 그 결과는 명확하지 않다.

## 2) 인슐린 신호 및 심혈관질환에 관여하는 유전자

인슐린 저항 및 심혈관질환 위험도가 다낭성 난소증후군 여성에서 증가한다는 사실을 고려하여 이 분야에서도 다양한 연구결과들이 보고되었다.

### (1) Adiponectin

전통적인 adipocytokine에는 adiponectin과 leptin이 있는데, 이들은 모두 비만, 인슐린 저항, 만성적인 염증상태와 주요한 연관 관계가 있는 것으로 알려져 있다. 다낭성 난소증후군 환자들에서 특히 혈중 adiponectin이 감소되어 있어 이와 관련된 유전자 다형성 결과들이 다수 발표되었으나 그 결과는 다양하다.

### (2) Calpain-10

Calpain-10은 non-lysosomal cysteine protease의 일종으로 신체의 모든 조직에서 발견되나 전사활동도는 췌장섬세포, 근육과 간조직에서 특히 올라가 있으며 이는 인슐린 분비와 작용, 간에서의 당 생산에 calpain이 관여하고 있음을 시사하는 소견이라 하겠다. Calpain-10을 코드화하는 calpain-10 유전자(CAPN10)는 염색체 2q37.3에 위치하고 있으며 15개의 엑손으로 이루어져 있다. CAPN10 UCSNP-43 (rs3792267), UCSNP-19 (rs3842570), UCSNP-63 (rs5030952) 유전자 다형성에 관심이 모아졌으나 그 결과는 다양하다.

### (3) 인슐린 수용체 유전자

인슐린 작용의 여러 단계 중 다낭성 난소증후군 여성에서 보이는 인슐린 저항은 인슐린 수용체 신호전달 단계에서 특히 결합후 결함(postbinding defects)에 의한 것으로 알려져 있다. 즉 인슐린 수용체의 tyrosine residues에서의 자동인산화(autophosphorylation)의 결함이 본 증후군에서 보이는 인슐린 저항의 주 기전으로 제시되고 있다. 인슐린 수용체 유전자(INSR)는 19번 염색체에 22개의 엑손으로 이루어져 있는데 엑손 17-21 지역이 tyrosine kinase를 코드화하는 부위로 알려져 있어 이 부위의 변이는 인슐린 저항과 고인슐린혈증을 야기하는 것으로 보고되었다. 이에 관한 다낭성 난소증후군 다형성 연구도 여럿 보고되었으나 그 결과는 역시 다양하다.

### (4) 인슐린 수용체 기질(Insulin receptor substrate, IRS) -1, 2 유전자

IRS 단백질에는 IRS-1, IRS-2, IRS-3, IRS-4의 4개의 종류가 있는데, 특히 IRS-1과 IRS-2가 인슐린 신호 전달의 핵심 매개체로 알려져 있다. 따라서 이들 IRS계 다형성 역시 인슐린 저항 및 다낭성 난소증후군과 관련이 있을 수 있는데, 특히 가장 흔히 발견되는 다형성인 IRS-1 유전자 (Gly972Arg, rs 1801278)를 대상으로 다수의 결과가 발표된 바 있다. 그러나 그 결과들은 다양하다. IRS-2 유전자 다형성의 경우 다낭성 난소증후군과의 연관 관계는 없는 것으로 보고되고 있으나 다형성이 혈중 포도당 수준에 영향을 미칠수 있는 것으로 알려져 있다.

### (5) Peroxisome proliferator-activated receptor-γ (PPAR-γ)

PPAR-γ는 핵수용체의 일종으로 비만, 인슐린 저항, 심혈관계질환, 지방조직 형성과 관련이 있으며, thiazolidinediones (TZDs)와 같은 인슐린 민감화 약물의 작용부위로 알려져 있다. 유전자는 염색체 3p25에 위치하고 있는데, 2번째 엑손의 Pro12Ala polymorphism (rs1801282) 다형성에 관한 연구 결과가 인슐린 저항, 제 2형 당뇨, 다낭성 난소증후군을 대상으로 다수 발표되었다. 대개의 연구에서는 다낭성 난소증후군과 관련이 없었으며 한국인 여성을 대상으로 한 본 저자의 연구에서도 환자군과 대조군 사이에 다형성 빈도 차이가 없었으나 다형성 양상이 혈중 지질수치에 영향을 미칠 수 있는 것으로는 확인되었다(Chae 등, 2010).

### (6) FTO (fat mass and obesity associated) 유전자

FTO 유전자는 비만을 통해 당뇨 위험도를 증가시키는 것으로 알려졌는데, 비만은 다낭성 난소증후군에서도 흔하므로 본 증후군을 가진 여성에서 FTO 유전자 다형성 양상을 규명한 논문들이 다수 보고되었다. 대부분의 연구결과들은 FTO 다형성(rs9939609)이 비만을 통해 역시 다낭성 난소증후군에 영향을 미침을 보고하고 있으며(Attaoua 등, 2008; Barber 등, 2008; Kowalska 등, 2009; Yan 등, 2009; Tan 등, 2010; Wehr 등, 2010; Ewens 등, 2011; Kowalska 등, 2012; Wojciechowski 등, 2012), 본 연구자의 연구에서도 다낭성 난소증후군을 결정짓는 주요 유전자는 아니지만 변이 대립유전자 수가 하나씩 늘어날 때마다 환자군의 신체질량지수를 약 $1.11kg/m^2$ 정도 늘림을 확인하였다(Kim 등, 2014).

## 3) 전장유전체 연관분석 연구

앞서 언급한 산발적인 환자-대조군 연구를 넘어 최근의 유전적 소인 규명 연구에서 가장 괄목할 만한 성과는 역시 대규모 환자-대조군에서의 전장유전체 연관분석 연구라고 할 수 있겠다. 2011년, 2012년 최초로 중국인 환자-대조군을 대상으로 한 전장유전체 연관분석 연구 결과가 발표되었다(Chen 등, 2011; Shi 등, 2012). 2011년 연구에서 744명의 한족 환자와 895명의 대조군, 그리고 모두 합해 3338명의 환자 및 5792명의 대조군인 두 개의 독립적인 코호트를 대상으로 분석하였다. 그 결과 2p16.3 (rs13405728), 2p21 (rs13429458), 9q33.3 (rs2479106)이라는 3개의 유전자 자리가 다낭성 난소증후군과 연관이 있었다. 이들은 순서대로 LHCGR (luteinizing hormone/choriogonadotropin receptor), THADA (thyroid adenoma associated), DENND1A (DENN/MADD domain-containing 1A) 유전자를 함유한 지역들이다. 2012년 연구에서는 8,226명의 환자들과 7,578명의 대조군에서 8개의 새로운 다형성을 추가로 발견하고(9q22.32, 11q22.1, 12q13.2, 12q14.3, 16q12.1, 19p13.3, 20q13.2), 2p16.3라는 기존 연구에서의 다형성 역시 유의함을 재확인하였다. 이들은 모두 인슐린 신호 보내기, 성호르몬 기능, 제 2형 당뇨, 칼슘 신호 보내기 및 세포 내 섭취와 연관된 유전자로 알려졌다. 중국 그룹은 이어 276개의 가족트리오를 대상으로 전이불균형 검정을 시행해 최종적으로 2p21 지역의 THADA 유전자 다형성이 다낭성 난소증후군과 관련이 있다고 보고하였다(Zhao 등, 2012). 서양인을 대상으로 한 재현 연구에서도 DENND1A와 THADA 다형성이 연관 있음이 확인되었다(Goodarzi 등, 2012). Welt 등 역시 유럽 조상을 둔 여성을 대상으로 재현연구를 수행하여 역시 THADA 다형성이 연관 있음을 보고하였다.

　이제 흥미로운 것은 병태생리에 대한 단서 없이 전장유전체 연관분석 연구를 통해 규명된 연관유전자에 어떤 의미를 부여할 수 있을 지에 대한 것이다. 우선 2p16.3 지역에는 인근에 GTF2A1L (TFIIA-alpha and beta-like factor)와 LHCGR 유전자들이 위치하고 있는데, 이 둘은 서로 연관불균형 블록을 이루고 있다. LHCGR 유전자는 황체형성호르몬(LH)과 인간 융모생식샘자극호르몬(human choriogonadotropin, HCG)에 공통적인 G-protein-coupled 수용체를 코드화한다. 그 211kb 하방에는 follicle-stimulating hormone receptor (FSHR) 유전자가 위치하고 있는데, 이는 GTF2A1L, LHCGR 유전자와 연관불균형은 없다. FSHR 유전자는 다낭성 난소증후군 여성의 난포자극호르몬(FSH) 농도와 연관 있는 것으로 보고되었다.

　첫 연구에서 연관이 있는 것으로 보고되었던 3개의 유전자 중 2p21 지역의 경우 rs13429458 및 rs12478601 다형성이 있는데 이들은 비만과 제 2형 당뇨에 대한 후보유전자인 THADA gene에 위치하고 있다. 마지막 9q33.3에는 rs10818854과 rs2479106라는 두 개의 다형성이 있는데 이들은 DENND1A라는 유전자 내에 위치하고 있다. DENND1A 유전자는 DENN (differentially expressed in normal and neoplastic cells)이라는 영역을 코드화하는데, DENN은 endoplasmic reticulum aminopeptidase 1 (ERAP1)에 결합하는 것으로 알려져 있다. 혈중 ERAP1 상승은 다낭성 난소증후군과 비만을 통해 연관이 있는 것으로 알려져 있어, DENND1A risk variant를 가진 경우 ERAP1에 대한 잘못된 조절을 통해 다낭성 난소증후군의 병태생리와 연관이 있는 것으로 여겨지고 있다.

　2015년 Hayes 등은 미국국립보건원 기준으로 진단된 유럽계 환자군 984명과 2,964명의 대조군을 대상으로 전장유전체 연관분석 연구를 수행하고 1,799명 환자와 1,231명의 대조군에서 반복검증을 하였다. 그 결과 8p23.1 및 11p14.1 지역의 새로운 두 개의 유전자 자리를 발견하였고 기존의 중국 전장유전체 연관분석 연구에서 발견되었던 9q22.32이 유의미한 연관관계가 있음을 다시 확인하였다. 이 중 11p14.1 (rs11031006) 지역의 다형성은 다낭성 난소증후군 진단 및 혈중 황체형성호르몬 농도와 강한 연관을 보여 본 증후군의 병태생리에 생식샘자극호르몬 혹은 신경내분비 요소가 있음을 시사하고 있다. FSH β 폴리펩티드를 코드화하는 FSHB 유전자, 주조직적합복합체 class II를 담고 있는 소포들의 이동을 조절하는 ARL14 effector 단백질을 코드화하는 ARL14EP 유전자들 또한 이 지역에 위치하고 있다. 8p23.1 지역에는 생식샘 발달을 조절하는 zinc-finger transcription factor를 코드화하는 GATA4 유전자, endonuclease 8-like 2 (DNA glycosylase involved in repair of DNA damage)를 코드화하는 NEIL2 유전자, 콜레스테롤 합성 경로의 첫 특이효소인 farnesyl-diphosphate farnesyltransferase를 코드화하는 FDFT1 유전자가 위치하고 있다.

같은 해에 Day 등은 발견기(discovery phase)에는 다낭성 난소증후군으로 자가진단한 유럽계 환자군 5,184명과 82,759명의 대조군 여성, 재현기(replication phase)에는 미국국립보건원 혹은 Rotterdam 기준으로 진단된 환자군 2,045명과 98,886명의 대조군을 대상으로 한 전장유전체 연관분석 연구 결과를 발표하였다. 6개의 독립적인 신호가 유의한 것으로 나왔는데, 이중 4개는 기존 연구에서 보고되지 않은 새로운 신호였으며 ERBB4, FSHB, RAD50, KRR1 유전자 안에 있거나 인접한 유전자자리인 것으로 밝혀졌다. ERBB4 (erb-b2 receptor tyrosine kinase 4) 유전자는 다낭성 난소증후군의 병태생리에 표피성장인자 수용체가 관여할 수 있음을 시사하고 있다. FSHB 유전자는 LH: FSH 상승과 연관이 있었다. RAD50 유전자는 DNA 이중나선 손상수리에 관여하는 단백질을 코드화한다. KRR1 유전자는 리보좀 부속장치 요소를 코드화한다. 6개 중 YAP1과 THADA는 기존 연구에서도 연관이 있는 것으로 보고된 유전자이다.

그러나 현재 전장유전체 연관분석 연구를 통해 규명된 유전자의 경우 최종적으로 다낭성 난소증후군이라는 임상 증상과 연결 지을 기전이나 특정 경로가 밝혀지지 않았다. Jones 등(2015)은 중국 전장유전체 연관분석 연구에서 보고된 11개의 후보유전자의 기능을 규명하기 위해 환자군의 피하지방세포를 대상으로 DNA 메틸화와 유전자 표현을 연구하였다. LHCGR 유전자는 비만하지 않은 환자군의 세포에서 과발현되어, 이들 여성에서 난소기원의 남성호르몬 과다와 연관이 있음을 시사하였다. INSR 유전자는 지방조직과 같은 대사 기관에서는 인슐린 수용체가 저발현되고 난소에서는 과발현되어 역시 말초 조직의 인슐린 저항과 난소의 남성호르몬 과생산이 기전임을 시사하고 있다. 2014년 McAllister 등 역시 전장유전체 연관분석 연구에서 규명된 유전자 자리의 기능을 규명하기 위해 난소 조직을 이용한 실험을 하였다. 이중 DENND1A은 난소의 난포막세포의 핵과 세포질에서 환자군이 대조군에 비해 강한 면역염색 결과를 보였다. 또한 정상 난포막세포에 DENND1A 변이를 과발현시키면 다낭성 난소증후군과 같은 표현형을 보였으며 DENND1A 변이 knockdown시에는 표현형이 없어지는 것을 확인하였다.

## 4. 유전연구의 한계

다낭성 난소증후군은 기타 다른 만성질환과 마찬가지로 유전적 요인과 환경적 요인이 복합된 질환으로 여겨지고 있다. 그 외에도 본 증후군의 정의 및 진단 기준이 연구마다 달라 결과 해석에 어려움이 있으며, 특히 나이에 따른 질병 자체의 표현형 변화로 가족 구성원의 이환 여부를 지정하는 것이 어려울 수 있다. 가족 연구에서 이환된 남성을 어떻게 정의할 것인가도 불확실하다. 또한 본 증후군에 이환된 여성들은 생식능력 감소로 가족 수가 적어 큰 규모의 가계도 작성에 어려움이 있을 수 있다.

## 5. 결론

다낭성 난소증후군에 유전적 소인이 있을 것임은 주지의 사실이나 현재로서는 명확한 결론을 내릴 수는 없다. 그러나 크게 보아 남성호르몬 및 생식샘자극호르몬 작용과 관련된 다형성, 인슐린 및 비만과 연관된 유전적 다형성이 후보 유전자일 것으로 생각되며, 전장유전체 연관분석 연구 결과 여러 후보 유전자가 추가되었다. 이중 FSHB 유전자, LHCGR 유전자, THADA 유전자, DENND1A 유전자 등이 현재로서는 중요한 후보 유전자일 듯하며, 표피성장인자 수용체와 관련된 다형성 역시 본 증후군과 연관이 있을 것으로 예상된다. 본 증후군의 높은 가족성 성향을 생각하면 향후로도 유전적 병태생리에 대한 관심이 필요하며 여기에는 구조적인 유전학적 변이뿐 아니라 후성적(epigenetic)인 요소에 대한 고려도 있어야 할 것으로 본다.

**참고문헌**

- Attaoua R, Ait El Mkadem S, Radian S, et al. FTO gene associates to metabolic syndrome in women with polycystic ovary syndrome. Biochem Biophys Res Commun 2008; 22: 230-4.
- Barber TM, Bennett AJ, Groves CJ, et al. Association of variants in the fat mass and obesity associated (FTO) gene with polycystic ovary syndrome. Diabetologia 2008; 51: 1153-8.
- Chae SJ, Kim JJ, Choi YM, et al. Peroxisome proliferator-activated receptor-gamma and its coactivator-1alpha gene polymorphisms in Korean women with polycystic ovary syndrome. Gynecol Obstet Invest 2010; 70: 1-7.
- Chen ZJ, Zhao H, He L, et al. Genome-wide association study identifies susceptibility loci for polycystic ovary syndrome on chromosome 2p16.3, 2p21 and 9q33.3. Nat Genet 2011; 43: 55-9. Cooper HE, Spellacy WN, Prem KA, et al. Hereditary factors in the Stein-Leventhal syndrome. Am J Obstet Gynecol 1968; 100: 371-87.
- Cousin P, Calemard-Michel L, Lejeune H, et al. Influence of SHBG gene pentanucleotide TAAAA repeat and D327N polymorphism on serum sex hormone-binding globulin concentration in hirsute women. J Clin Endocrinol Metab 2004; 89: 917-24.
- Dasgupta S, Sirisha PV, Neelaveni K, et al. Androgen receptor CAG repeat polymorphism and epigenetic influence among the south Indian women with Polycystic Ovary Syndrome. PLoS ONE 2010; 5: e12401.

- Day FR, Hinds DA, Tung JY, et al. Causal mechanisms and balancing selection inferred from genetic associations with polycystic ovary syndrome. Nat Commun 2015; 6: 8464.
- Diamanti-Kandarakis E, Bartzis MI, Bergiele AT, et al. Microsatellite polymorphism (tttta)(n) at −528 base pairs of gene CYP11alpha influences hyperandrogenemia in patients with polycystic ovary syndrome. Fertil Steril 2000; 73: 735-41.
- Ewens KG, Jones MR, Ankener W, et al. FTO and MC4R gene variants are associated with obesity in polycystic ovary syndrome. PLoS One 2011; 6: e16390.
- Ferk P, Teran N, Gersak K. The (TAAAA)n microsatellite polymorphism in the SHBG gene influences serum SHBG levels in women with polycystic ovary syndrome. Hum Reprod 2007; 22: 1031-6.
- Franks S, Gharani N, Waterworth D, et al. The genetic basis of polycystic ovary syndrome. Hum Reprod 1997; 12: 2641-8.
- Gaasenbeek M, Powell BL, Sovio U, et al. Large-scale analysis of the relationship between CYP11A promoter variation, polycystic ovarian syndrome, and serum testosterone. J Clin Endocrinol Metab 2004; 89: 2408-13.
- Gharani N, Waterworth DM, Batty S, et al. Association of the steroid synthesis gene CYP11a with polycystic ovary syndrome and hyperandrogenism. Hum Mol Genet 1997; 6: 397-402.
- Goodarzi MO, Jones MR, Li X, et al. Replication of association of DENND1A and THADA variants with polycystic ovary syndrome in European cohorts. J Med Genet 2012; 49: 90-5.
- Hayes MG, Urbanek M, Ehrmann DA, et al. Genome-wide association of polycystic ovary syndrome implicates alterations in gonadotropin secretion in European ancestry populations. Nat Commun 2015; 6: 7502.
- Ibanez L, Ong KK, Mongan N, et al. Androgen receptor gene CAG repeat polymorphism in the development of ovarian hyperandrogenism. J Clin Endocrinol Metab 2003; 88: 3333-8.
- Jaaskelainen J, Korhonen S, Voutilainen R, et al. Androgen receptor gene CAG length polymorphism in women with polycystic ovary syndrome. Fertil Steril 2005; 83: 1724-8.
- Jones MR, Brower MA, Xu N, et al. Systems genetics reveals the functional context of PCOS loci and identifies genetic and molecular mechanisms of disease heterogeneity. PLoS Genet 2015; 11: e1005455.
- Kahsar-Miller MD, Nixon C, Boots LR, et al. Prevalence of polycystic ovary syndrome (PCOS) in first-degree relatives of patients with PCOS. Fertil Steril 2001; 75: 53-8.
- Kim JJ, Choi YM, Yoon SH, et al. CYP11alpha (tttta)n Microsatellite Polymorphism in Korean Patients with Polycystic Ovary Syndrome. Korean J Fertil Steril 2004; 31: 245-52.
- Kim JJ, Choung SH, Choi YM, et al. Androgen receptor gene CAG repeat polymorphism in women with polycystic ovary syndrome. Fertil Steril 2008; 90: 2318-23.
- Kim JJ, Choi YM, Hong MA, et al. Gene dose effect between a fat mass and obesity-associated polymorphism and body mass indexwas observed in Korean women with polycystic ovary syndrome but not in control women. Fertil Steril 2014; 102: 1143-8.
- Kowalska I, Malecki MT, Straczkowski M, et al. The FTO gene modifies weight, fat mass and insulin sensitivity in women with polycystic ovary syndrome, where its rolemay be larger than in other phenotypes. Diabetes-Metab 2009; 35: 328-31.
- Kowalska I, Adamska A, Malecki MT, et al. Impact of the FTO gene variation on fat oxidation and its potential influence on body weight in women with polycystic ovary syndrome. Clin Endocrinol (Oxf) 2012; 77: 120-5.
- Liu Q, Hong J, Cui B, et al. Androgen receptor gene CAG(n) trinucleotide repeats polymorphism in Chinese women with polycystic ovary syndrome. Endocrine 2008; 33: 165-70.
- McAllister JM, Modi B, Miller BA, et al. Overexpression of a DENND1A isoform produces a polycystic ovary syndrome theca phenotype. Proc Natl Acad Sci USA 2014; 111: E1519-27.
- Misfud A, Ramirez S, Yong EL. Androgen receptor gene CAGtrinucleotide repeats in anovulatory infertility and polycystic ovaries. J Clin Endocrinol Metab 2000; 85: 3484-8.
- Peng CY, Long XY, Lu GX. Association of AR rs6152G/A gene polymorphism with susceptibility to polycystic ovary syndrome in Chinese women. Reprod Fertil 2010; 22: 881-5.
- Pusalkar M, Meherji P, Gokral J, et al. CYP11A1 and CYP17 promoter polymorphisms associate with hyperandrogenemia in polycystic ovary syndrome. Fertil Steril 2009; 92: 653-9.
- San Millan JL, Sancho J, Calvo RM, et al. Role of the pentanucleotide (tttta)(n) polymorphism in the promoter of the CYP11a gene in the pathogenesis of hirsutism. Fertil Steril 2001; 75: 797-802.
- Shah NA, Antoine HJ, Pall M, et al. Association of androgen receptor CAG repeat polymorphism and polycystic

ovary syndrome. J Clin Endocrinol Metab 2008; 93: 1939-45.

- Shi Y, Zhao H, Shi Y, et al. Genome-wide association study identifies eight new risk loci for polycystic ovary syndrome. Nat Genet 2012; 44; 1020-5.

- Tan S, Scherag A, Janssen OE, et al. Large effects on body mass index and insulin resistance of fat mass and obesity associated gene (FTO) variants in patients with polycystic ovary syndrome (PCOS). BMC Med Genet 2010; 11: 12.

- Tong D, Deng J, Sun H, et al. The relationship between CAG repeat length polymorphism and infertility in Southern Chinese Han women. J Endocrinol Invest 2010; 33: 559-63.

- Urbanek M, Legro RS, Driscoll DA, et al. Thirty-seven candidate genes for polycystic ovary syndrome: strongest evidence for linkage is with follistatin, Proceedings of the National Academy of Sciences of the United States of America 1999; 96: 8573-8.

- Van Nieuwerburgh F, Stoop D, Cabri P, et al. Shorter CAG repeats in the androgen receptor gene may enhance hyperandrogenicity in polycystic ovary syndrome. Gynecol Endocrinol 2008; 24: 669-73.

- Vink JM, Sadrzadeh S, Lambalk CB, et al. Heritability of polycystic ovary syndrome in a Dutch twin-family study. J Clin Endocrinol Metab 2006; 91: 100-4.

- Wang Y, Wu X, Cao Y, et al. A microsatellite polymorphism (tttta)n in the promoter of the CYP11a gene in Chinese women with polycystic ovary syndrome. Fertil Steril 2006; 86: 223-6.

- Wehr E, Schweighofer N, Moller R, et al. Association of FTO gene with hyperandrogenemia and metabolic parameters in women with polycystic ovary syndrome. Metabolism 2010; 59: 575-80.

- Welt CK., Styrkarsdottir U, Ehrmann DA, et al. Variants in DENND1A are associated with polycystic ovary

- syndrome in women of European ancestry. J Clin Endocrinol Metab 2012; 97: E1342-7.

- Wojciechowski P, Lipowska A, Rys P, et al. Impact of FTO genotypes on BMI and weight in polycystic ovary syndrome: a systematic review and meta-analysis. Diabetologia 2012; 55: 2636-45.

- Xita N, Tsatsoulis A, Chatzikyriakidou A, et al. Association of the (TAAAA)n repeat polymorphism in the sex hormone-binding globulin (SHBG) gene with polycystic ovary syndrome and relation to SHBG serum levels. J Clin Endocrinol Metab 2003; 88: 5976-80.

- Xita N, Georgiou I, Lazaros L, et al. The role of sex hormone-binding globulin and androgen receptor gene variants in the development of polycystic ovary syndrome. Hum Reprod 2008; 23: 693-8.

- Yan Q, Hong J, Gu W, et al. Association of the common rs9939609 variant of FTO gene with polycystic ovary syndrome in Chinese women. Endocrine 2009; 36: 377-82.

- Zhao H, Xu X, Xing X, et al. Family-based analysis of susceptibility loci for polycystic ovary syndrome on chromosome 2p16.3, 2p21 and 9q33.3. Hum Reprod 2012; 27: 294-8.

2003년 Rotterdam 기준에서 배란 장애, 임상적 혹은
생화학적 고안드로겐증, 초음파상 특징적인 다낭성 난소 모양 중
2가지 이상을 가진 경우 다낭성 난소증후군으로 진단 가능함을 제시하였다.
이후 2018년 전 세계의 전문가들이 주축이 되어
본 증후군의 관리에 관한 **국제근거중심지침**을 대대적으로 발표하였다.
한국 여성에 있어서 다낭성 난소증후군을 진단하는 기준 중
가장 문제가 되는 부분은 남성형다모증의 평가가 될 수 있는데
이는 인종에 따른 차이가 크므로 서양인을 대상으로 하여
정해진 **남성형다모증 평가 기준**을 그대로 적용하기에는 **무리**가 있다.

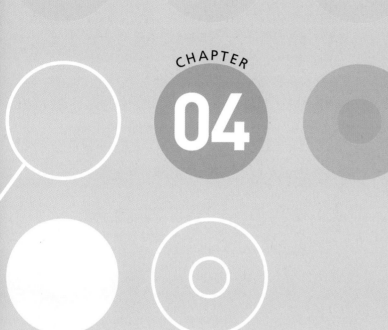

# 다낭성 난소증후군의 진단:
## 한국인 여성을 중심으로

김진주

# 1. 서론

2003년 Rotterdam 기준에서 배란 장애, 임상적 혹은 생화학적 고안드로겐증, 초음파상 특징적인 다낭성 난소 모양 중 2가지 이상을 가진 경우 다낭성 난소증후군으로 진단 가능함을 제시하였다. 한편 2018년 가을, 전 세계 전문가들이 주축이 되어 본 증후군의 관리에 관한 국제근거중심지침 (International Evidence—based Guideline)을 대대적으로 발표하였으며(Teede 등, 2018), 현재 이 내용들은 미국 및 유럽생식의학회(American Society for Reproductive Medicine 및 European Society of Human Reproduction and Embryology) 홈페이지에 올라와 있다. Rotterdam 기준은 발표 이후 여러 이견들이 있었으나 현재로서는 미국 내분비학회 및 2018년 국제근거중심지침에서도 지지하고 있어 이제는 거의 보편적인 진단의 기준이 된 추세이다(Legro 등, 2014; Teede 등, 2018). 본 장에서는 2014년 미국 내분비학회 및 2018년 국제근거중심지침을 기준으로 Rotterdam 기준의 세 가지 진단요소를 각각 살펴보고 한국인 여성에서의 적절한 진단에 대해 기술하고자 한다.

# 2. 2014년 미국 내분비학회 권고 사항

## 1) 성인 여성에서의 진단

최근 주요 기관들의 권고에서는 성인 여성과 청소년에서의 진단 기준에 차이를 두고 있다. 우선 성인 여성에서의 진단 기준을 요약하면 표 4-1과 같으며, 각 진단 기준 별로 한계는 표 4-2에 기술하였다. 다낭성 난소증후군으로 최종 진단하기 위해서는 유사한 임상 양상을 보일 수 있는 다른 질환을 반드시 감별해야 한다. 2014년 미국 내분비학회에서는 의심되는 모든 환자에서 반드시 실시해야 할 검사와 임상 증상에 따라 선택적으로 실시할 검사를 구분하여 표로 제시하고 있다(표 4-3, 4)

## 2) 청소년기 여아에서의 진단

- 청소년기 여아에서의 진단은 성인과 달리 고안드로겐증 및 지속적인 배란 장애 두 가지를 모두 보이는 경우에만 진단 가능하다.
- 초경 시작 후 첫 1년간 주기의 85%는 무배란성 주기일 정도로 청소년기 여아에서는 희발 월경이 흔하므로 청소년기 여아에서 다낭성 난소증후군의 진단은 적어도 초경 2년이 지나서 할 것을 권고한다.

– 초경 후 2년이 지나도 희발월경 혹은 무월경이 지속되면 다낭성 난소증후군에 대한 검사를 시행할 것을 권고한다.

**표 4-1 다낭성 난소증후군의 진단 기준(미국 내분비학회, 2014)**

| 이상소견 | 권고되는 검사 |
|---|---|
| 임상적 고안드로겐증* | 남성형다모증, 여드름, 남성형탈모가 해당하는 증상일 수 있다. |
| 생화학적 고안드로겐증 | 총(total) 혹은 유리(free) 혈중 테스토스테론 상승을 의미한다. 그러나 테스토스테론 농도의 변이 및 표준화된 측정 방법이 뚜렷하지 않아 생화학적 고안드로겐증 진단을 위한 절대적인 참고치는 제시할 수 없다. 각 검사실 별로 참고치를 설정할 것을 권한다. |
| 희발 혹은 무배란 | 무배란은 21일 미만의 잦은 출혈 혹은 35일 초과의 희발 출혈의 양상으로 나타날 수 있다. 때때로 25~35일 사이의 정상 간격에서도 무배란성 출혈이 있을 수 있다. 황체기 중반 혈중 황체호르몬을 측정하는 것이 무배란성 출혈의 진단에 도움이 된다. |
| 다낭성 난소 | 어느 한쪽 난소에서라도 2~9 mm 사이의 난포가 12개 이상이거나 부피가 10 ml 이상인 경우로 정의한다. |

* 임상적 혹은 생화학적 고안드로겐증은 고안드로겐증이라는 하나의 분류 카테고리 내에 들어간다. 남성화(virilization)는 아닌 임상적 고안드로겐증을 보이면 진단 자체를 위해서는 혈중 남성호르몬 측정은 필요하지 않다. 유사하게, 환자가 고안드로겐증과 배란장애를 보이면, 진단을 위해 초음파 검사는 필요하지 않다.

**표 4-2 각 진단 기준의 한계(미국 내분비학회, 2014)**

| 진단 기준 | 한계 |
|---|---|
| 고안드로겐증 | 혈중에서만 측정 가능하다. 호르몬 농도는 연령에 따라 다를 수 있다. 참고치가 명확하지 않다. 검사실 별로 측정방법이 표준화되어 있지 않다. 임상적 고안드로겐증은 정량화하기 어렵고 인종에 따라 다양할 수 있다. 조직에서의 민감도는 평가할 수 없다. |
| 희발 혹은 무배란 | 정상 배란에 대한 이해가 현재 명확하지 않다. 배란 장애를 객관적으로 평가하기가 어렵다. 무배란성 주기도 정상 월경처럼 해석될 수 있다. |
| 다낭성 난소 | 기술 의존적이다. 표준화된 방법을 얻기가 어렵다. 월경 주기 및 일생에 따른 정상 표준 값이 없다. 특히 청소년의 경우 더욱 그렇다. 다낭성 난소증후군과 유사한 다른 질환에서도 나타날 수 있다. 질식 초음파가 청소년인 경우 혹은 문화권에 따라 시행이 쉽지 않을 수 있다. |

**표 4-3** 다낭성 난소증후군 최종 진단 전에 모든 환자들에게서 실시해야 하는 검사들

| 질환 | 검사 |
|------|------|
| 갑상선 질환 | 혈중 갑상선 자극호르몬 |
| 유즙분비호르몬 과다 | 혈중 유즙분비호르몬 |
| 비정형 선천부신과다증식 | 이른 아침(오전 8시 이전) 혈중 17-수산화프로게스테론(17-hydroxyprogester-one, 17-OHP) |

**표 4-4** 다낭성 난소증후군 최종 진단 전에 증상에 따라 선택적으로 실시할 수 있는 검사들

| 질환 | 증상 | 검사법 |
|------|------|--------|
| 임신 | 무월경과 함께 임신의 다른 징후, 증상이 있는 경우(유방 충만감, 자궁 경련) | 혈청 혹은 소변 인간융모생식샘자극호르몬 |
| 시상하부성 무월경 | 무월경과 함께 저체중/저신체질량지수, 지나친 운동, 진찰상 고안드로겐증의 증거 부족할 때. 때때로 multifollicular ovary가 동반되기도 한다. | 혈중 황체형성호르몬/난포자극호르몬(둘 다 낮거나, 정상 범주이나 낮은 경우), 혈중 에스트라디올(낮음) |
| 조기난소부전 | 무월경과 함께 안면홍조, 비뇨생식기 위축 등 여성호르몬 결핍 증세가 있는 경우 | 혈중 난포자극호르몬(상승) 혈중 에스트라디올(낮음) |
| 남성호르몬 분비 종양 | 음성 낮아짐, 남성형탈모, 클리토리스 비대와 같은 남성화가 급격히 나타난 경우 | 혈중 테스토스테론 및 디히드로에피안드로스테론황산염(유의한 상승) 골반 초음파, 부신 자기공명영상 |
| 쿠싱증후군 | 다낭성 난소증후군의 많은 증상 및 징후가 쿠싱증후군과 겹칠 수 있으나(선조, 비만, 등 및 목 쪽 지방축적, 포도당불내성), 쿠싱증후군은 좀 더 많은 증상을 동반(특히 근육병증, 다혈증, 자색선조, 쉽게 멍듦과 같은 특징적인 증상이 있으면 더 의심) | 24시간 소변 유리 코티졸(상승) 야간 침 코티졸(상승) 하룻밤 덱사메타손 억제검사(억제 안됨) |
| 말단비대증 | 다낭성 난소증후군과 희발 월경, 피부 변화(비후, 쥐젖, 남성형다모증, 다한증)의 증상이 겹칠 수 있으나 두통, 주변 시야결손, 턱비대, 전두부 돌출, 큰혀증, 신발 및 장갑 크기 증가 등은 말단비대증과 관련 | 혈중 유리 인슐린유사성장인자(상승) 뇌하수체 자기공명영상 |

### 3) 폐경 이행기에 있는 여성과 폐경 여성에서의 진단

- 폐경이행기 및 폐경 여성에서의 별도의 진단 기준은 없다.
- 다낭성 난소증후군의 자연 경과에 대해서는 아직 자료가 부족하나 다낭성 난소증후군에서 보였던 많은 임상 증상들이 호전된다.
- 가임기 동안 만성적인 희발월경 및 고안드로겐증의 병력이 있었던 경우 진단을 유추할 수 있다.

## 3. 2018년 국제근거중심지침

2018년 국제근거중심지침에서는 현재까지 나온 논문들을 검토하여 다낭성 난소증후군의 진단 및 치료에 관한 근거에 입각한 권고를 제시하고 있는데, 이들이 제시한 권고의 카테고리는 다음과 같으며 이 지침에서 진단 부분을 살펴보겠다(표 4-5).

## 4. 한국여성에서의 진단

### 1) 임상적 고안드로겐증

다낭성 난소증후군의 진단 기준 중 인종에 따른 변이가 가장 문제가 되는 부분은 아마 남성형다모증 진단일 것이다. 본 장에서는 기존의 여러 인종에서의 연구결과 및 본 저자의 논문을 소개

| EBR | Evidence-based recommendations are made where evidence is sufficient to inform a recommendation made by the guideline development group |
| --- | --- |
| CCR | Clinical consensus recommendations are made in the absence of adequate evidence on PCOS. These are informed by evidence in other populations and are made by the guideline development group, using rigorous and transparent processes. |
| CPP | Clinical practice points are made where evidence was not sought and are made where important clinical issues arose from discussion of evidence-based or clinical consensus recommendations. |

표 4-5 다낭성 난소증후군 진단 권고 및 카테고리(국제근거중심지침, 2018)

**불규칙한 월경 및 배란 장애**

| | |
|---|---|
| CCR | 불규칙한 월경주기는 다음과 같이 정의된다.<br><br>-초경 첫 1년에는 정상이다.<br>-초경 1~3년 사이에 <21 혹은 >45일인 경우<br>-초경 3년 이후부터 폐경전후까지는 <21 혹은 >35일 혹은 년 8회 미만의 주기인 경우<br>-초경 1년후 한 번이라도 90일 초과 시<br>-15세까지 초경이 없거나 유방 발달 후 3년 넘어서도 초경이 없는 경우<br><br>불규칙한 월경을 보이는 청소년 여아에서 다낭성 난소증후군에 대한 검사를 실시하는 가치와 적절 시기에 대해서는 이 시기의 특성, 사회심리학적 요소 및 문화적 요소를 감안하여 부모와 상의한다.<br>다낭성 난소증후군의 증세는 있으나 진단 기준을 충족시키지 못하는 청소년 여아는 '고위험군'으로 분류하고 여성으로 성숙이 완전해지는 시기, 즉 초경 8년이 지나서 재평가를 고려한다. |
| CPP | 규칙적인 월경이 있어도 배란 장애가 여전히 있을 수 있다. 무배란을 확진하기 위해서는 혈중 황체호르몬 측정을 한다. |

**생화학적 고안드로겐증**

| | |
|---|---|
| EBR | 생화학적 고안드로겐증 평가에는 유리 테스토스테론 계산치, free androgen index (FAI), 혹은 bioavail-able 테스토스테론 계산치가 사용되어야 한다.<br>테스토스테론 측정 시에는 액체 크로마토그래피-질량분석법 그리고 추출/크로마토그래피 면역분석과 같은 고품질의 평가 방법이 사용되어야 한다.<br>안드로스텐디온과 디히드로에피안드로스테론황산염은 총 테스토스테론 혹은 유리 테스토스테론이 상승되어 있지 않으면 측정을 고려해 볼 수 있다. 그러나 이들이 다낭성 난소증후군의 진단에 부가적인 정보를 제공하지는 못한다. |
| CCR | 유리 테스토스테론을 방사선계측 혹은 효소결합면역흡착 측정법으로 직접적으로 측정해서는 안 된다. |
| CPP | 호르몬 피임법을 사용하는 여성에서 믿을 만한 생화학적 남성호르몬 평가는 가능하지 않다. 만약 측정이 필요한 경우 측정 전 3개월 이상 약 중단을 권한다.<br>생화학적 남성호르몬 평가는 특히 남성형다모증과 같은 임상적 고안드로겐증이 명확하지 않을 경우 진단에 도움이 된다.<br>남성호르몬 수치의 해석은 각 검사실 별 참고치를 이용한다.<br>남성호르몬 수치가 참고치를 넘어 매우 상승되어 있을 경우, 다른 원인의 고안드로겐증을 생각해야 한다. 특히 급격히 증세가 발생한 병력이 종양 여부 평가에 중요하다. 그러나 어떤 남성호르몬 생산 종양은 경도~중등도의 수치 상승만을 보이는 경우도 있다. |

하고자 한다. 다낭성 난소증후군 진단의 핵심요소가 남성형다모증 평가이므로 이에 관한 내용은 7장에서 자세히 다루기로 한다.

Ferriman and Gallwey scale은 애초에 영국 여성을 대상으로 남성형다모증 점수를 평가하여 상위 95%을 절단점으로 해서 참고치를 제시한 것이다. 이 참고치가 8이었다. 그러나 남성형다모증은 특히 인종에 따른 변이가 큰 것으로 잘 알려져 있어, 백인이나 흑인에 비해 아시아, 특히 동아시아 여성에서는 그 정도가 심하지 않다. 태국, 일본, 중국, 우리나라 여성을 대상으로 한 남성형다모증 점수를 살펴보면 아래 표와 같다(표 4-6).

한국인 1,010명을 대상으로 한 저자의 논문에서 50.0%에 해당하는 여성이 다모증 점수가 0점

**표 4-5 다낭성 난소증후군 진단 권고 및 카테고리(국제근거중심지침, 2018)(계속)**

| 초음파상 다낭성 난소 | |
| --- | --- |
| CCR | 초경 후 8년이 되기 전에는 초음파를 진단에 사용해서는 안 된다. 이 시기엔 정상적으로 다낭성을 보이는 난소 모양이 흔하기 때문이다.<br>다낭성 난소의 역치는 초음파 기술의 발달에 따라 주기적으로 수정해야 하며, 연령에 따른 참고치도 설정되어야 한다.<br>가능하다면 질식 방법이 선호된다.<br>8 MHz를 포함하는 초음파 사용시에는 다낭성 난소 진단을 위한 난포 수는 20개 이상으로 한다. 10 ml의 부피 기준은 그대로이다. |
| CPP | 구 기술을 사용시에는 다낭성 난소는 부피 기준 10 ml를 사용한다.<br>환자가 불규칙한 월경과 고안드로겐증을 보이는 경우, 진단 자체를 위해서는 초음파가 필요하지는 않다. 단. 초음파 검사를 시행하면 아형 파악에 도움이 된다.<br>복부로 평가 시에는 부피 기준을 사용한다.<br>초음파 검사 시에는 아래 항목들을 평가지에 기록하기를 권한다.<br>–마지막 월경<br>–초음파 탐침자의 주파수<br>–접근법<br>–난소 당 총 난포 수<br>–각 난소의 부피<br>–자궁내막 두께와 형태<br>–난소 낭종, 황체, 10 mm 이상의 우성 난포 유무<br>결과를 향상시키기 위해 주의 깊으면서도 세심한 난포 수 측정을 하도록 훈련이 필요하다. |
| 항뮬러리안호르몬(anti-Müllerian hormone, AMH) | |
| EBR | 혈중 AMH 농도는 다낭성 난소 혹은 다낭성 난소증후군 자체의 진단을 위한 단일 검사로 사용되어서는 안 된다. |
| CPP | 향후 AMH가 다낭성 난소의 발견을 위해 더 정확해질 가능성 있다. |

**표 4-6 아시아 여성들에서 보고된 남성형다모증 점수**

| 나라 | 저자 | 대상군 | 남성형다모증 진단 절단점 |
| --- | --- | --- | --- |
| 태국 | Cheewadhanaraks 등, 2004 | 일반인구에서 531명 | ≥3 (0, 1, 2점이 전체의 97.8%) |
| 중국 | Zhao 등, 2007<br>Zhao 등, 2011<br>Li 등, 2012<br>Wong 등, 2013 | 일반인구에서 623명<br>일반인구에서 2,988명<br>지역사회에서 10,120명<br>다낭성 난소증후군 여성 850명<br>과 일반인구에서 2,988명 | ≥2 (상위 95%)<br>≥5 (무리분석)<br>≥5 (상위 95%)<br>윗입술, 넓적다리, 하복부만 볼 때 >2<br>≥5 (상위 90%) |
| 일본 | Ichikawa 등, 1988 | 일본여성 677명 | ≥6 |
| 한국 | Kim 등, 2011 | 건강검진을 위해 방문한 여성 1,010명 | ≥6 (상위 95%) |

이었으며, 3점 이하가 83.2%, 5점 이하가 89.9%, 6점 이하가 95.1%, 8점 이하는 97.3%였다. 상위 95%를 절단점으로 하면 6점 이상인 경우 남성형다모증이 있는 것으로 진단 가능한 것으로 보고 하였으나, 불규칙한 월경으로 방문한 여성에서 3점 이상의 남성형다모증 점수를 보이면 임상적 고안드로겐증이 있는 것으로 보아도 될 것으로 개인적으로 생각하는 바이다.

## 2) 다낭성 난소

2018년 국제근거중심지침에서 제시한대로 초음파상 다낭성 난소의 진단 기준이 난포 수 20개 이상으로 바뀌면 아마 한국인 여성에서 특히 그 영향이 클 것으로 여겨진다. 다낭성 난소증후군 환자의 약 96.5%가 다낭성 난소 소견이 있었고 특히 세부 아형 중 배란장애+다낭성 난소가 전체 환자군의 약 38.0%를 차지했다(Kim 등, 2014). 중국 연구에서도 1,731명 환자군 중 36.5%, 719명 환자 중 52.2%가 이 아형에 해당된다는 결과가 있으므로 한국인, 중국인에서 고안드로겐증 없이 초음파상 다낭성 난소 소견이 반드시 필요한 환자군의 비율이 특히 높음을 유추할 수 있다. 한국인을 대상으로 조사한 저자의 연구 결과를 살펴보면 새로 바뀐 기준을 적용하여 진단 시 전체 환자군의 25.7%가 다낭성 난소증후군에서 제외되었는데, 이 제외된 군들의 대사 혹은 호르몬 소견은 새로운 기준으로도 계속 다낭성 난소증후군으로 진단되는 군(배란 장애+초음파상 난포 수 20개 이상 군)과 차이가 없고, 정상대조군과는 유의한 차이를 보였다(Kim 등, 투고상태). 향후 이 진단 기준을 한국인 여성에게서 그대로 적용할 수 있는 지에 대해서는 신중하게 결정해야 할 것으로 여겨진다.

## 5. 결론

다낭성 난소증후군의 진단에 Rotterdam 기준을 사용하는 것에는 이제 이견이 없는 듯하다. 2014년 미국 내분비학회와 2018년 국제근거중심지침을 보면 배란장애와 고안드로겐증이 분명하면 초음파는 진단을 위해서는 굳이 시행할 필요가 없으며, 특히 청소년 여아에서는 진단 기준을 엄격하게 적용하여 고안드로겐증과 배란장애 두 가지를 모두 보이는 경우만을 진단 가능한 것으로 판단하였다. 그러나 두 기관의 차이점을 보자면 우선 미국 내분비학회에서는 초경 2년이 지나도 월경이 불규칙하면 다낭성 난소증후군에 대한 검사를 실시하자고 제시하고 있으나, 2018년 국제근거중심지침에서는 초경 1년 이내는 정상으로 보고, 그 이후에는 시기에 따라 희발월경의 범주를 조금 더 세분화하여 제시하고 있다. 두 기관의 가이드라인에서 가장 큰 차이를 보이는 부분은 초음파상 다낭성 난소 진단 시 난포 수 기준일 것이다. 전통적인 12개 이상 기준 대신 2018년 권고에서는 20개 이상을 기준으로 권고하였고, 희발월경+초음파상 다낭성 난소 아형이 많은 한국인 환자군에서 향후 다낭성 난소증후군 진단에 가장 영향을 미치는 부분이 될 수도 있다. 인종에 따른 변이가 가장 큰 진단 기준인 남성형다모증은 한국인 여성에서 modified Ferriman and Gallwey scale 점수 6점 이상인 경우 진단 가능한 것으로 저자가 보고한 바 있으나, 현실적으로 희발월경이 있는 여성에서 3점 이상이면 이미 상위 83%에 해당하므로 이 경우에도 고안드로겐증이 있는 것으로 간주해도 될 것으로 여겨진다.

## 참고문헌

- Cheewadhanaraks S, Peeyananjarassri K, Choksuchat C. Clinical diagnosis of hirsutism in Thai women. J Med Assoc Thai 2004; 87: 459-63.
- Ichikawa Y, Asai M, Masahashi T, et al. Clinical assessment of body hair growth in Japanese women. The relationship between a grade of hirsutism and the menstrual status. Nihon Sanka Fujinka Gakkai Zasshi 1988; 40: 1719-24.
- Kim JJ, Chae SJ, Choi YM, et al. Assessment of hirsutism among Korean women: results of a randomly selected sample of women seeking pre-employment physical check-up. Hum Reprod 2011; 26: 214-20.
- Legro RS, Arslanian SA, Ehrmann DA, et al. Diagnosis and treatment of polycystic ovary syndrome: an Endocrine Society clinical practice guideline. J Clin Endocrinol Metab 2013; 98: 4565-92.
- Li R, Qiao J, Yang D, et al. Epidemiology of hirsutism among women of reproductive age in the community: a simplified scoring system. Eur J Obstet Gynecol Reprod Biol 2012; 163: 165-9.
- Somani N, Harrison S, Bergfeld WF. The clinical evaluation of hirsutism. Dermatol Ther 2008; 21: 376-91.
- Teede HJ, Misso ML, Costello MF, et al. International PCOS Network. Recommendations from the international evidence-based guideline for the assessment and management of polycystic ovary syndrome. Hum Reprod 2018; 33: 1602-18.
- Wang ET, Kao CN, Shinkai K, et al. Phenotypic comparison of Caucasian and Asian women with polycystic ovary syndrome: a cross-sectional study. Fertil Steril 2013; 100: 214-8.
- Zhao JL, Chen ZJ, Shi YH, et al. Investigation of body hair assessment of Chinese women in Shandong region and its preliminary application in polycystic ovary syndrome patients. Zhonghua Fu Chan Ke Za Zhi 2007; 42: 590-4.
- Zhao X, Ni R, Li L, et al. Defining hirsutism in Chinese women: a cross-sectional study. Fertil Steril 2011; 96: 792-6.

다낭성 난소증후군의 진단은 배란장애나 고안드로겐증을 유발하는
다른 질환들을 먼저 배제한 후 최종 진단할 수 있는데,
주요 감별 질환으로는 **고프로락틴혈증**, **시상하부 무월경**, **갑상선 기능이상**,
**원인불명의 남성형다모증**, **선천부신과다형성**,
**쿠싱증후군**, **안드로겐분비종양**, **인슐린 저항증후군** 등이 있다.

# 다낭성
# 난소증후군의
# 감별진단

김혜옥

다낭성 난소증후군은 Rotterdam consensus (2004)의 기준에 따르면 (1) 희발월경이나 무월경과 같은 배란장애, (2) 남성형다모증, 여드름, 탈모 등의 남성호르몬 과다의 임상 증상이 있거나, 혈액에서 고안드로겐혈증을 보이는 경우(clinical/biochemical hyperandrogenism), (3) 초음파에서 2~9 mm의 난포가 12개 이상이거나 난소의 용적이 10ml 이상인 경우로 이 세 가지 중 두 가지 이상이 존재할 때 진단할 수 있다. 그러나 다낭성 난소증후군의 진단은 배란장애나 고안드로겐증을 유발하는 다른 질환들을 먼저 배제한 후 최종 진단할 수 있으므로 본 장에서는 이러한 감별 진단에 대해 알아보고자 한다.

## 1. 진단 시 고려해야 할 점

### 1) 청소년기 배란장애의 진단

청소년기는 초경을 시작했지만, 시상하부−뇌하수체−난소축의 미성숙으로 인하여 초경 이후 3년 이내에서는 월경 불순이 정상적인 생리기전으로 나타날 수 있다. 따라서, 배란장애의 기준도 초경한지 1년에서 3년 사이의 청소년기 여성에서는 월경 주기가 21일보다 짧거나 45일보다 긴 경우로, 초경한지 3년 이상인 청소년기 여성에서는 월경 주기가 21일 이하, 35일 이상일 때 임상적으로 배란장애로 간주할 수 있다(Teede 등, 2018).

### 2) 배란장애의 다른 원인들

다낭성 난소증후군은 1차성 무월경과 2차성 무월경의 주요 원인이다(Alchami 등 2015). 하지만, 동반된 내분비적인 다른 원인들, 고프로락틴혈증이나 갑상선 기능이상 등은 배란 장애와 불규칙한 월경을 유발할 수 있다.

### 3) 고안드로겐증의 다른 원인들

남성호르몬 과다 소견을 보이는 여성의 10~30%에서 선천부신과다형성(non−classical congenital adrenal hyperplasia), 안드로겐분비 종양, 인슐린 저항증후군, 원인불명의 남성형다모증(idiopathic hirsutism), 원인불명의 고안드로겐증(idiopathic hyperandrogenism) 등의 다른 원인이 동반될 수 있으므로 이와 같은 질환의 가능성을 제외시키는 것이 다낭성 난소증후군 진단에 필수적이다 (Azziz 등, 2004; Azziz 등, 2009).

## 4) 청소년기에 초음파상 다낭성 난소를 진단할 때 고려해야 할 점

청소년 또는 초경한지 8년 이내의 여성에서는 초음파에서 다낭성 난소(polycystic morphology) 소견이 흔히 보여 진단에 특이적이지 않으므로, 진단 기준에 초음파소견을 포함시키는 것이 적합하지 않다. 따라서, 청소년기에 다낭성 난소증후군으로 진단하려면, 임상적 또는 생화학적 고안드로겐증과 배란장애가 함께 동반될 때 진단할 수 있다(Neven 등, 2018).

# 2. 다낭성 난소증후군의 감별 질환

## 1) 고프로락틴혈증(hyperprolactinemia)

고프로락틴혈증은 무월경이 있는 여성에서 흔하게 발견되는 내분비적인 질환으로, 이차 무월경을 보이는 여성의 30%에서 진단된다(Azziz 등, 2009). 프로락틴을 분비하는 뇌하수체종양(호르몬을 분비하는 뇌하수체선종 중 50%)이 원인일 수 있으며, 대부분 과거에는 규칙적인 월경을 했던 과거력이 있으면서, 신체 검사에서 흔하게 유즙 분비를 확인할 수 있다. 고프로락틴혈증을 유발하는 다른 원인으로는 스트레스, 운동, 임신, 수유, 유방/유두의 자극, 도파민을 방해하는 약물 치료(정신과약물, 경구복합피임제, 항우울제, 항고혈압제 등), 일차 갑상선기능저하증, 만성 신장질환 등이다. 고프로락틴혈증은 부신 안드로겐의 과다 생성과 관련이 있어서, 고안드로겐증을 촉진시킬 수 있다(Higuchi 등, 1984; Schiebinger 등, 1986). 고안드로겐증을 보이는 여성에서 1% 이내로 발생하며, 유즙분비, 만성 두통, 시야 장애 등의 임상 증상을 보이는 여성에서는 반드시 유즙분비호르몬 검사가 시행되어야 한다. 임상 증상이 동반되지 않는 여성에서도 선별 검사로 고려해 볼 수 있다(Azziz 등, 2009). 최근 Goyal과 Ganie (2018)의 증례보고에서 15세의 일란성 쌍둥이가 다낭성 난소증후군 양상을 주소로 내원하였는데, 혈액 내에서 고인슐린혈증, 고안드로겐증과 동반된 고프로락틴(환자 A, 163.0/145.6; 환자 B, 112.9/106.3 ng/ml) 소견을 보여, 환자 A에게는 메트포민 치료를 환자 B에게는 Dopamine agonist인 cabergoline 치료를 한 결과, cabergoline 치료를 받은 환자 B는 치료 3개월 후 프로락틴이 정상화되면서 고안드로겐증도 회복되었지만, 메트포민 치료를 받은 환자 A에서는 어떤 호전도 확인되지 않음을 보고하여, 원인불명의 고프로락틴혈증이 부신 안드로겐을 증가시키고 이로 인하여 다낭성 난소증후군과 유사한 임상 증상을 보일 수 있음을 보고하였다.

## 2) 시상하부 무월경(functional hypothalamic amenorrhea, FHA)

FHA는 다낭성 난소증후군과 더불어 회복될 수 있는 배란장애의 원인으로서, 이차 무월경 여성의 15~48%의 빈도로 보고되며(Perkins 등, 1999), 저칼로리 식사, 과도한 신체 운동, 스트레스와 관련되어 시상하부-뇌하수체-난소 축의 활동 저하로 발생한다. FHA 진단은 혈액학적으로 황체형성호르몬, 난포자극호르몬이 저하되어 있고, 에스트라디올, 인슐린은 낮거나 정상인 수치를 보이며(hypogonadotropic hypogonadism), 프로락틴, 갑상선자극호르몬, 테스토스테론, DHEA-S 모두 정상소견을 보인다(Gordon 등, 2017). FHA의 진단은 고안드로겐증, 고프로락틴혈증, 갑상선질환, 전신 질환의 유무를 배제한 이후에 진단할 수 있다(Wang 등, 2008).

    FHA 환자의 초음파 검사 시, 다낭성 난소 (polycystic morphology) 소견을 보이는 경우가 30~50% 보고되어(Sum 등, 2009), Rotterdam 기준으로 다낭성 난소증후군으로 진단될 수 있으므로 반드시 감별되어야 한다. 그리고, 다낭성 난소 소견을 보이는 FHA 일부 여성에서 체중이 회복되어 황체형성호르몬, 인슐린 측정치가 정상으로 돌아오면, 실제 다낭성 난소증후군으로 진행되는 경우도 발견되어, 다낭성 난소증후군과 FHA가 공존하고 있는 여성들도 있다(Robin 등, 2012). 이런 여성들은 시상하부-뇌하수체-난소 축의 활동 저하로 난소의 고안드로겐증이 드러나지 않기 때문에 FHA 형태로 먼저 진단된다. 하지만, 생식샘자극호르몬 치료로 배란을 유도하면, 난소 과반응을 보이면서 안드로겐의 분비가 증가되어 다낭성 난소증후군의 양상을 보인다(Wang 등, 2008). 이러한 결과들에 비추어볼 때, FHA의 다낭성 난소의 소견은 난소의 안드로겐이나 고인슐린혈증, 뇌하수체의 황체형성호르몬과 관련 없이 발생한 소견으로 생각된다(Wang 등, 2008).

## 3) 갑상선 기능이상(thyroid dysfunction)

갑상선 기능이상은 여성의 생식능력과 태아의 발달에 영향을 미치는 것으로 되어있다(Redmond 등, 2004). 명백한 갑상선 기능저하나 항진증은 불규칙한 월경의 원인이 될 수 있지만, 관련 전신 증상이 없는 갑상선 기능이상에서는 월경불순의 패턴이 거의 나타나지는 않는다. 갑상선 기능이상의 빈도는 다낭성 난소증후군여성에서 정상군과 비교하여 높지 않으나(Rallison 등, 1991), 갑상선 관련 항체(thyroperoxidase, thyroglobulin antibody)가 증가된 (27% vs. 8%) 보고가 있다 (Janssen 등, 2004). 따라서, 다낭성 난소증후군을 진단할 때 관련 증상이 없어도 갑상선 기능저하증과 갑상선 기능항진증을 우선적으로 배제하는 것이 필요하다.

## 4) 원인불명의 남성형다모증(idiopathic hirsutism)

다낭성 난소증후군과 유사한 질환으로, 임상적인 남성형다모증을 보이나, 생화학적으로는 고안드로겐증을 보이지 않고, 월경도 매달 규칙적으로 하며, 초음파에서 다낭성 난소 소견이 없다(Azziz 등, 2009). 임상적인 남성형다모증을 보이는 환자의 5~7%에서 원인불명으로 진단되며, 모낭(hair follicle)의 과도한 5α-reductase activity로 인해 발생하는 것으로 생각된다(Gompel 등, 1986). 이 질환을 진단할 때는 반드시 혈액 내 안드로겐을 측정하여, 혈액 내의 안드로겐 수치가 정상이며, 기초체온표나 황체기의 프로게스테론을 측정하여 정상적인 배란을 확인하는 것이 필수적이다.

## 5) 선천부신과다형성(nonclassical congenital adrenal hyperplasia, NC-CAH)

선천부신과다형성은 상염색체 열성 질환으로 스테로이드 생성에 필요한 효소를 조절하는 유전자에 돌연변이가 생겨 steroidogenesis에 영향을 주는 질환이다. 대표적으로 알도스테론, 코티졸의 생성을 못하고, 음성 되먹임기전(negative feedback mechanism)으로 뇌하수체에서 생성되는 부신피질자극호르몬(adrenocorticotropic hormone, ACTH) 분비를 촉진시켜 부신에서 과도한 안드로겐이 분비된다. 21-hydroxylase 결핍 비전형적 선천부신과다형성의 유병률은 지역 또는 민족에 따라 다른데, 미국 백인 중 고안드로겐증이 있는 여성에서는 1%, 프랑스, 이탈리아, 캐나다에서는 4~6% 빈도로 보고된다(Azziz 등, 1994). 임상 양상이 다낭성 난소증후군과 감별하기 어려우므로, 17-히드록시프로게스테론(17-hydroxyprogesterone, 17-OHP)을 기본적인 선별검사로서 고려해볼 수 있다.

임상 증상은 어느 단계의 효소에 돌연변이가 발생했느냐에 따라 다르며, 임상 증상이 발현되는 연령에 따라 심각성이 달라, 이에 따라 전형적 또는 비전형적 선천부신과다형성으로 분류한다(Azziz 등, 2009). 전형적 선천부신과다형성(classical CAH)은 영유아기에 모호한 외부성기(genitalia ambiguity), 코티졸, 알도스테론의 감소로 탈수와 쇼크에 빠질 수 있는 심각한 질환으로서 영유아 초기에 진단된다. 비전형적 선천부신과다형성은 사춘기 이후 또는 가임 시기에 뒤늦게 진단되며, 배란장애, 남성형다모증, 고안드로겐증, 여드름, 불임의 양상을 보여 다낭성 난소증후군으로 진단될 가능성이 많다. 황체형성호르몬의 과다분비, 초음파에서 다낭성 난소 소견을 보이는 것은 다낭성 난소증후군의 특징이나, 경우에 따라서는 비전형적 선천부신과다형성에서 나타날 수도 있다. 그리고, 인슐린 저항과 대사증후군이 다낭성 난소증후군 여성에서 50~75% 발견되어 감별점으로 생각될 수 있으나, 고안드로겐증을 가진 여성에서도 인슐린 감수성이 증가할 수 있으므로(Paula 등, 1994; Speiser 등, 1992), 두 질환의 감별이 쉽지 않다.

21-hydroxylase deficiency는 가장 흔한 선천부신과다형성의 원인으로서, 염색체 6번의 단완의 CYP21 gene의 돌연변이에 의해 발생하는데, 진단은 17-OHP의 상승을 확인할 수 있다. 영유아기에 무작위로 측정한 17-OHP가 100 ng/mL (10,000 ng/dL)를 초과할 때 전형적 선천부신과다형성을 진단할 수 있다. 또한, ACTH 자극검사 (0.25 mg, 정맥주사/근육주사 투여) 1시간 이후에 17-OHP가 10~12 ng/mL (1,000~1,200 ng/dL)로 급격히 상승한다면 비전형적 선천부신과다형

성을 진단할 수 있고, 5~10 ng/mL (500~1,000 ng/dL)은 heterozygosity for CYP21 돌연변이, <3 또는 5 ng/mL (300~500 ng/dL)는 정상범위로 간주할 수 있다(Deneux 등, 2001). 그러나 50%의 CYP21 돌연변이 보인자(heterozygote)는 ACTH 자극검사에서 정상 소견을 보일 수 있다.

21-hydroxylase 결핍 비전형적 선천부신과다형성의 선별검사는 혈청 17-OHP가 2~3 ng/mL 이상 시에 의심해볼 수 있고, 바로 ACTH 자극검사로 17-OHP를 측정해 봄으로서 90%의 환자를 진단할 수 있다(Dewailly 등, 1986). 17-OHP는 난포기 또는 배란기 이전의 오전에 측정하는 것이 바람직하며, 정상인의 50%에서 배란 후 또는 황체기에 상승 소견을 보일 수 있다.

선천부신과다형성의 두 번째 흔한 결핍효소는 3ß-HSD (hydroxysteroid dehydrogenase)로서 염색체 1p11-13에 위치한 HSD3B2 gene의 돌연변이로 발생한다. ACTH 자극검사에서 17-hydroxypregnenolone (17-PREG)과 DHEA가 증가됨을 확인할 수 있다. 세 번째의 결핍효소는 11ß-hydroxylase로서 염색체 8q24.3 부위에 위치한 유전자 돌연변이로 발생한다. 이 효소는 11-deoxycortisol을 코티졸로 전환하는 역할을 한다. 하지만, 비전형적 선천부신과다형성이 이 효소 결핍으로 발생하는 것은 극히 드물다(Azziz 등, 2009).

비전형적 선천부신과다형성 여성의 53~68%에서 자연 임신을 하는 것으로 알려져 있고(Moran 등, 2006; Bidet 등, 2010), 10~30%에서 불임을 호소하는데, 대부분 배란유도로 잘 치료된다(Reichman 등, 2014; Casteras 등, 2009). 하이드로코티존 치료를 시작한 이후 대부분의 여성(78%)은 배란유도 없이 임신된다(Bidet 등, 2010). 자연 임신의 가능성은 임상 증상의 심한 정도, 유전자 변이의 심한 정도에 따른 차이는 없다. 스테로이드 치료는 임신까지 걸리는 기간을 1년에서 6개월 이내로 단축시킨다(Eyal 등, 2017). 일반적으로 임신 중에는 스테로이드 치료 용량을 증가시키고, 정기적인 추적관찰을 받도록 해야 하며, 스테로이드 치료를 받지 않은 여성에서 유산율의 증가가 보고되었다(26% vs. 6%, Moran 등, 2006; Bidet 등, 2010). 하지만, Eyal 등(2017)은 스테로이드 치료가 유산율을 낮추지는 않았다고 보고하기도 하였다. 대부분의 비전형적 선천부신과다형성 여성에서 출산아의 건강상태는 양호하나(Falhammar, 2012), 그 자녀가 전형적 선천부신과다형성 환아일 가능성이 1.4~2.5%로 증가되고, 비전형적 선천부신과다형성 환아일 가능성이 14%로 증가한다(Moran 등, 2006; Bidet 등, 2010).

## 6) 쿠싱증후군(Cushing's syndrome)

쿠싱증후군은 주로 부신종양(adrenal neoplasms)에서 생성된 과도한 코티졸로 유발되는 질환으로 혈액 내의 ACTH와 DHEA-S 모두 감소되어 있다. 드물지만, ACTH를 분비하는 뇌하수체종양도 쿠싱병(Cushing's disease)을 유발하는데, 혈액 내에서 ACTH의 증가와 이에 따른 부신 안드로겐, DHEA-S의 증가를 보여 쿠싱증후군과 감별할 수 있다(Alchami 등 2015).

쿠싱증후군이 있는 여성의 80~100%에서 월경불순이 있고, 60~100%에서 다모증이, 40~50%

에서 여드름이 발견된다(Urbanic 등, 1984; Ross 등, 1982). 급격한 체중증가, 희발월경 또는 무월경, 고안드로겐증, 고혈압, 포도당불내성 등이 나타난다면 쿠싱증후군의 가능성을 고려하고, 난소나 부신에서 안드로겐을 분비하는 종양의 유무를 확인해야 한다. 고혈압, 근육병증(myopathy), 얇아진 피부(thinned skin), 멍이 쉽게 듦(easybruisability), 달덩이얼굴(moon face)등이 있다면 코티졸 과다로 진단할 수 있다. 쿠싱증후군 여성 대부분은 다낭성 난소증후군과 다르게, 뇌하수체의 생식샘자극호르몬 분비가 저하되어 에스트라디올, 황체형성호르몬, 난포자극호르몬이 낮게 측정된다. 혈액 내의 테스토스테론의 증가는 쿠싱증후군 환자의 50%에서 보고되었다(Lado-Abeal 등, 1998).

쿠싱증후군의 진단은 low-dose dexamethasone suppression test를 통해 환자의 70%를 진단을 할 수 있고(Findling 등, 2004), 24시간 소변 유리 코티졸 검사나 야간 침 코티졸 검사로 진단할 수 있다. 고안드로겐증을 보이는 여성에서 쿠싱증후군의 발생빈도는 1% 미만으로 매우 낮아, 다낭성 난소증후군 여성에서 쿠싱증후군에 대한 선별검사는 추천되지 않으나, 쿠싱증후군의 특이적인 증상을 보이는 환자에서 24시간 소변 유리 코티졸 검사를 시행해 보는 것이 좋다.

## 7) 안드로겐 분비 종양(androgen-secreting neoplasms)

부신 또는 난소의 안드로겐을 분비하는 종양은 초기에 다낭성 난소증후군에서 보이는 고안드로겐증과 월경불순의 형태로 유사하게 보인다. 급격하게 발생하여 진행하는 고안드로겐증(특히 폐경기 여성)이나 남성화(masculinization)경향은 종양의 발생과 관련이 있다. 남성화 경향은 심한 남성형다모증, 여드름, 남성형탈모, 목소리의 변화, 근육량의 증가, 유방크기의 감소, 성욕의 증가, 음핵의 크기 증가의 형태로 나타난다.

난소의 안드로겐 분비 종양은 고안드로겐증 환자의 1/300~1/1000 빈도로 발생하며(Azziz 등, 2004), 골반 촉진 시 만져지거나, 초음파에서 한쪽 난소의 크기가 증가되어 있다. Sertoli-Leydig cell tumor는 95%가 한쪽 난소에서 발생하며, 타 장기로의 전이는 드물다. Granulosa cell tumor에서도 안드로겐 분비가 증가될 수 있으며, 유용한 종양 표지자는 inhibin의 측정이다. 난소 종양인 기형종(dermoid cyst)은 크기가 큰 종양으로 복부에서 만져질 수 있는데, 일반적으로 남성화 경향의 원인이 되지는 않는다.

부신의 안드로겐 분비 종양은 난소기원 종양보다 발생 빈도가 적다. 부신의 악성 종양(carcinoma)은 쿠싱증후군의 임상증상이 동반되고, CT 영상에 6 cm 이상의 불규칙한 형태의 부신 종양으로 진단되며, 예후는 매우 나쁘다(Derksen 등, 1994). 대부분 남성화 경향을 유발하는 부신의 양성 종양(adenoma)은 쉽게 영상 이미지로 위치를 확인할 수 있다.

안드로겐 분비 종양은 혈액검사에서 혈청 총 테스토스테론의 현저한 증가가 발견되는데, 총 테스토스테론은 >150~200 ng/dL, DHEAS는 >600~700 $\mu$g/dL의 증가로 진단할 수 있다(Meldrum 등,

1979). 하지만, 50%에서는 안드로겐 분비 종양을 가지고 있으나 총 테스토스테론과 DHEA-S가 기준치보다 증가되지 않는 환자군도 있다(Derksen 등, 1994). 반대로, 지속적으로 총 테스토스테론이 250 ng/dL 이상이지만, 안드로겐분비종양이 없는 경우도 있다(Waggoner 등, 1999). 고안드로겐혈증과 이와 관련 증상을 호소하는 모든 환자들에서 안드로겐분비종양의 가능성을 염두에 두어야 하며, 특히 갑자기 시작된 남성화 경향, 높은 안드로겐 수치를 지속적으로 보일 때, 초음파 또는 CT 검사를 우선적으로 고려해 볼 수 있다(Azziz, 2009).

## 8) 인슐린 저항증후군(syndrome of severe insulin resistance and hyperandrogenism)

인슐린 저항증후군은 후천적 또는 선천적으로 발생해서 다양한 임상 질환과 관련이 되어 있는데, 흑색가시세포증(acanthosis nigricans), 난소의 고안드로겐증, 배란 장애 등을 유발한다. 고안드로겐증을 보이는 여성 3%는 심각한 인슐린 저항과 고인슐린혈증을 특징으로 하는 hyperandrogenic-insulin resistant-acanthosis nigricans (HAIR-AN) syndrome이다(Azziz 등, 2004). 이러한 여성은 심각하고 광범위한 흑색가시세포증을 보이고 지질 대사에도 문제를 가져온다.

인슐린 저항증후군을 다낭성 난소증후군과 감별하기 위해서는 공복과 식후에 혈중 인슐린을 측정함으로써 진단할 수 있다(Barbieri 등, 1983). 공복 시, 혈중 인슐린 >80$\mu$U/mL, 경구 포도당 부하검사 2~3 시간 후 >300 $\mu$U/mL이면, 인슐린 저항으로 진단할 수 있다(Vidal-Puig 등, 1997). 이 질환의 초기, 특히 어린이 또는 청소년기에는 인슐린은 증가되어 있지만 혈당은 정상이다. 하지만, 시간이 지나면서 제2형 당뇨로 진행될 것이다.

인슐린 저항은 3가지 타입으로 분류할 수 있는데, type A는 주로 마른 여성에서 인슐린 수용체의 결함으로 발생한다. Type B는 인슐린 수용체에 대한 자가면역 프로세스의 영향으로 발생하며, type C는 Type A의 변형으로, 저명한 가시세포증(acanthosis), 고안드로겐증, 인슐린 저항, 비만, HAIR-AN 증후군 등이 관찰된다(Moller 등, 2006).

심각한 인슐린 저항증후군을 보이는 환자에서 난포막과다형성(ovarian hyperthecosis) (Nagamani 등, 1986), 높은 테스토스테론과 음성되먹임 기전을 통해 황체형성호르몬, 난포자극호르몬이 정상 또는 낮은 혈중 수치(4~8mIU/mL)를 보인다. 이런 소견은 심각한 인슐린 저항과 고안드로겐증을 보이는 HAIR-AN 증후군 환자에서 자주 관찰되며, 광범위한 흑색가시세포증, 피부 주름에 과색소화, 피부꼬리 조직도 관찰된다. 심각한 인슐린 저항을 보이는 환자는 포도당불내성, 제2형 당뇨병, 고혈압, 이상지질혈증에서 심혈관계 질환으로 진행되므로, 충분한 상담과 추적관찰, 고안드로겐증과 대사증후군의 치료를 고려해야 한다.

## 3. 결론

다낭성 난소증후군의 감별진단은 다음과 같이 시행할 수 있다.

- 다낭성 난소증후군의 진단은 배란장애, 고안드로겐증을 유발하는 유사 다른 질환을 먼저 배제함으로써 최종 진단할 수 있다.
- 감별진단을 위한 필수적인 검사는 갑상선자극호르몬, 프로락틴, 17-OHP, 총 테스토스론을 우선적으로 시행할 수 있다, 갑상선 기능이상이나 고프로락틴혈증이 있다면 먼저 치료 후 다시 다낭성 난소증후군 여부를 평가해야 한다.
- 17-OHP 검사는 채혈 시기가 중요한데, 난포기에서 배란기 이전, 오전에 혈액을 채취해야 하며, 6 ng/mL 이상 시 ACTH 자극검사를 시행하여 17-OHP가 10 ng/mL 이상 증가하면, 21-hydroxylase 결핍 비전형적 선천부신과다형성으로 진단할 수 있다(Goodarzi 등, 2011).
- 총 테스토스테론이 150~200ng/dL 이상 증가하였다면, 안드로겐분비종양 여부를 확인하여야 한다.
- 쿠싱증후군이 임상 증상으로 의심될 때는, 1mg 덱사메타존 억제 검사, 야간 침 코티졸, 24시간 소변 유리 코티졸 검사를 추가해 볼 수 있다.

**참고문헌**

- Alchami A, Oliver O'Donovan O, Melanie Davies. PCOS: diagnosis and management of related infertility. Obstet Gynaecol Reprod Med 2015; 25: 279-82.
- Azziz R, Dewailly D, Owerbach D. Clinical review 56: Nonclassic adrenal hyperplasia: current concepts. J Clin Endocrinol Metab 1994; 78: 810-5.
- Azziz R, Sanchez LA, Knochenhauer ES, et al. Androgen Excess in Women: Experience with Over 1000 Consecutive Patients. J Clin Endocrinol Metab 2004; 89: 453-62.
- Azziz R, Carmina E, Dewailly D, et al. The Androgen Excess and PCOS Society criteria for the polycystic ovary syndrome: the complete task force report. Fertil Steril 2009; 91: 456-88.
- Barbieri RL, Ryan KJ. Hyperandrogenism, insulin resistance, and acanthosis nigricans syndrome: a common endocrinopathy with distinct pathophysiologic features. Am J Obstet Gynecol 1983; 147: 90-101.
- Bidet M, Bellanne-Chantelot C, Galand-Portier MB, et al. Fertility in women with nonclassical congenital adrenal hyperplasia due to 21-hydroxylase deficiency. J Clin Endocrinol Metab 2010; 95: 1182-90.
- Casteras A, De Silva P, Rumsby G. et al. Reassessing fecundity in women with classical congenital adrenal hyperplasia (CAH): normal pregnancy rate but reduced fertility rate. Clin Endocrinol 2009; 70: 833-7.
- Deneux C, Tardy V, Dib A, et al. Phenotype-genotype correlation in 56 women with nonclassical congenital adrenal hyperplasia due to 21-hydroxylase deficiency. J Clin Endocrinol Metab 2001; 86: 207-13.
- DerksenJ, Nagesser SK, Meinder AE, et al. Identification of virilizing adrenal tumors in hirsute women. N Engl J Med 1994; 331: 968-73.
- Dewailly D, Vantyghem-Haudiquet MC, Sainsard C, et al. Clinical and biological phenotypes in late-onset 21-hydroxylase deficiency. J Clin Endocrinol Metab 1986; 63: 418-23.

- Eyal O, Ayalon-Dangur I, Segev-Becker A, et al. Pregnancy in women with nonclassic congenital adrenal hyperplasia: time to conceive and outcome. Clin Endocrinol 2017; 87: 552-6.
- Falhammar H, Thoren M. Clinical outcomes in the management of congenital adrenal hyperplasia. Endocrine 2012; 41: 355-73.
- Findling JW, Raff H, Aron DC. The low-dose dexamethasone suppression test: A reevaluation in patients with Cushing's syndrome J Clin Endocrinol Metab 2004; 89: 1222-6.
- Gompel A, Wright F, Kuttenn F, et al. Contribution of plasma androstenedione to 5 alpha-androstanediol glucuronide in women with idiopathic hirsutism. J Clin Endocrinol Metab 1986; 62: 441-4.
- Goyal A, Ganie MA. Idiopathic Hyperprolactinemia Presenting as Polycystic Ovary Syndrome in Identical Twin Sisters: A Case Report and Literature Review. Cureus 2018; 10: e3004.
- Gordon, C. M. et al. Functional hypothalamic amenorrhea: An Endocrine Society clinical practice guideline. J Clin Endocrinol Metab 2017; 102: 1413-39.
- Goodarzi MO, Dumesic DA, Chazenbalk G, et al. Polycystic ovary syndrome: etiology, pathogenesis and diagnosis. Nat Rev Endocrinol 2011; 7: 219-31.
- Higuchi K, Nawata H, Maki T, et al. Prolactin has a direct effect on adrenal androgen secretion. J Clin Endocrinol Metab 1984; 59: 714-8.
- Janssen OE, Mehlmauer N, Hahn S, et al. High prevalence of autoimmune thyroiditis in patients with polycystic ovary syndrome. Eur J Endocrinol 2004; 150: 363-9.
- Lado-Abeal J, Rodriguez-Arnao J. Newell-Price JDC, et al. Menstrual abnormalities in women with cushing's disease are correlated with hypercortisolemia rather than raised circulating androgen levels. J Clin Endocrinol Metab 1998; 83: 3083-8.
- Meldrum DR, Abraham GE. Peripheral and ovarian venous concentrations of various steroid hormones in virilizing ovarian tumors. Obstet Gynecol 1979; 53: 36-43.
- Moller DE, Vidal-Puig A, Azziz R. Severe insulin-resistant hyperandrogenic syndromes. R. Azziz, J.E. Nestler, D. Dewailly eds. Androgen excess disorders in women, Human a Press, Totowa, NJ 2006, pp. 129-138.
- Moran C, Azziz R, Weintrob N, et al. Reproductive outcome of women with 21-hydroxylase-deficient nonclassic adrenal hyperplasia. J Clin Endocrinol Metab 2006; 91: 3451-6.
- Nagamani M, Van Dinh T, Kelver ME. Hyperinsulinemia in hyperthecosis of the ovaries. Am J Obst Gynecol 1986; 54: 384-9.
- Neven ACH, Laven J, Teede HJ, et al. A Summary on Polycystic Ovary Syndrome: Diagnostic Criteria, Prevalence, Clinical Manifestations, and Management According to the Latest International Guidelines Semin Reprod Med 2018; 36: 5-12.
- Paula FJ, Gouveia LM, Paccola GM, et al. Androgen-related effects on peripheral glucose metabolism in women with congenital adrenal hyperplasia. Horm Metab Res 1994; 26: 552-6.
- Perkins RB, Hall JE, Martin KA. Neuroendocrine abnormalities in hypothalamic amenorrhea: spectrum, stability, and response to neurotransmitter modulation. J Clin Endocrinol Metab 1999; 84: 1905-11.
- Rallison ML, Dobyns BM, Meikle AW, et al. Natural history of thyroid abnormalities: prevalence, incidence, and regression of thyroid diseases in adolescents and young adults. Am J Med 1991; 91: 363-70.
- Redmond GP. Thyroid dysfunction and women's reproductive health. Thyroid 2004; 14 (Suppl 1): 5-15.
- Reichman DE, White PC, New MI, et al. Fertility in patients with congenital adrenal hyperplasia. Fertil Steril 2014; 101: 301-9.
- Robin G, Gallo C, Catteau-Jonard SJ et al. Polycystic Ovary-Like Abnormalities (PCO-L) in women with functional hypothalamic amenorrhea.Clin Endocrinol Metab 2012; 97) :4236-43.
- Ross EJ, Linch DC. CUSHING'S SYNDROME-KILLING DISEASE: DISCRIMINATORY VALUE OF SIGNS AND SYMPTOMS AIDING EARLY DIAGNOSIS. The Lancet 1982; 320: 646-9.
- Schiebinger RJ, Chrousos GP, Cutler GB, et al. The effect of serum prolactin on plasma adrenal androgens and the production and metabolic clearance rate of dehydroepiandrosterone sulfate in normal and hyperprolactinemic subjects. J Clin Endocrinol Metab 1986; 62: 202-9.
- Speiser PW, Serrat J, New MI, et al. Insulin insensitivity in adrenal hyperplasia due to nonclassical steroid 21-hydroxylase deficiency. J Clin Endocrinol Metab, 1992; 75: 1421-4.
- Sum M, Warren MP. Hypothalamic amenorrhea in young women with underlying polycystic ovary syndrome. Fertil Steril 2009; 92: 2106-8.

- The Rotterdam ESHRE/ASRM-sponsored PCOS consensus workshop group. Revised 2003 consensus on diagnostic criteria and long-term health risks related to polycystic ovary syndrome (PCOS). Hum Reprod 2004; 19: 41-7.

- Teede HJ, Misso ML, Costello MF, et al. Recommendations from the international evidence-based guideline for the assessment and management of polycystic ovary syndrome. Hum Reprod 2018; 33: 1602-18.

- Urbanic RC, George JM. Cushing's disease-18 years' experience. Medicine (United States) 1984; 60: 14-24.

- Vidal-Puig AJ, Moller DE. Inheritedcauses of androgen excess: classification, prevalence, clinical manifestations, and diagnosis. Azziz R, Nestler JE, Dewailly D (Eds.), Androgen excess disorders in women, Lippincott-Raven, Philadelphia, PA 1997 pp. 227-236.

- Waggoner W, Boots LR, Azziz R. Total testosterone and DHEAS levels as predictors of androgen-secreting neoplasms: a populational study. Gynecol Endocrinol 1999; 13: 394-400.

- Wang JG, Lobo RA. The complex relationship between hypothalamic amenorrhea and polycystic ovary syndrome. J Clin Endocrinol Metab 2008; 93: 1394-7.

AMH는 난소의 예비능을 반영하는 호르몬으로
임상적으로 난소의 기능을 평가하는 검사로 널리 행해지고 있다.
AMH는 동난포 수와 원시난포의 양을 반영하는 것으로 알려져 있는데,
다낭성 난소증후군에서 AMH 농도가 정상 여성에서보다
2-3배 높아져 있는 것으로 보고되어 있다. 그러나 AMH는
다낭성 난소증후군의 진단 기준으로 아직 포함되지 않고 있으며,
다낭성 난소의 기준으로 초음파 검사 대신
AMH를 사용하는 것은 아직까지 권장되지 않는다.
또한 AMH가 다낭성 난소증후군에서 배란유도 등에 대한
예측지표로서 연구되고 있으나 명확한 기준이 제시되고 있지는 않다.

# 다낭성
# 난소증후군에서
# AMH의 역할

채수진

## 1. 서론

항뮬러관호르몬(anti-Mullerian hormone, AMH)는 난소의 예비능(ovarian reserve)을 반영하는 호르몬으로 임상적으로 난소의 기능을 평가하는 검사로 널리 행해지고 있다(Broer 등, 2014). AMH는 동난포수(antral follicle count, AFC)와 원시난포(primordial follicle)의 양을 반영하는 것으로 알려져 있으며, 다낭성 난소증후군에서 AMH 농도가 정상 여성에서보다 2~3배 높아져 있는 것으로 보고되어 있다(Pigny 등, 2003; Laven 등, 2004; Visser 등, 2006).

이에 따라 다낭성 난소증후군에서의 AMH에 대한 연구 및 고찰이 지속되고 있으며 이 장에서는 다낭성 난소증후군에서 AMH의 역할에 대해 알아보고자 한다.

## 2. AMH

AMH는 transforming growth factor-$\beta$(TGF-$\beta$) 상과(superfamily)에 속하는 140 kDa 이분자체 당단백질(dimeric glycoprotein)이다(Cate 등, 1986). AMH 유전자는 19번 염색체의 단완(short arm)에 위치하며 AMH는 난소 난포의 과립막세포(granulosa cell)에서 생산되는 것으로 알려져 있다(Cohen-Haguenauer 등, 1987; Weenen 등, 2004; Jeppesen 등, 2013). AMH는 성인기 초기까지 증가되며 이후 점차 감소되기 시작하여 폐경기까지 낮아진다(Broekmans 등, 2009; Seifer 등, 2011). 배란 주기 시 난포의 성장에서 전동난포(preantral follicle)와 동난포에서 AMH가 증가되어 있으며 난포가 커지면서 난포에서의 AMH 생산이 감소된다(Weenen 등, 2004; Jeppesen 등, 2013).

여러 연구 결과에 따르면 AMH는 원시난포에서 발현이 되지 않으며 전동난포와 동난포에서 높게 발현되고, 5 mm에서 8 mm 크기의 난포에서 발현이 증가되고 10 mm 이상의 난포에서 발현이 감소된다고 알려져 있다(Weenen 등, 2004; Pellatt 등, 2007; Jeppesen 등, 2013). 이러한 AMH의 발현에 대한 기전은 아직 정확하게 밝혀져 있지 않아 이에 대한 연구가 진행 중이다.

다낭성 난소증후군에서 AMH 증가는 난포 숫자가 증가되어 있는 것과 연관되어 있으며, 동시에 다낭성 난소의 난포에서 AMH의 생산이 증가되는 것으로 알려져 있다(Pellatt 등, 2007; Das 등, 2008). Pellatt 등(2007)은 정상 난소의 과립막세포와 비교 시 무배란 다낭성 난소증후군의 과립막세포의 AMH 생산이 75배 증가되어 있고 배란이 되는 다낭성 난소증후군에서 20배 정도 증가되어 있는 것을 보고하였다. 다낭성 난소증후군에서 난소의 AMH 수용체(receptor) type II (AMHRII)의 과발현도 보고되어 있다 (Catteau-Jonard 등, 2008; Pierre 등, 2013). 다낭성 난소 동난포에서 AMH 생산이 증가되는 기전에 대한 여러 가설이 있으며 정확한 기전을 알기 위한 연구가 발표되고 있다.

## 3. AMH와 다낭성 난소증후군

### 1) AMH와 다낭성 난소

다낭성 난소의 진단은 초음파 소견으로 이루어지며, Rotterdam criteria (2003)에서 2~9 mm의 동난포수가 12개 이상이거나 난소용적이 10 ml 이상인 경우 다낭성 난소로 정의하였다(Rotterdam ES-HRE/ASRM-Sponsored PCOS consensus workshop group, 2004). 2018년 다낭성 난소증후군을 대상으로 한 국제근거중심지침에서는 8MHz의 주파수를 포함한 초음파 검사 시에는 다낭성 난소는 한쪽 이상의 난소의 동난포수 20개 이상으로 보이는 경우로 권고하였다(Teede 등, 2018). 이 권고에서 용적기준은 기존 Rotterdam 기준과 변화가 없었다. AMH와 동난포수가 연관이 있는 것이 알려지면서 최근까지 AMH를 다낭성 난소 진단의 기준으로 제안하기 위한 연구들이 진행되었으며 초음파 검사로 정의되는 다낭성 난소를 초음파 검사 없이 AMH로 진단하기 위해 여러 연구가 발표되었다.

### 2) 다낭성 난소의 진단과 AMH에 대한 연구

다낭성 난소의 진단과 AMH에 대한 연구들은 주로 receiver operating curve (ROC) 분석을 통해 민감도(sensitivity)와 특이도(specificity) 및 area under curve (AUC)를 제시하고 이에 대한 해석을 펴왔으나 각 연구마다 다낭성 난소증후군 진단 기준이 상이하여 결과에 대한 해석에 주의가 필요하다(Pigny 등, 2006).

#### (1) 다낭성 난소의 진단에서 AMH의 역할

다낭성 난소의 진단를 AMH로 하고자 할 때 Rotterdam 기준으로 AMH 20 pmol/L (민감도 94.6%, 특이도 97.1%), AMH 18 pmol/L (민감도 91.8% 특이도 98.1%), AE-PCOS Society 기준으로 AMH 20 pmol/L (민감도 95.5% 특이도 97.2%)을 진단적 수치로 각각 제시한 바 있으나(Eilertsen 등, 2012; Lauritsen 등, 2014), 2014년 Androgen Excess and Polycystic Ovary Syndrome (AE-PCOS) Society에서 AMH는 다낭성 난소에서 난포 숫자의 대용표지자(surrogate marker)로 기대되지만 AMH 측정법의 다양성을 고려하여 대용 표지자로 정확한 검사가 나올 때까지 권장하지 않는다고 하였다.

#### (2) 다낭성 난소증후군의 진단에서 AMH의 역할

덱사메타손 억제검사 및 생식샘자극호르몬 유리 호르몬(gonadotropin releasing hormone agonist, GnRH agonist) 검사를 통한 연구 등에서 매우 높은 AMH 농도일 때만 다낭성 난소증후군 진단에 특이성을 보이지만 민감도는 낮은 것으로 알려져 있다(Rosenfield 등, 2012; Carmina 등, 2016).

AMH 검사법에 따른 비교 연구에서 민감도 49~74% 특이도 91% AMH 4.2~5.6 ng/ml을 다낭성 난소증후군의 진단 기준으로 제시되기도 하였다(Pigny 등, 2016).

Rotterdam 기준 다낭성 난소증후군에 대해서 2013년에 발표된 10개의 연구의 메타 분석에서 AMH 4.7 ng/ml의 절단값에서 민감도 82.8% 특이도 79.4%, AUC 0.8을 보였다(Iliodromiti 등, 2013). 한국 다낭성 난소증후군 여성을 대상으로 한 연구에서는 AMH 10.0 ng/ml 기준으로 민감도 71% 특이도 93%를 보인다고 하였다(송 등, 2017). Dewailly 등(2011)은 AMH 5 ng/ml (35pmol/L) 이상의 기준으로 AUC는 동난포수 0.949 (민감도 81%, 특이도 92%), AMH 0.973 (민감도 92%, 특이도 97%)라고 하였으며, 이와 비슷한 연구에서도 각각의 절단값은 다소 차이가 있었지만 비슷한 결과를 보이고 있다(Sahmay 등, 2013; Dewailly 등, 2014; Köninger 등, 2014). AMH 48 pmol/L 이상과 황체형성호르몬 6 IU/L 이상인 경우 다낭성 난소증후군 진단을 82.6%로 예측할 수 있다는 주장도 있다(Homburg 등, 2013).

NIH 기준 다낭성 난소증후군에 대한 진단에서 AMH의 진단적 역할에 대한 연구는 적은 편이다. 한 연구에서는 AMH 33 pmol/L 기준으로 AUC 0.97 (민감도 95%, 특이도 95%)를 보이며 동난포수는 AUC 0.39 (민감도 91%, 특이도 82%)를 보인다고 하였다(Casadei 등, 2013).

2018년 발표된 국제근거중심지침에서는 29개의 논문을 분석하여 ROC 분석 시 다낭성 난소증후군 AUC가 0.66~0.99, 역치 10~57 pmol/L, 다낭성 난소 AUC 0.67~0.92, 역치 20~30 pmol/L로 보고하였다(Teede 등, 2018). AMH 단독으로 다낭성 난소증후군의 진단이나 다낭성 난소의 진단의 대용으로 사용해서는 안 된다고 하였으며, 대규모 연구로 인종과 나이에 따른 역치나 측정방법이 표준화되면서 다낭성 난소의 발견을 좀더 정확하게 하게 될 것이라고 하였다.

그러나 아직 다낭성 난소증후군 진단 기준에 AMH는 포함되어 있지 않다. 다낭성 난소를 초음파 검사로 진단하는 것을 AMH로 대치하고자 하는 연구들이 최근까지 진행되었으나 형태적인 진단인 다낭성 난소 특성 상 이러한 연구는 추후 경과를 지켜볼 필요가 있으며, 다낭성 난소증후군의 진단을 AMH만으로 하는 것은 진단적 정확도가 떨어진다고 할 수 있다.


## 4. AMH와 고안드로겐증

다낭성 난소증후군의 가장 중요한 특성 중 하나는 고안드로겐증이다. 다낭성 난소증후군에서 AMH와 고안드로겐증의 연관성에 대한 여러 연구들은 상반된 결과를 나타내고 있으며, 이에 대한 해석 시 각각의 연구에서 다낭성 난소증후군의 기준의 다양성과 인종적 차이가 있을 수 있기 때문에 주의가 필요하다.

다낭성 난소증후군과 대조군에서 덱사메타손 억제검사 및 GnRH agonist test를 통해 AMH 농도는 난소의 남성호르몬 기능과 독립적이라고 알려져 있다(Rosenfield 등, 2012). 황 등(2013)은

40세 이하에서 AMH가 나이에 따른 음의 연관 관계를 보이지 않았으며, 특히 비만이 아닌 다낭성 난소증후군에서 높은 AMH 농도로 다낭성 난소증후군의 표현형이나 대사적 이상을 예측할 수 없다고 보고하였다.

이에 반해 터키에서 Rotterdam 기준 다낭성 난소증후군 환자를 대상으로 연구에서는 AMH가 다낭성 난소증후군의 생화학적 고안드로겐증과 연관성이 없으며 남성형다모증(hirsutism)과 다낭성 난소와 관련성이 있었다고 하였다(Sahmay 등, 2014). 다낭성 난소증후군에서 AMH는 황체형성호르몬과 테스토스테론 등과 연관되어 고려되어야 하고, AMH가 다낭성 난소증후군의 중등도를 반영한다는 주장도 있다(Piouka 등, 2009; Jacob 등, 2017). 다낭성 난소증후군에서 AMH는 유리 테스토스테론(free testosterone), 유리남성호르몬 지수(free androgen index, FAI)와 양의 상관관계가 있다고 보고한 연구도 있다(Lin 등, 2011; Skałba 등, 2011; 우 등, 2012). Cessar 등(2014)은 33명의 다낭성 난소증후군을 대상으로 euglycemic-hyperinsulinemic clamp로 인슐린 저항(insulin resistance)을 측정하여 AMH가 테스토스테론 증가와 관계되어 있다고 하였다. AMH는 고안드로겐증이 있는 다낭성 난소증후군에서 더 높게 나타나며 고안드로겐증 군에서만 AMH가 진단 예측하는 것이 가능하며 고안드로겐증이 없는 군에서는 AMH로 진단을 하는 것은 적당하지 않다는 주장도 있다(Li 등, 2012).

AMH가 고안드로겐증에 이르는 기전은 아직 정확히 밝혀지지 않았으며 고안드로겐증의 발생에는 여러 다른 요인이 영향을 줄 수 있어 다낭성 난소증후군 고안드로겐증에서 AMH의 역할은 명확하지 않은 상태로 보이며 이에 대한 후속 연구가 필요하다.


## 5. AMH와 인슐린 저항성

다낭성 난소증후군에서 중요한 병태기전으로 생각되는 인슐린 저항성에 대해 AMH의 역할은 여러 연구가 발표되었다. AMH와 인슐린 저항성에 대한 관련성에 대한 연구 결과는 관련성에 대해서로 상반된 결과들을 보이고 있다.

Rotterdam 기준 다낭성 난소증후군에서 homeostatic model assessement-insulin resistance (HOMA-IR)을 기준으로 인슐린 저항성이 있는 군과 인슐린 저항성이 없는 군의 AMH는 차이가 없다고 알려져 있으며(Sahmay 등, 2018), Cessar 등(2014)은 다낭성 난소증후군을 대상으로 euglycemic-hyperinsulinemic clamp로 인슐린 저항성을 측정하여 AMH가 다낭성 난소증후군에서 adiposity, 인슐린 저항성, 생식샘자극호르몬과 무관하게 증가되어 있다고 하였다. 한국의 연구에서는 Rotterdam 기준으로 진단된 비만인 다낭성 난소증후군 여성에서 비만이지 않은 환자군과는 달리 AMH와 HOMA-IR과 관계가 없다고 하였고, AMH는 인슐린 저항성과 연관성은 보이지 않는다고 하였다(우 등, 2012; 황 등, 2014). 또한 AMH가 인슐린 저항성 관련 지표들(공복 인슐린, 공복 혈당, HOMA-IR)도 연관성은 없다고 보고되었다(Lin 등, 2011).

이에 반해 다낭성 난소증후군 여성에서 인슐린 저항성이 있는 군은 AMH가 대조군에 비해 높고, AMH와 HOMA-IR은 양의 상관관계가 있다고 한 연구도 있다(Skałba 등, 2011; Fonseca 등, 2014; Wiweko 등, 2018). 그러나 AMH는 HOMA-IR과 비례 관계가 있으나, 다낭성 난소증후군의 유무와 관계없이 나타난다고 하는 주장도 있다(Nardo 등, 2009).

다낭성 난소증후군에서 AMH는 신체질량지수와 음의 상관관계를 보이거나(Piouka 등, 2009; 황 등, 2014; Kriseman 등, 2015), AMH는 비만과 연관성을 보이지 않는다고 하는 연구도 있다(Skałba 등, 2011; 우 등, 2012).

이와 같이 다낭성 난소증후군에서 AMH와 인슐린 저항성과의 관련성을 알아보기 위한 연구가 지속적으로 있으나 이에 대한 결과는 아직 명확히 밝혀져 있지 않다. 다낭성 난소증후군에서 AMH를 인슐린 저항성을 예측하거나 연관성을 나타내는 지표로 의미를 갖는지 추가적인 연구가 필요하다.

## 6. AMH와 배란유도(ovulation induction)

AMH로 배란유도의 결과를 예측하는 지표로 보려는 여러 연구가 있으나 배란유도에는 여러 변수를 고려하여야 하므로 배란유도 예측을 위한 AMH 역치 기준은 명확하지 않은 상태이다.

### 1) 클로미펜과 생식샘자극호르몬

클로미펜 투여 주기에서 클로미펜 저항성을 나타내는 것으로 알려진 절단값은 AMH 3.4 ng/ml에서 12.38 ng/ml 사이로 매우 상이한 결과를 보이고 있다(Mahran 등, 2013; Xi 등, 2016; Gülşen 등, 2019). Amer 등(2013)은 human menopausal gonadotropin (hMHG) low-dose step up protocol에서 AMH 4.7 ng/ml을 기준으로 낮을수록 배란률이 높고 높을수록 배란성공률이 낮으며 특히 10.2 ng/mL 초과시 배란유도 실패율이 높다고 하였다. 난소증후군 여성에게 클로미펜과 생식샘자극호르몬 투여한 인공수정 군에서 배란유도 된 난포숫자와 AMH는 연관성이 없는 것으로 알려져 있다(김 등, 2013).

### 2) 체외수정(In Vitro Fertilization)

여러 연구에서 다낭성 난소증후군에서 체외수정 시 AMH만으로 임신 성공률의 예측을 하기 어렵다는 것이 여러 연구들을 통해 알려져 있다. 이러한 연구들을 살펴보면 Tal 등(2015)은 메타분석에서 AMH는 다낭성 난소증후군에서 체외수정시술에서 임신 성공률과 착상률에서 예측도(predictive ability)가 없다고 하였으며, 각각 이전 연구에서도 이와 비슷한 결과를 보이고 있고 오히려 높은 AMH의 경우 착상률이 감소된다고 보고도 있다(Kaya 등, 2010; Aleyasin 등, 2011; Xi 등, 2012; Sahmay 등, 2013).

이러한 연구 결과들을 종합하여 볼 때 다낭성 난소 증후군에서 AMH는 배란 유도의 지표로서 참고 자료로 사용할 수 있으나 AMH만으로 배란 유도 성공률이나 체외수정 성공률을 위한 지표로 사용하기에는 정확하지 않다고 할 수 있다.

# 7. 결론

다낭성 난소증후군의 진단 기준으로 AMH는 포함되지 않고 있다. 다낭성 난소의 기준으로 초음파 검사 없이 AMH를 사용하는 것은 아직까지 권장되지 않으며 이에 대한 후속 연구가 발표되고 있다. AMH가 다낭성 난소증후군에서 배란유도 등에 대한 예측지표로서 연구되었으나 명확히 기준을 제시하기 어려울 것으로 보인다. 다낭성 난소증후군의 임상적 표현형에 대한 연관성을 특정 짓는 것에 대해 AMH 를 일률적으로 사용하는 것은 어려울 것으로 보이며 이에 대한 연구가 필요하다(Bhide 등, 2016; Dewailly 등, 2016; Garg 등, 2016; Teede 등, 2018). 이는 다낭성 난소증후군의 진단 특성과 인종적 차이를 고려한 해석이 필요하기 때문인 것으로 사료되며 추후 대규모 후속 연구를 통한 다양한 분석이 필요하다.

## 참고문헌

- Aleyasin A, Aghahoseini M, Mokhtar S, et al. P. Anti-mullerian hormone as a predictive factor in assisted reproductive technique of polycystic ovary syndrome patients. Acta Med Iran 2011; 49: 715-20.
- Amer SA, Mahran A, Abdelmaged A, et al. The influence of circulating anti-Müllerian hormone on ovarian responsiveness to ovulation induction with gonadotrophins in women with polycystic ovarian syndrome: a pilot study. Reprod Biol Endocrinol 2013; 11: 115.
- Bhide P, Homburg R. Anti-Müllerian hormone and polycystic ovary syndrome. Best Pract Res Clin Obstet Gynaecol 2016; 37: 38-45.
- Broekmans FJ, Soules MR, Fauser BC. Ovarian aging: mechanisms and clinical consequences. Endocr Rev 2009; 30: 465-93.
- Broer SL, Broekmans FJ, Laven JS, et al. Anti-Müllerian hormone: ovarian reserve testing and its potential clinical implications. Hum Reprod Update 2014; 20: 688-701.
- Carmina E, Campagna AM, Fruzzetti F, et al. AMH measurement versus ovarian ultrasound in the diagnosis of polycystic ovary syndrome in different phenotype. Endocr Pract 2016; 22: 287-93.
- Casadei L, Madrigale A, Puca F, et al. The role of serum anti-Müllerian hormone (AMH) in the hormonal diagnosis of polycystic ovary syndrome. Gynecol Endocrinol 2013; 29: 545-50.
- Cate RL, Mattaliano RJ, Hession C, et al. Isolation of the bovine and human genes for Müllerian inhibiting substance and expression of the human gene in animal cells. Cell 1986; 45: 685-98.
- Catteau-Jonard S, Jamin SP, Leclerc A, et al. Anti-Mullerian hormone, its receptor, FSH receptor, and androgen receptor genes are overexpressed by granulosa cells from stimulated follicles in women with polycystic ovary syndrome. J Clin Endocrinol Metab 2008; 93: 4456-61.

- Cohen-Haguenauer O, Picard JY, Mattéi MG, et al. Mapping of the gene for anti-müllerian hormone to the short arm of human chromosome 19. Cytogenet Cell Genet 1987; 44: 2-6.
- Das M, Gillott DJ, Saridogan E, et al. Anti-Mullerian hormone is increased in follicular fluid from unstimulated ovaries in women with polycystic ovary syndrome. Hum Reprod 2008; 23: 2122-6.
- Dewailly D, Alebić MŠ, Duhamel A, et al. Using cluster analysis to identify a homogeneous subpopulation of women with polycystic ovarian morphology in a population of non-hyperandrogenic women with regular menstrual cycles. Hum Reprod 2014; 29: 2536-43.
- Dewailly D, Gronier H, Poncelet E, et al. Diagnosis of polycystic ovary syndrome (PCOS): revisiting the threshold values of follicle count on ultrasound and of the serum AMH level for the definition of polycystic ovaries. Hum Reprod 2011; 26: 3123-9.
- Dewailly D, Lujan ME, Carmina E, et al. Definition and significance of polycystic ovarian morphology: a task force report from the Androgen Excess and Polycystic Ovary Syndrome Society. Hum Reprod Update 2014; 20: 334-52.
- Dewailly D, Robin G, Peigne M, et al. Interactions between androgens, FSH, anti-Müllerian hormone and estradiol during folliculogenesis in the human normal and polycystic ovary. Hum Reprod Update 2016; 22: 709-24.
- Eilertsen TB, Vanky E, Carlsen SM. Anti-Mullerian hormone in the diagnosis of polycystic ovary syndrome: can morphologic description be replaced? Hum Reprod 2012; 27: 2494-502.
- Garg D, Tal R. The role of AMH in the pathophysiology of polycystic ovarian syndrome. Reprod Biomed Online 2016; 33: 15-28.
- Fonseca HP, Brondi RS, Piovesan FX, et al. Anti-Mullerian hormone and insulin resistance in polycystic ovary syndrome. Gynecol Endocrinol 2014; 30: 667-70.
- Gülşen MS, Ulu İ, Yildirim Köpük Ş, et al. The role of anti-Müllerian hormone in predicting clomiphene citrate resistance in women with polycystic ovarian syndrome. Gynecol Endocrinol 2019; 35: 86-9.
- Homburg R, Ray A, Bhide P, et al. The relationship of serum anti-Mullerian hormone with polycystic ovarian morphology and polycystic ovary syndrome: a prospective cohort study. Hum Reprod 2013; 28: 1077-83.
- Hwang YI, Sung NY, Koo HS, et al. Can high serum anti-Müllerian hormone levels predict the phenotypes of polycystic ovary syndrome (PCOS) and metabolic disturbances in PCOS patients? Clin Exp Reprod Med 2013; 40: 135-40.
- Iliodromiti S, Kelsey TW, Anderson RA, et al. Can anti-Mullerian hormone predict the diagnosis of polycystic ovary syndrome? A systematic review and meta-analysis of extracted data. J Clin Endocrinol Metab 2013; 98: 3332-40.
- Jacob SL, Field HP, Calder N, et al. Anti-Müllerian hormone reflects the severity of polycystic ovary syndrome. Clin Endocrinol (Oxf) 2017; 86: 395-400.
- Jeppesen JV, Anderson RA, Kelsey TW, et al. Which follicles make the most anti-Mullerian hormone in humans? Evidence for an abrupt decline in AMH production at the time of follicle selection. Mol Hum Reprod 2013; 19: 519-27.
- Kaya C, Pabuccu R, Satıroglu H. Serum antimüllerian hormone concentrations on day 3 of the in vitro fertilization stimulation cycle are predictive of the fertilization, implantation, and pregnancy in polycystic ovary syndrome patients undergoing assisted reproduction. Fertil Steril 2010; 94: 2202-7.
- Kelsey TW, Wright P, Nelson SM, et al. A validated model of serum anti-mullerian hormone from conception to menopause. PLoS One 2011; 6: e22024.
- Kim JY, Yi G, Kim YR, et al. Association between serum anti-Müllerian hormone level and ovarian response to mild stimulation in normoovulatory women and anovulatory women with polycystic ovary syndrome. Clin Exp Reprod Med 2013; 40: 95-9.
- Köninger A, Koch L, Edimiris P, et al. Anti-Mullerian Hormone: an indicator for the severity of polycystic ovarian syndrome. Arch Gynecol Obstet 2014; 290: 1023-30.
- Kriseman M, Mills C, Kovanci E, et al. Antimullerian hormone levels are inversely associated with body mass index (BMI) in women with polycystic ovary syndrome. J Assist Reprod Genet. 2015; 32: 1313-6.
- Laven JS, Mulders AG, Visser JA, et al. Anti-Mullerian hormone serum concentrations in normoovulatory and anovulatory women of reproductive age. J Clin Endocrinol Metab 2004; 89: 318-23.
- Li Y, Ma Y, Chen X, et al. Different diagnostic power of anti-Mullerian hormone in evaluating women with polycystic ovaries with and without hyperandrogenism. J Assist Reprod Genet 2012; 29: 1147-51.
- Lin YH, Chiu WC, Wu CH, et al. Antimüllerian hormone and polycystic ovary syndrome. Fertil Steril 2011; 96: 230-5.
- Mahran A, Abdelmeged A, El-Adawy AR, et al. The predictive value of circulating anti-Müllerian hormone in women with polycystic ovarian syndrome receiving clomiphene citrate: a prospective observational study. J

Clin Endocrinol Metab 2013; 98: 4170-5.

- Pellatt L, Hanna L, Brincat M, et al. Granulosa cell production of anti-Müllerian hormone is increased in polycystic ovaries. J Clin Endocrinol Metab 2007; 92: 240-5.
- Pierre A, Peigné M, Grynberg M, et al. Loss of LH-induced down-regulation of anti-Müllerian hormone receptor expression may contri¬bute to anovulation in women with polycystic ovary syndrome. Hum Reprod 2013; 28: 762-9.
- Pigny P, Gorisse E, Ghulam A, et al. Comparative assessment of five serum antimüllerian hormone assays for the diagnosis of polycystic ovary syndrome. Fertil Steril 2016; 105: 1063-9.
- Pigny P, Jonard S, Robert Y, et al. Serum anti-Mullerian hormone as a surrogate for antral follicle count for definition of the polycystic ovary syndrome. J Clin Endocrinol Metab 2006; 91: 941-5.
- Pigny P, Merlen E, Robert Y, et al. Elevated serum level of anti-mullerian hormone in patients with polycystic ovary syndrome: relationship to the ovarian follicle excess and to the follicular arrest. J Clin Endocrinol Metab 2003; 88: 5957-62.
- Piouka A, Farmakiotis D, Katsikis I, et al. Anti-Mullerian hormone levels reflect severity of PCOS but are negatively influenced by obesity: relationship with increased luteinizing hormone levels. Am J Physiol Endocrinol Metab 2009; 296: E238-43.
- Rosenfield RL, Wroblewski K, Padmanabhan V, et al. Antimüllerian hormone levels are independently related to ovarian hyperandrogenism and polycystic ovaries. Fertil Steril 2012; 98: 242-9.
- Rotterdam ESHRE/ASRM-Sponsored PCOS consensus workshop group. Revised 2003 consensus on diagnostic criteria and long-term health risks related to polycystic ovary syndrome (PCOS). Hum Reprod 2004; 19: 41-7.
- Sahmay S, Atakul N, Aydogan B, et al. Elevated serum levels of anti-Müllerian hormone can be introduced as a new diagnostic marker for polycystic ovary syndrome. Acta Obstet Gynecol Scand 2013; 92: 1369-74.
- Sahmay S, Aydin Y, Oncul M, et al. Diagnosis of Polycystic Ovary Syndrome: AMH in combination with clinical symptoms. J Assist Reprod Genet 2014; 31: 213-20.
- Sahmay S, Aydogan Mathyk B, et al. Serum AMH levels and insulin resistance in women with PCOS. Eur J Obstet Gynecol Reprod Biol 2018; 224: 159-64.
- Sahmay S, Guralp O, Aydogan B, et al. Anti-Müllerian hormone and polycystic ovary syndrome: assessment of the clinical pregnancy rates in in vitro fertilization patients. Gynecol Endocrinol 2013; 29: 440-3.
- Ska ł ba P, Cygal A, Madej P, et al. Is the plasma anti-Müllerian hormone (AMH) level associated with body weight and metabolic, and hormonal disturbances in women with and without polycystic ovary syndrome? Eur J Obstet Gynecol Reprod Biol 2011; 158: 254-9.
- Seifer DB, Baker VL, Leader B. Age-specific serum anti-Müllerian hormone values for 17,120 women presenting to fertility centers within the United States. Fertil Steril 2011; 95: 747-50.
- Song DK, Oh JY, Lee H, et al. Differentiation between polycystic ovary syndrome and polycystic ovarian morphology by means of an anti-Müllerian hormone cutoff value. Korean J Intern Med 2017; 32: 690-8.
- Tal R, Tal O, Seifer BJ, et al. Antimüllerian hormone as predictor of implantation and clinical pregnancy after assisted conception: a systematic review and meta-analysis. Fertil Steril 2015; 103: 119-30.
- Teede HJ, Misso ML, Costello MF, et al.; International PCOS Network. Recommendations from the international evidence-based guideline for the assessment and management of polycystic ovary syndrome. Hum Reprod 2018; 33: 1602-18.
- Visser JA, de Jong FH, Laven JS, et al. Anti-Müllerian hormone: a new marker for ovarian function. Reproduction 2006; 131: 1-9.
- Weenen C, Laven JS, Von Bergh AR, et al. Anti-Mullerian hormone expression pattern in the human ovary: potential implications for initial and cyclic follicle recruitment. Mol Hum Reprod 2004; 10: 77-83.
- Wiweko B, Indra I, Susanto C, et al. The correlation between serum AMH and HOMA-IR among PCOS phenotypes. BMC Res Notes 2018; 11: 114.
- Woo HY, Kim KH, Rhee EJ, et al. Differences of the association of anti-Müllerian hormone with clinical or biochemical characteristics between women with and without polycystic ovary syndrome. Endocr J 2012; 59: 781-90.
- Xi W, Gong F, Lu G. Correlation of serum Anti-Müllerian hormone concentrations on day 3 of the in vitro fertilization stimulation cycle with assisted reproduction outcome in polycystic ovary syndrome patients. J Assist Reprod Genet 2012; 29: 397-402.
- Xi W, Yang Y, Mao H, et al. Circulating anti-mullerian hormone as predictor of ovarian response to clomiphene citrate in women with polycystic ovary syndrome. J Ovarian Res 2016; 9: 3.

**다낭성 난소증후군의 피부 소견**은 진단의 중요한 기준 중 하나이며,
환자가 처음 병원에 내원하게 되는 가장 흔한 주 증상이 될 수 있다.
그러므로 피부 소견은 다낭성 난소증후군을
의심하고 진단하는 중요한 첫 단서로 작용한다.
다낭성 난소증후군의 피부 소견은
고안드로겐증 혹은 인슐린 저항과 관련된 소견으로 크게 나뉜다.
고안드로겐증과 관련된 소견으로는
남성형다모증, 여드름, 기름흐름, 탈모가 해당되며,
인슐린 저항과 관련된 피부 증상으로는
흑색가시세포증, 팽창선조, 물렁섬유종이 포함된다.

CHAPTER

07

# 다낭성
# 난소증후군의
# 피부 증상

박현선, 황규리

## 1. 서론

다낭성 난소증후군은 생식 능력이 있는 연령의 여성에서 발생하는 가장 흔한 내분비 질환의 하나이다. 2003년의 Rotterdam 기준(Rotterdam, 2004)에 의하면, 다낭성 난소증후군은 희발 혹은 무배란증, 임상적 혹은 생화학적 고안드로겐증, 초음파 상 다낭성 난소 소견 중 두 가지 이상이 있을 경우로 정의한다. 이외에도 다낭성 난소증후군의 중요한 소견으로는 인슐린 저항, 비만, 심혈관계 질환, 수면 무호흡증, 비알콜성 지방간, 우울이나 불안과 같은 정신 질병 등이 있다(Housman 등, 2014).

본 장에서는 이들 중 다낭성 난소증후군의 피부 증상에 대해 살펴보고자 하며, 다른 장의 내용과 중복될 수 있는 진단적 접근법이나 치료에 대해서는 생략하거나 간략하게 언급하도록 하겠다.

## 2. 다낭성 난소증후군의 피부 증상의 병인, 임상 소견, 치료

다낭성 난소증후군의 피부 소견은 고안드로겐증 혹은 인슐린 저항과 관련된 소견으로 크게 나뉜다(표 7-1). 고안드로겐증은 다낭성 난소증후군을 진단할 때 가장 중요한 소견의 하나이며, 피부 소견과 가장 밀접한 관련이 있다. 따라서 표 7-1에 제시된 피부 변화와 배란이상을 시사하는 불규칙한 월경이 있을 경우에는 다낭성 난소증후군을 의심해봐야 한다.

피부에는 두 가지 형태의 $5\alpha$-reductase 동종효소(피지샘의 type I $5\alpha$-reductase와 모낭의 type II $5\alpha$-reductase)가 존재하며, 이들의 활성 정도에 따라 고안드로겐증이 다양한 피부 병변의 형태로 나타날 수 있다. 또한 혈청 안드로겐 보다는, 피부 국소 안드로겐 농도와 안드로겐 수용체의 민감도가 더 중요한 역할을 할 것으로 여겨진다.

기존의 여러 연구에서는 일반적으로 남성형다모증(hirsutism)을 가장 흔한 피부 변화로 기술하고 있다. 일례로 556명의 다낭성 난소증후군 환자의 피부 소견을 분석한 영국의 연구에서 남성

**표 7-1 다낭성 난소증후군의 피부 소견**

| 다낭성 난소증후군 소견 | 관련된 피부 변화 |
|---|---|
| 고안드로겐증 | 남성형다모증(hirsutism)<br>여드름<br>기름흐름<br>탈모 |
| 인슐린 저항 | 흑색가시세포증<br>팽창선조<br>물렁섬유종 |

형다모증(61%), 여드름(24%), 탈모(8%), 흑색가시세포증(2%)의 순서로 흔하였다(Conway 등, 1989). 반면, 40명의 환자를 분석한 우리나라의 연구에서는 여드름(95.0%), 남성형다모증(60.0%), 기름흐름(47.5%), 흑색가시세포증(20.0%), 탈모(12.5%)의 순으로 나타나 연구마다 차이가 있다. 이러한 인종에 따른 다낭성 난소증후군의 임상 양상의 차이를 안드로겐 수용체의 민감도의 인종적 차이로 설명하기도 한다(Carmina 등, 1992; Wijeyaratne 등, 2002). 또한 중증의 고안드로겐증이 있을 때는 남성형탈모, 중증의 남성형다모증, 음핵비대와 같은 남성화 소견(virilization)까지 보일 수 있으나, 그 빈도는 드물다(Teede 등, 2018).

## 1) 남성형다모증

### (1) 병인과 임상양상

남성형다모증은 여성에서 남성의 분포 양상으로 성숙털(terminal hair)이 증가하는 질환이다(노 등, 2014). 이는 일반적 다모증과는 병인이나 임상 양상에서 차이를 보인다(표 7-2). 다낭성 난소증후군이 있는 환자에서 안드로겐과 인슐린에 의해 모낭 부위의 type II $5\alpha$-reductase의 활성이 증가하고, 이 효소는 테스토스테론의 디하이드로테스토스테론으로의 전환을 촉진하여, 특정 부위에서의 안드로겐 의존성 모발 성장이 증진된다. 그 결과, 남성형다모증은 주로 윗입술, 턱, 유륜, 가

**표 7-2 남성형다모증과 다모증의 비교**

| | 남성형다모증(hirsutism) | 다모증, 털과다증(hypertrichosis) |
|---|---|---|
| **병인** | | |
| 고안드로겐증 관련성 | 대부분 있음 | 없음 |
| 원인 질환이나 약물 | 뇌하수체성: 쿠싱증후군, 프로락틴 분비<br>　　　　　뇌하수체종양, 정신과 약물<br>부신성<br>-선천부신과다형성, 부신종양<br>난소성<br>-다낭성 난소증후군, 여러 난소 종양<br>약물<br>-경구피임약, androgen, minoxidil,<br>　diazoxide, corticosteroid, phenytoin 등 | 선천성<br>-선천전신다모증<br>후천성<br>-약물: minoxidil, diazoxide, phenytoin<br>　sodium, cyclosporine, corticosteroid,<br>　streptomycin, acetazolamide, oxadia-<br>　zolopyrimidine, fenoterol<br>-전신질환: 포르피린증, 갑상샘저하증, 다발<br>　경화증, 머리 손상, 신경성식욕부진 등 |
| **임상 양상** | | |
| 남성형의 털분포 | 있음 | 없음 |
| 털 증가 양상 | 솜털이 더 굵고 진한 성숙털로 변함 | 배냇솜털, 솜털, 성숙털이 다양하게 증가 |

습, 등, 하복부에 분포한다. 또한 남성형다모증이 있는 경우 고안드로겐증의 다른 소견(기름흐름, 여드름, 탈모 등)이 함께 나타날 수 있다.

### (2) 평가 방법과 검사

남성형다모증의 평가에는 표준화된 visual scale이 추천되며, 객관적 평가를 위해 1961년 Ferriman-Gallwey score가 도입되었다. 원래는 신체의 11부위의 체모를 기초로 고안되었으나, modified Ferriman-Gallwey score (mFG)에서는 9부위(윗입술, 턱, 가슴, 팔, 상복부, 하복부, 윗등, 아랫등, 넓적다리)의 체모에 대한 체계로 변경되었다(Yildiz 등, 2010). 성숙털이 거의 없는 경우 0점, 성숙털이 있으나 남성의 형태 까지는 아닌 경우 2점, 일반적 남성에서의 성숙털 성장 정도를 보이는 경우 3점, 과도한 털의 성장을 보이는 남성에서의 성숙털 성장 정도를 4점으로 하여 9부위에서 평가하므로 최저 0점에서 최고 36점까지 나올 수 있다(그림 7-1, 2).

남성형다모증을 정의하는 기준에는 인종 및 민족간의 차이가 존재하며(Teede 등, 2018), 일반적으로 코카서스 인종에서 mFG 8점 이상, 우리나라의 경우 6점 이상, 태국의 경우 3점 이상으로 규정하기도 한다. 단독으로 발생한 경도의 다모증(mFG ≤15)은 약 절반이 고안드로겐증과 관련이 없으나, 중등도 이상의 다모증이 있거나 불규칙한 월경, 불임, 복부 비만, 흑색가시세포증, 음핵비대 등과 같은 증상이 동반되면 고안드로겐증을 의심하고 다낭성 난소증후군에 관한 검사가 필요하다.

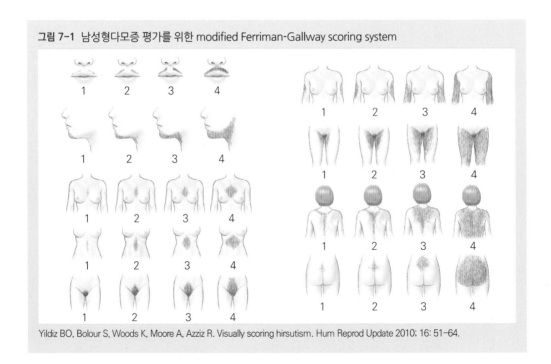

**그림 7-1 남성형다모증 평가를 위한 modified Ferriman-Gallway scoring system**

Yildiz BO, Bolour S, Woods K, Moore A, Azziz R. Visually scoring hirsutism. Hum Reprod Update 2010; 16: 51-64.

**그림 7-2**  실제 임상 진료 시 적용할 수 있는 평가지 예시

| | 윗입술 | 턱 | 가슴 | 상완 |
|---|---|---|---|---|
| 1점 | 소수의 성숙털이 윗입술과 외부 입술 가장자리에 드문드문 남 | 성숙털이 드문드문 남 | 젖꼭지 주변 또는 중심선 성숙털 | 상완의 25% 이내가 산재된 성숙털로 덮임 |
| 2점 | 50% 미만의 윗입술이나 바깥 가장자리를 덮는 가는 콧수염 | 작고 두꺼워진 부위에 성숙털이 드문드문 남 | 젖꼭지 주변과 중심선 성숙털 | 증가되었으나 불완전한 성장 |
| 3점 | 입술의 바깥 경계로부터 50% 미만 또는 입술 높이의 50%를 덮는 콧수염 | 전체가 가는 털로 덮임 | 가슴 75%가 성숙털로 덮임 | 전체가 가는 털로 덮임 |
| 4점 | 대부분의 윗입술과 중심선을 덮는 콧수염 | 전체가 굵은 털로 덮임 | 전체가 성숙털로 덮임 | 전체가 굵은 털로 덮임 |

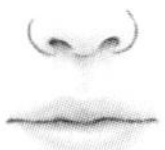

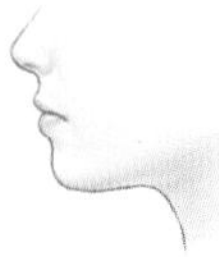

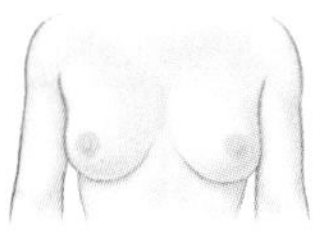

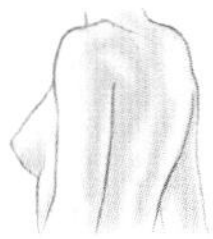

| | 상복부 | 하복부 | 윗등 | 아랫등 | 넓적다리 |
|---|---|---|---|---|---|
| 1점 | 산재된 중심선의 성숙털 | 백선의 길이로 소수의 산재된 성숙털이 중심선에 집중됨 | 성숙털이 윗등에 드문드문 남 | 폭 4cm 미만으로 전추 부위에 털이 덮임 | 넓적다리의 25% 이내가 산재된 성숙털로 덮임 |
| 2점 | 좀더 많은 성숙털이 아직은 중심선에 있음 | 백선의 길이로 성숙털이 중심선에 집중됨 | 퍼져있는 성숙털이 증가함 | 옆구리에 털로 덮인 부위 면적이 증가함 | 증가되었으나 불완전한 성장 |
| 3점 | 50% 이상의 상복부가 덮임 | ㅅ 자 모양으로 음모 1/2의 폭으로 기저부에 덮임 | 전체가 가는 털로 덮임 | 75%의 아랫등이 성숙털로 덮임 | 전체가 가는 털로 덮임 |
| 4점 | 전체가 성숙털로 덮임 | ㅅ 자 모양으로 음모 1/2의 폭으로 기저부에 덮임 | 전체가 굵은 털로 덮임 | 전체가 굵은 털로 덮임 | 전체가 굵은 털로 덮임 |
| 총점 | | | | | |

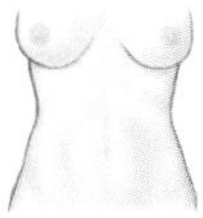

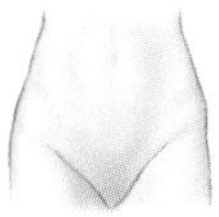

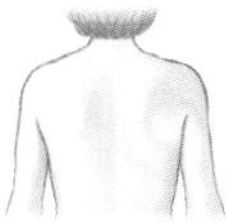

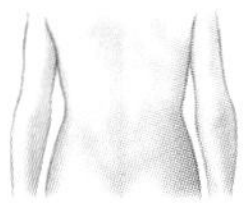

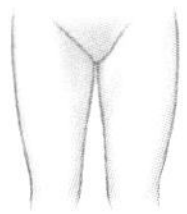

### (3) 치료

치료의 주된 목표는 기존의 성숙털을 제거하고 솜털이 더 이상 성숙털로 전환되지 않도록 예방하는 것이다. 증상이 경할 경우나 일부 부위의 제모를 원하는 경우에는 왁싱, 면도 같은 비영구적 시술이나 레이저 제모로 털을 제거해 볼 수 있다. 보통 중등도 이상의 다모증을 보이거나 고안드로겐증이 있으면 경구치료를 한다. 일차적으로는 저용량 복합 경구피임제를 사용하고, 치료의 효과가 늦게 나타나므로 최소 6개월 이상은 치료를 지속한다. 그 이후에도 만족스럽지 않을 경우 항안드로겐 제제의 추가를 고려한다. 그러나 적절한 피임법을 수행하지 않는 한, 태아 기형 등의 우려로 항안드로겐 제제의 단독사용은 피하는 것이 좋다. 이외에도 인슐린 감수성 개선제를 고려해볼 수 있으나 효용은 불확실하다(노 등, 2014).

## 2) 여드름

### (1) 병인과 임상양상

여드름은 다낭성 난소증후군이 있는 여성에서 흔한 고안드로겐증의 소견이다. 난소와 부신의 안드로겐은 모피지단위의 안드로겐 수용체와 결합하여 면포의 형성을 촉진하고, 피지샘 크기와 피지 분비를 증가시키며, 모낭의 이상 각화현상을 유발한다. 또한 피지 증가는 여드름균의 증식을 초래하여 염증성 병변이 발생하게 된다. 이러한 과정에서 피지샘의 type I $5\alpha$-reductase의 작용이 안드로겐의 국소 효과에 중요한 영향을 미친다.

염증성 병변은 얕은 경우에는 구진과 작은 농포, 깊은 경우에는 농포, 결절, 거짓낭의 형태로 나타난다. 경증 여드름은 면포가 위주이고, 더 심해지면 구진과 농포, 그 이상에서는 결절과 거짓낭이 주된 병변이 된다.

사춘기 시기에는 피지분비가 많은 얼굴 부위를 중심으로 면포 위주의 경증 보통여드름이 흔히 나타날 수 있기에 이는 다낭성 난소증후군을 의심하는 지표로 간주되지 않는다. 반면, 사춘기 초기에 10개 이상의 중등도 면포 여드름이 발생하거나 초경 전후로 중등도 염증성 여드름이 발생하는 것은 드문 일이므로 다낭성 난소증후군을 의심해봐야 한다. 또한 여드름이 주로 얼굴 하부, 목, 앞가슴, 등을 침범하는 심한 염증성 형태로 나타나거나 성인기에 발생하여 일반적인 여드름 치료에 잘 반응하지 않는 경우에도 다낭성 난소증후군에 대한 평가가 필요하다(그림 7-3). 기존 문헌에도 중등도에서 중증의 여성 여드름 환자의 19~37%에서 다낭성 난소증후군의 진단기준을 만족시켰다는 연구 결과가 있다(Timpatanapong 등, 1997; Borgia 등, 2004).

### (2) 평가 방법과 검사

여드름은 면포, 구진, 농포, 결절 등이 나타나는 임상 양상을 통해 비교적 쉽게 진단할 수 있다. 아직 전세계적으로 받아들여지는 여드름의 중증도를 평가하는 표준화된 visual scale은 없다. 일반적

**그림 7-3 다낭성 난소증후군 환자의 여드름 임상양상**

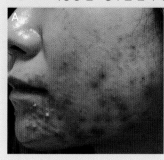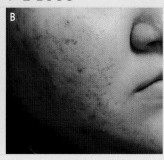

(A) 성인 다낭성 난소증후군 환자에서 관찰되는 얼굴 하부의 염증성 여드름 소견
(B) 사춘기 초기의 다낭성 난소증후군 환자에서 발생한 중등도 염증성 여드름 소견

으로는 특별한 검사를 요하지 않으나 고안드로겐증이 의심될 경우에는 다낭성 난소증후군을 포함한 질환을 감별하기 위한 검사가 필요하다.

### (3) 치료

바르는 여드름 약에 효과를 보이지 않는 경우, 일차 치료로 경구 항생제 보다는 저용량 복합 경구 피임제가 추천된다. 3개월의 치료에도 호전이 없으면 항안드로겐 제제를 추가할 수 있다. 호르몬 제제로는 호전이 없는 경우 이차 치료로 단기간의 경구 항생제를 단독 혹은 추가치료로 사용해 볼 수 있다. 호르몬 제제나 항생제 요법에도 효과가 없는 심한 여드름의 경우에는 레티노이드 복용으로 도움을 받을 수 있다. 인슐린 감수성 개선제를 사용해 볼 수도 있으나 남성형다모증과 같이 역시 효용은 불확실하다.

## 3) 탈모

### (1) 병인과 임상양상

다낭성 난소증후군 환자에서 여성형탈모는 보통 앞머리 모발선이 유지되면서 중앙 두피가 원심성으로 확장되거나(diffuse, Ludwig pattern) 크리스마스 트리 패턴(frontal accentuation, Olsen pattern)을 보이는 형태로 발생한다(Ludwig, 1977; Olsen, 1999). 그러나 고안드로겐증이 심한 경우 드물게는 정수리의 모발이 가늘어지는 소견과 함께 앞머리 모발선이 후퇴하는 남성형 형태로 나타나기도 한다(그림 7-4).

고안드로겐증에 의해 두피에서 활성이 증가된 type II $5\alpha$-reductase는 테스토스테론의 디하이드로테스토스테론으로의 전환을 촉진하며, 그 결과 털의 정상 성장기가 짧아지고 두피 부위의 성숙털이 솜털로 변하는 모낭 소형화가 발생한다. 남성형다모증이 호발하는 부위에서는 디하이드로테스토스테론에 의해 모발성장이 촉진되는 반면, 두피에서는 디하이드로토스테론에 의해 탈모가

**그림 7-4 다낭성 난소증후군 환자의 탈모 임상양상**

A

Male Patter (Hamilton)  Diffuse (Ludwig)  Frontal Accentuation (Olsen)

B

(A) 탈모의 형태 (Ludwig, 1977; Olsen, 1999).
(B) 실제 여성형 탈모 소견 예시

유발되어 부위에 따라 다른 역할을 보인다. 남성형탈모와 여성형탈모는 성장기 단축, 모낭 소형화라는 공통적인 소견을 보인다. 그러나 남성형탈모에서 안드로겐과 디하이드로테스토스테론의 역할이 분명한 반면, 여성형탈모에서 이를 뒷받침할 유사한 증거는 아직 없다. 여성형탈모는 고안드로겐증의 임상적 소견이 없는 환자에서도 많이 발견되기에, 안드로겐 외에도 유전적 영향, 두피의 염증 등 다양한 원인에 의해 발생할 가능성이 있으며 추후 병인에 대한 연구가 더 필요하다.

앞서 언급한 여성에서의 특정 패턴의 탈모는 과거 다양한 명칭으로 불려왔다. 내분비, 산부인과의 문헌에서는 이러한 탈모가 안드로겐과 연관이 있을 것이라는 가정을 내포하여 안드로겐성 탈모(androgenetic alopecia)라고 흔히 칭하였으며, 다낭성 난소증후군의 진단에 관한 최근의 가이드라인들에서는 좀더 일반적인 탈모(alopecia)라는 용어를 사용하였고 이를 고안드로겐증의 한 징후로 간주해 왔다. 그러나 2019년도에 ANDROGEN EXCESS AND PCOS COMMITTEE task force가 발표한 문헌에서는 고안드로겐증과 여성에서의 패턴 탈모의 관계는 명확하지 않기에 ① 기존의 용어 대신 여성형탈모(female pattern hair loss, FPHL)라는 용어를 사용할 것 ② 다른 고안드로겐증의 임상 징후가 없는 한 여성형탈모 단독으로는 고안드로겐증의 소견으로 간주하지 말 것을 주장하였다(Carmina 등, 2019).

### (2) 평가 방법과 검사

여성형 혹은 남성형탈모의 진단은 일차적으로 임상적 소견에 의하며, 탈모가 일어나는 부위, 모발의 소형화를 관찰하면 비교적 용이하게 진단할 수 있다. 여성형탈모의 중증도 평가에는 보통 Ludwig scale이나 Sinclair scale (diffuse pattern), 혹은 Olsen scale (frontal accentuation pattern)이 이용된다(Ludwig, 1977; Olsen, 2003; Sinclair 등, 2004)(그림 7-5).

탈모 역시 중요한 고안드로겐증의 소견이나 남성형다모증이나 여드름에 비해서는 다낭성 난소증후군에서 관찰되는 빈도가 낮기 때문에(Carmina 등, 2006), 보다 흔한 여성에서의 탈모의 원인(예. 철결핍빈혈, 갑상선 이상, 미만성 원형탈모, 휴지기탈모 등을 먼저 배제하여야 한다(Housman 등, 2014). 혈청 안드로겐 (테스토스테론, 성호르몬결합글로불린), 갑상선 호르몬, 철분, 아연, 유즙분비호르몬의 측정으로 원인을 감별하는 데 도움을 받을 수 있다.

### (3) 치료

여성형탈모 치료제에 대한 연구는 대부분 연구 디자인이나 표본 숫자 등의 문제로 낮은 질을 보이고 있으며, 다낭성 난소증후군환자에서 특정하여 연구된 바는 거의 없는 한계가 있다. 국소 minoxidil은 여성형탈모에서 효과가 있으며, 일차치료제로 권장된다. 5$\alpha$-reductase inhibitor (finasteride, dutasteride)나 항안드로겐 제제(flutamide, cyproterone acetate, spironolactone)는 여성형탈모의 치료에 사용되어 왔으나, 아직 임상적 근거가 부족한 실정으로 향후 연구가 더 필요하다(Buzney 등, 2014). 또한 5$\alpha$-reductase inhibitor나 항안드로겐 제제를 사용한 대부분의 연구들이 폐경 후 여성을 대상으로 진행된 것이기에, 가임기 연령의 여성에서 사용을 고려할 때는 태아 기형의 위험성을 최소화하기 위해 철저한 피임이 병행되어야 할 것이다(Carmina 등, 2019). 그 외 기타 치료 방법으로 저출력레이저 광치료, 혈소판풍부혈장, 모발이식 등이 있다.

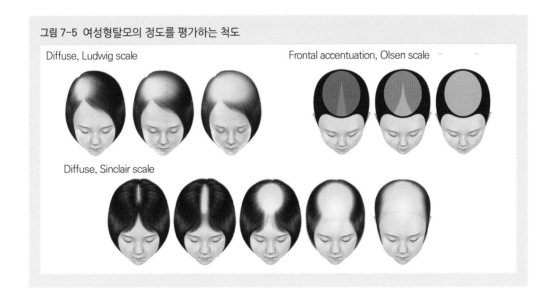

그림 7-5 여성형탈모의 정도를 평가하는 척도

Diffuse, Ludwig scale

Frontal accentuation, Olsen scale

Diffuse, Sinclair scale

## 4) 흑색가시세포증

### (1) 병인과 임상양상

다낭성 난소증후군 환자의 다수에서 인슐린 저항과 그로 인한 고인슐린혈증이 관찰된다. 비록 인

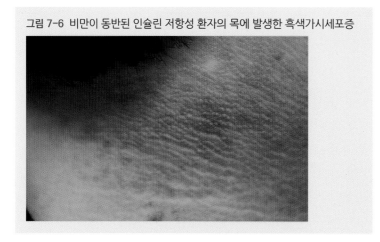
그림 7-6 비만이 동반된 인슐린 저항성 환자의 목에 발생한 흑색가시세포증

슐린 저항은 다낭성 난소증후군을 진단하는 기준은 아니지만 인슐린은 무배란과 고안드로겐증의 발생에 중요한 역할을 한다. 또한 비만이 동반된 경우 비만에 의한 인슐린 저항상태가 더욱 고인슐린혈증을 유발하기 때문에, 비만이 심할수록 피부 변화가 현저하다. 흑색가시세포증은 목, 겨드랑이, 사타구니, 넓적다리 안쪽, 외음부 등에 주로 발생하는 회색 또는 갈색의 색소침착과 융기를 보이는 벨벳모양의 두꺼운 피부 병변이다(그림 7-6).

고인슐린혈증 상황에서는 인슐린이 정상인슐린수용체보다는 인슐린유사성장인자의 수용체에 결합하고, 그 결과 피부에서 인슐린유사성장인자 수용체를 발현하는 각질형성세포와 섬유모세포의 증식이 초래되어 흑색가시세포증이 발생한다. 고안드로겐혈증과 고인슐린혈증이 있는 환자에서 흑색가시세포증은 항안드로겐약물로 호전되지 않아 안드로겐보다는 인슐린이 더 중요한 역할을 할 것으로 여겨진다. 다른 고인슐린혈증의 피부 소견인 물렁섬유종이 병터부위나 다른 곳에 발생할 수 있으며, 팽창선조도 동반될 수 있다.

### (2) 평가 방법과 검사
피부 병변의 특징적인 임상 소견과 발생 부위로 비교적 쉽게 진단할 수 있다. 흑색가시세포증은 대부분 인슐린 저항과 연관되어 발생하나, 드물게 위 혹은 복강내샘암, 폐암, 난소암과 연관되므로 주의가 필요하다.

### (3) 치료
가능한 유발원인을 파악하여 제거하거나 치료해야 한다. 고안드로겐증이 있는 환자는 이를 조절해야 하며, 비만이 동반된 환자는 체중 감소로 피부 병변이 호전될 수 있다. 피부 병변 자체의 치료에는 레티노이드의 전신적인 투여나 국소도포가 효과적이다.

## 3. 결론

다낭성 난소증후군은 비교적 흔한 여성의 내분비 질환으로, 질환 발생의 병태생리에 안드로겐과 인슐린의 상승이 기여한다. 장기적으로 이 질환은 대사이상, 심혈관계 질환, 종양, 생식 능력의 변화 등을 초래할 수 있어 임상적 의미가 있다. 다낭성 난소증후군의 피부 소견은 진단의 중요한 기준 중 하나이다. 또한, 환자가 처음 병원에 내원하게 되는 가장 흔한 주소가 될 수 있다. 그러므로 피부 소견은 다낭성 난소증후군을 의심하고 진단하는 중요한 첫 단서로 작용한다. 따라서, 임상의들은 다낭성 난소증후군의 피부 소견에 관심을 갖고, 다낭성 난소증후군을 조기에 진단하고 적절히 치료하며 더 나아가 이와 연관된 다양한 질환을 예방하는 데에 힘써야 할 것이다.

### 참고문헌

- 노영석, 서대헌, 유동수, 이성열, 심우영, 이원수, 이동윤 & 박현정 2014. 피부과학, 대한의학.
- Borgia F, CannavoS, Guarneri F, et al. Correlation between endocrinological parameters and acne severity in adult women. Acta Derm Venereol 2004; 84: 201-4.
- Buzney E, Sheu J, BuzneyC, et al. Polycystic ovary syndrome: a review for dermatologists: Part II. Treatment. J Am Acad Dermatol 2014; 71: 859.e1-859.e15; quiz 873-4.
- Carmina E, Azziz R, Bergfeld W, et al. Female Pattern Hair Loss and Androgen Excess: A Report from the Multidisciplinary Androgen Excess and Pcos Committee. J Clin Endocrinol Metab 2019. e-pub
- Carmina E, Koyama T, Chang L, et al. Does ethnicity influence the prevalence of adrenal hyperandrogenism and insulin resistance in polycystic ovary syndrome? Am J Obstet Gynecol 1992; 167: 1807-12.
- Carmina E, Rosato F, Janni A, et al. Extensive clinical experience: relative prevalence of different androgen excess disorders in 950 women referred because of clinical hyperandrogenism. J Clin Endocrinol Metab 2006; 91: 2-6.
- Conway GS, Honour JW , Jacobs HS. Heterogeneity of the polycystic ovary syndrome: clinical, endocrine and ultrasound features in 556 patients. Clin Endocrinol (Oxf) 1989; 30: 459-70.
- Housman E, Reynolds RV. Polycystic ovary syndrome: a review for dermatologists: Part I. Diagnosis and manifestations. J Am Acad Dermatol 2014; 71: 847.e1-847.e10; quiz 857-8.
- Ludwig E. Classification of the types of androgenetic alopecia (common baldness) occurring in the female sex. Br J Dermatol 1977; 97: 247-54.
- OlsenEA. The midline part: an important physical clue to the clinical diagnosis of androgenetic alopecia in women. J Am Acad Dermatol 1999; 40: 106-9.
- Olsen EA. Current and novel methods for assessing efficacy of hair growth promoters in pattern hair loss. J Am Acad Dermatol 2003; 48: 253-62.
- Rotterdam, E. A.-S. P. C. W. G. Revised 2003 consensus on diagnostic criteria and long-term health risks related to polycystic ovary syndrome. Fertil Steril 2004; 81: 19-25.
- Sinclair R, Jolley D., Mallari R., et al. The reliability of horizontally sectioned scalp biopsies in the diagnosis of chronic diffuse telogen hair loss in women. Journal of the American Academy of Dermatology 2004; 51: 189-99.
- Teede HJ, Misso ML, Costello, M. F., et al. Recommendations from the international evidence-based guideline for the assessment and management of polycystic ovary syndrome. Clin Endocrinol (Oxf) 2018; 89: 251-68.
- Timpatanapong P, Rojanasakul A. Hormonal profiles and prevalence of polycystic ovary syndrome in women with acne. J Dermatol 1997; 24: 223-9.
- Wijeyaratne CN, Balen AH, Barth JH, et al. Clinical manifestations and insulin resistance (IR) in polycystic ovary syndrome (PCOS) among South Asians and Caucasians: is there a difference? Clin Endocrinol (Oxf) 2002; 57: 343-50.
- Yildiz BO, Bolour S, Woods K, et al. Visually scoring hirsutism. Hum Reprod Update 2010; 16: 51-64.

다낭성 난소증후군은 가임기 여성에서 매우 흔한 내분비 질환이며,
이들 여성에서는 동일 체중의 정상인과 비교해서 대사이상의 유병률이 더 높다.
다낭성 난소증후군은 다양한 원인이 복합되어 발생되는 것으로 생각되며,
그 중 병인으로 알려진 **인슐린 저항**이 포도당불내성, 제2형 당뇨병,
이상지질혈증 등의 대사 이상 질환에서도 중요한 요인으로 작용한다.
이러한 대사이상을 진단하고 치료하는 것은
심혈관질환의 고위험군을 조기에 진단하여 예방하는 데 그 의의가 있다.

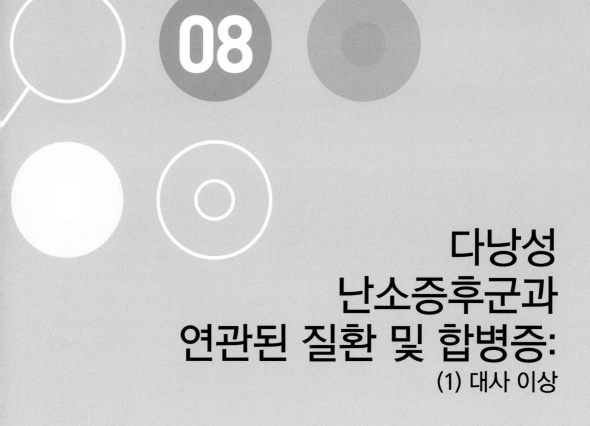

# 다낭성 난소증후군과 연관된 질환 및 합병증: (1) 대사 이상

윤상호, 신재준

## 1. 서론

다낭성 난소증후군에는 여러 대사질환들이 흔히 동반되며, 대사증후군, 포도당불내성, 제2형 당
뇨병, 이상지질혈증, 고혈압의 유병률은 일반 인구에 비해 높다(Legro 등, 1999; Legro 등, 2001;
Ehrmann 등, 2006). 이러한 대사 이상들은 심혈관질환 및 뇌졸중의 위험을 증가시켜, 다낭성 난소
증후군 여성에서는 심혈관질환/뇌졸중의 위험도가 약 2배, 제2형 당뇨의 위험은 약 4배 정도 높
다(Moran등, 2010; de Groot 등, 2011). 일반 인구에서는 대사증후군이 중년 이후에 호발하는 것
에 반해 다낭성 난소증후군 여성의 경우 청소년 및 젊은 여성에서도 대사이상의 위험이 증가되어
있다(Panidis 등, 2013; Han 등, 2015; Echiburu 등, 2016). 상기 기술한 대사질환에서 인슐린 저항
이 핵심 기전으로 작용하는 것으로 알려져 있다.

## 2. 다낭성 난소증후군과 인슐린 저항

인슐린은 인슐린 감수성이 있는 간, 골격근, 지방 조직 등에서 세포 내 포도당의 공급 및 글리코겐
생성을 촉진하고, 지질분해를 저해하는 대사적인 효과(metabolic effect)와 세포증식과 분화에 관
여하는 분열촉진 효과(mitogenic effect)를 가지고 있다. 인슐린 저항은 신체 항상성을 유지하기 위
해 우리의 몸이 반응하는 현상이며, 그 자체로는 질환 상태로 보기 어렵다. 예를 들어 격렬한 운동
을 한 후에는 운동에 관여한 근육 등의 포도당 요구량은 증가하지만, 운동에 관여하지 않는 근육
에서의 포도당 소비를 감소시키고 운동에 관여하는 근육 및 뇌, 혈액세포 등의 인슐린 비의존성
조직에의 포도당 예비분을 남겨놓기 위해 일시적으로 인슐린 저항이 발생한다(Cryer, 1991; Peake
등, 2015). 반면에 외부의 자극에 무관한 만성 인슐린 저항은 항상성 유지 기전과 달리 병적인 상
태로 본다.

인슐린 저항의 결과로 세포 내 포도당의 공급이 줄어들면 보상 기전으로 초기에는 췌장에서
인슐린 분비가 더욱 증가되어 고인슐린혈증이 초래되지만, 만약 췌장의 베타세포가 체내의 요구
를 충족시키지 못하고 탈진된다면 포도당내성 이상 및 제2형 당뇨가 발생하게 된다(Robertson 등,
2003). 폐경 전 당뇨 여성의 약 27%에서 다낭성 난소증후군이 보고되었을 정도로, 당뇨에서도 다
낭성 난소증후군이 동반되었는지 여부는 중요한 문제이다(Peppard 등, 2001). 인슐린 저항으로 인
해 고인슐린혈증으로 진행한다고 알려진 경우는 다음의 몇 가지가 있다. 항인슐린 작용을 하는
호르몬의 농도가 상승되어 있는 말단비대증, 쿠싱증후군, 크롬친화세포종 등이 있다. 인슐린 수용
체에 구조적인 이상이 있는 경우(인슐린 저항 A형 증후군) 또는 인슐린 수용체에 대한 항체가 형
성되어 있는 경우(인슐린 저항 B형 증후군)도 있다(Kahn 등, 1976). 그러나 이보다 훨씬 흔한 것이
비만이며, 비만 여성의 체내에서는 인슐린 수용체 수가 감소하고 수용체의 기능 이상이 동반된다

(Olefsky, 1981).

인슐린 저항은 다낭성 난소증후군 여성에서 매우 흔하며(약 50~90%)(Venkatesan 등, 2001), 비만인 경우뿐 아니라 정상 체중 여성에서도 동일 체중의 일반인 여성에 비해 더 흔하다(Dunaif 등, 1987; Ovesen 등, 1993). 역사적으로는 1976년에 Kahn 등이 흑색가시세포증(acanthosis nigricans)와 인슐린 저항이 종종 증후군 형태로 나타나며, 특히 해당 여성들은 다낭성 난소증후군의 특징적인 소견을 보인다는 사실을 발견하였다. 뒤이어 인슐린 저항이 다낭성 난소증후군과 관련성이 있음이 알려졌으며(Burghen 등, 1980), 이후 지속적인 연구를 통하여 인슐린 저항이 고안드로겐혈증과 밀접한 관련이 있으며, 인슐린 저항이 여러 가지 대사 이상의 근원이라는 것이 알려졌다.

만성적인 고인슐린혈증은 한편으론 인슐린 저항을 유발하지만, 또 한편으론 뇌하수체에서 황체형성호르몬 박동의 크기를 증가시키며, 간에서의 성호르몬결합글로불린의 생성을 억제하며 부신에서의 안드로겐 생성을 증가시켜서 결과적으로 고안드로겐혈증을 유발한다. 고인슐린혈증에 의해 인슐린 저항과 인슐린 효과가 강화되는 두 가지 상반된 효과가 동시에 나타나는 것은 인슐린의 세포 내 작용을 담당하는 서로 다른 두 개의 경로(PI3-kinase pathway와 MAP kinase pathway)가 존재하는 것으로 설명할 수 있다. PI3-kinase pathway는 포도당을 골격근에 저장하는 기능을 포함한 대사 기능을 담당하며, MAP kinase pathway는 세포 성장과 스테로이드 생산 효과를 담당한다(Cusi 등, 2000). 다낭성 난소증후군에서 PI3-kinase pathway만 비정상적이고 MAP kinase pathway는 정상적으로 작동한다(Barber 등, 2006). 이러한 이유로, 대사 효과 면에서는 인슐린 저항이 나타나고, 스테로이드 호르몬 생성 면에서는 인슐린의 효과가 강화되는 현상이 나타난다(Rice 등, 2005).

## 3. 다낭성 난소증후군과 당뇨

국내 보고에 따르면, 한국 여성에서의 당뇨병 전단계와 당뇨병의 유병률은 각각 20.8% 및 3.5%였다(Kim 등, 2014). 다낭성 난소증후군 환자들은 동일 연령 대조군 보다 제2형 당뇨를 가지고 있을 확률이 5~7배 높다(Zore 등, 2017). 최근의 메타분석에 따르면, 다낭성 난소증후군으로 진단된 여성은 인슐린 감수성이 대조군에 비해 낮았다(Cassar 등, 2016). 다낭성 난소증후군 여성은 동일 체중의 일반인에 비해 혈당 조절 장애가 생길 위험이 더 높고, 다낭성 난소증후군 여성 중에 37%는 포도당불내성을, 그리고 10%는 이미 제2형 당뇨병을 가지고 있으며, 정상 혈당을 보이는 여성의 16%가 매년 포도당불내성으로 진행하고, 그 중 2%가 매년 제 2형 당뇨로 진행한다(Legro 등, 2005; Barber 등, 2007). 다낭성 난소증후군 여성에서도 당뇨병의 위험도가 증가되어 있는 것은 정상 체중인 경우에도 예외가 아니다. 최근의 메타 분석 및 계통적 분석에 따르면, 다낭성 난소증후군 여성에서 신체질량지수 기준으로는 정상 체중이더라도 복부지방(내방지방)의 영향으로 포도당불내성이나 제2형 당뇨병의 위험이 증가한다(Moran 등, 2010; Tomlinson 등, 2010). 따라서 정기적으로 통한 당뇨선별검사를 시행하는 것이 권장된다. 다낭성 난소증후군 여성에서는 경구포도당내성검사에서 포도당불내성이나 제2형 당뇨로 진단되는 경우에도 공복혈당이나 당화혈색소는 정상인 경우가 보고되었기 때문에 2시간 75 g 경구포도당내성검사를 시행하는 것이 권장되며, 공복 혈당/인슐린 비도 포도당불내성이나 제2형 당뇨를 선별하는데 유용한 지표이다(Legro 등, 1998; Celik 등, 2013).

## 4. 다낭성 난소증후군과 비만

비만은 체내에 체지방이 과다하게 축적되어 있는 상태를 의미한다. 임상에서는 신체질량지수(body mass index, BMI)의 증가로 정의한다. 과체중과 비만의 기준은 표 8-1에서와 같이 국내와 해외에서의 기준이 다르므로, 연구의 비교와 해석에 유의할 필요가 있다.

### 표 8-1 신체질량지수에 따른 분류

| 분류 | 한국인 신체질량지수(kg/m²) | WHO 신체질량지수(kg/m²) |
| --- | --- | --- |
| 저체중 | 18.4 이하 | 19.9 이하 |
| 정상 체중 | 18.5~22.9 | 20.0~24.9 |
| 과체중 | 23.0~24.9 | 25.0~29.9 |
| 비만 | 25.0~29.9 | 30 이상 |
| 고도비만 | 30 이상 | |

비만은 다낭성 난소증후군의 위험인자 중 하나이며, 다낭성 난소증후군과 관련된 대사이상과 생식 기능 이상을 더 악화시킨다. 다낭성 난소증후군과 비만과의 밀접한 상관관계는 다낭성 난소증후군 여성의 상당수가 과체중이거나 비만이었다는(38~88%) 기존의 역학 연구에서 명확하게 드러난다(Barber 등, 2006; Azziz 등, 2009). 비만인 다낭성 난소증후군 여성이 체중의 5%를 감량한 것만으로도 임신율이 상승하고 남성형다모증이 개선된다는 연구결과는 비만과 다낭성 난소증후군의 상관관계를 뒷받침한다(Holte 등, 1995). 한국 다낭성 난소증후군 여성 중에서는 20.1%가 비만이었으며, 33.2%가 중심형 비만이었다(Kim 등, 2014). 비만이 다낭성 난소증후군에서의 대

사이상과 밀접하게 관련이 있지만, 한편으로는 비만 여부와 관계 없이 다낭성 난소증후군은 인슐린 저항과 이상지질혈증, 비알코올성 지방간 등과 같은 대사 이상과 관련이 있다(Ramezani-Binabaj 등, 2014; Zhu 등, 2019).

## 5. 다낭성 난소증후군과 대사증후군

대사증후군은 이전에 복합대사 증후군(plurimetabolic syndrome)(Avogaro, 1967), 신드롬 X (syndrome X)(Reaven, 1988), 죽음의 사중주(deadly quartet)(Kaplan, 1989), 인슐린 저항 증후군(insulin resistance syndrome)(Ferrannini 등, 1991) 등으로 불렸으며, 비만, 고혈압, 이상지질혈증, 당뇨의 네 가지 질환이 복합된 경우를 지칭한다. 이 중에서 인슐린 저항과 고인슐린혈증은 대사증후군의 발생에 가장 중심적인 역할을 한다(Haffner 등, 2003).

국제당뇨연합(International Diabetes Federation)에서 권고한 진단 기준에 따르면, 대사증후군이란 복부비만이 있으면서, 인슐린 저항, 고중성지방혈증, 고밀도콜레스테롤의 저하, 고혈압의 네가지 중 두 가지 이상이 동반된 경우로 정의된다(Alberti 등, 2005). 복부 비만의 진단에는 허리 둘레가 일반적으로 사용되며, 인종에 따라 허리 둘레의 기준이 서로 다르다. 현재 우리 나라는 일본의 기준을 따른다(표 8-2). 대사증후군의 존재는 향후 심혈관질환의 위험도를 예측하는 데에 도움

**표 8-2 대사증후군의 진단 기준***

| 항목 | 구성 요소 | 기준 |
| --- | --- | --- |
| 중심형 비만 | 허리 둘레(인종 별 상이) | 남자 90 cm 이상, 여자 85 cm 이상** |
| 중심형 비만 및 다음 중 두 가지 이상 | | |
| 중성지방 상승 | 중성지방 | 150 mg/dL 초과<br>또는 본 이상지질혈증에 대해 치료중인 경우 |
| 고밀도지질단백질 콜레스테롤의 감소 | 고밀도지질단백질 콜레스테롤 | 남자 40 mg/dL 미만, 여자 50 mg/dL 미만<br>또는 본 이상지질혈증에 대해 치료중인 경우 |
| 혈압 상승 | 혈압 | 수축기 혈압 130 이상, 이완기 혈압 85 이상<br>또는 고혈압으로 진단되어 치료중인 경우 |
| 공복혈당 상승 | 공복혈당 | 공복혈당 100 mg/dL 이상<br>또는 제2형 당뇨병으로 진단된 경우<br>(공복혈당이 100 mg/dL 이상인 경우 경구포도당내성검사가 강하게 권고되지만, 대사증후군의 진단에 필수적이지는 않다) |

*International Diabetes Federation: metabolic syndrome definition (Alberti등, 2005).
**Japanese ethnic group

이 된다. 최근의 메타분석에 따르면, 대사증후군으로 진단된 경우 대사증후군이 없는 사람에 비해 심혈관질환의 발생위험이 2.35배 높았으며, 그로 인한 사망률도 2.4배 높았다(Mottillo 등, 2010).

다낭성 난소증후군에서 인슐린 저항/고인슐린혈증이 중요한 병인 중 하나로 생각되고 있으며, 포도당불내성이나 제2형 당뇨병, 고혈압, 이상지질혈증 등의 위험도를 높이는 것으로 알려져 있다. 다낭성 난소증후군에서 대사증후군의 유병률은 1.6~46.4%로 다양하게 보고되었지만, 대부분의 연구에서 동일 연령대의 여성에 비해 높은 유병률을 보였다(Glueck 등, 2003; Apridonidze 등, 2005; Vrbikova 등, 2005; Vural 등, 2005; Coviello 등, 2006). 국내에서의 보고에 의하면, 10~30대 다낭성 난소증후군 환자의 대사증후군 유병률은 11.9%로, 동일 연령대의 도시거주 여성의 유병률인 4.3%에 비해 2.8배 높았다. 특히, 비만한 군에서의 대사증후군 유병률은 40.7%, 과체중군은 10%, 정상체중군에서는 0%로 비만과 대사증후군이 밀접한 연관성이 있었다(Lee 등, 2006). 최근의 한국의 대규모 관찰연구에서 다낭성 난소증후군 여성에서 대사증후군의 유병률은 13.7%로 보고되었다(Kim 등, 2014).

## 6. 다낭성 난소증후군과 이상지질혈증

다낭성 난소증후군에서 가장 흔한 대사 이상은 이상지질혈증이며, 서양에서는 다낭성 난소증후군 환자의 약 70%에서 나타난다(Legro 등, 2001). 한국의 다낭성 난소증후군 여성에서 이상지질혈증의 유병률은 35.7%로, 서양에서 보고된 것보다는 낮지만, 여전히 높은 수준이었으며, 이러한 차이는 비만 여성의 비율이 낮은 것(평균 신체질량지수 22.4 kg/m²)과 관련이 있는 것으로 생각된다(Kim 등, 2014).

다낭성 난소증후군 여성에서는 혈중 고밀도지질단백질 농도가 유의하게 낮고, 중성지방의 농도가 유의하게 높다(Conway 등, 2014). 최근에 메타분석에서 다낭성 난소증후군 여성에서는 대조군에 비해 중성지방 및 저밀도지질단백질의 혈중농도는 각각 26 mg/dL 및 12 mg/dL 높았으며, 고밀도지질단백질은 6 mg/dL 낮았다(Wild 등, 2011). 저밀도지질단백질의 혈중 농도뿐 아니라 저밀도지질단백질의 질에도 차이가 있다. 동맥경화 저밀도(atherogenic small dense) 저밀도지질단백질의 분율이 더 높았으며, 전반적으로 저밀도지질단백질 입자의 평균 크기가 더 작았다(Berneis 등, 2007). 주로 비만 여성에서 위와 같은 변화들이 나타나며, 한국인은 다낭성 난소증후군 여성 중에 비만인 비율이 서양에서보다 낮기 때문에 상기 연구의 결과를 한국인에 그대로 적용하기에는 무리가 있다. 실제로 국내 연구에서 정상체중 다낭성 난소증후군 여성과 대조군을 비교했을 때, 저밀도지질단백질의 혈중농도나 입자의 크기에 유의한 차이가 없었다(Kim 등, 2013).

지질은 혈중 지질단백질(lipoprotein)을 통해 운송되며, 아포지질단백질(apolipoprotein)은 지질단백질의 표면에 위치하여 지질단백질의 대사와 지질의 운송을 조절한다. 현재까지 알려진

13종의 아포지질단백질 중에서 아포A-I은 심혈관질환에 대한 보호효과가 있으며, 반대로 아포B는 심혈관질환의 위험인자이다(National Cholesterol Education Program Expert Panel on Detection 등, 2002) 아포 A-I은 다낭성 난소증후군에서 대조군에 비해 낮았지만 아포B는 차이가 없는 것으로 보고되었다(Valkenburg 등, 2008). 지질단백질(a)는 심혈관질환의 위험인자로 알려져 있으며, 다낭성 난소증후군의 약 1/3에서 에서 비정상적으로 증가되어 있다(Berneis 등, 2009).

## 7. 다낭성 난소증후군과 비알코올성 지방간(non-alcoholic fatty liver disease, NAFLD)

비알코올성 지방간은 가장 흔한 간 질환이며, 알코올 남용과 무관하게 간에 지방이 침착되는 것을 말하는데, 이것은 인슐린 저항과 관련이 있다. 이환된 경우 아무 증상이 없거나 무력감이나 피로감 등의 비특이적 증상만을 보일 수 있다. 일반 인구에서는 약 6~45%의 유병률을 보이지만, 제2형 당뇨에서는 70%, 고도비만 환자에서는 90%에 이를 정도로 높은 유병률을 보인다. 간기능 검사에서는 대개 아미노전이효소의 이상이 발견되며, 간 초음파에서는 지방간이 관찰된다. 조직검사가 가장 표준적인 진단 방법이며, 염증과 섬유화가 관찰된다(Polyzos 등, 2016).

다낭성 난소증후군에서 비알코올성 지방간은 일반 인구에 비해 더 흔하며, 유병률은 27~62%이다(Gutierrez-Grobe 등, 2010; Macut 등, 2016). 최근의 메타 분석에서는 일반인에 비해 네 배가량 높은 발생률이 보고되었으며(Ramezani-Binabaj 등, 2014), 2017년 국내 연구에 의하면, 비알코올성 지방간은 비만한 다낭성 난소증후군 여성뿐 아니라 정상 체중 다낭성 난소증후군 여성에서도 일반 인구에 비해 그 발생 빈도가 높았다(Kim 등, 2017). 그러나 2013년 공개된 내분비학회 가이드라인에 의하면 다낭성 난소증후군 환자에서 비알코올성 지방간에 대한 정기적인 선별검사는 권장되지 않는다(Legro 등, 2013).

## 8. 다낭성 난소증후군과 고혈압

다낭성 난소증후군에서 고혈압의 유병률은 9~19.2%로, 일반 인구에 비해서 높은 편이다(Elting 등, 2001; Shi 등, 2014). 폐경 전 다낭성 난소증후군으로 진단되었던 여성은 폐경 이후에 고혈압이 이환될 위험이 높다는 연구도 있다(Schmidt 등, 2011). 기존 Joint National Committee (JNC)7가이드라인에 따르면 고혈압의 진단 기준은 140/80 mmHg 였지만, 2017년 미국심장학회/심장협회(American College of Cardiology/American Heart Association )가이드라인은 이 기준을 130/80 mmHg로 하향조정했다(Whelton 등, 2018). 이는 SPRINT연구에서 수축기 혈압 130 mmHg 이상인 고위험군에서 약물치료를 통해 심혈관질환 위험이 25% 감소했다는 연구 결과에 따른 것이다

(SPRINT Research Group, 2015). 다낭성 난소증후군 여성을 대상으로 한 연구에서, 고혈압의 새로운 기준은 심장대사질환의 선별검사로 적절하다고 보고하였다(Marchesan 등, 2019).

## 9. 다낭성 난소증후군과 심혈관질환

다낭성 난소증후군이 여러 대사이상의 높은 유병률과 관련이 있는 것으로부터 심혈관질환의 위험이 매우 증가되어 있을 가능성은 있지만, 실제로는 이와 같은 관련성이 뚜렷하지는 않다. 젊은 여성에서의 심혈관질환 자체의 발생률이 매우 낮으며, 다낭성 난소증후군이 나이가 증가함에 따라서 자연적으로 호전되어 정상적인 배란과 월경이 돌아오는 경향이 있기 때문으로 추정된다. 정상 배란주기가 회복되면 혈중 지질 프로파일이 개선되며, 대사증후군의 유병률도 감소하는 것으로 알려져 있다(Legro 등, 2013; Conway 등, 2014). 14~30년 기간에 대한 후향적 연구들에서는 심혈관질환의 위험이 증가한다는 연구도 있었지만, 유의한 증가가 관찰되지 않은 연구가 대부분이었으며 일부 연구에서는 다낭성 난소증후군의 진단이 정확하다고 볼 수 없다(Pierpoint 등, 1998; Wild 등, 2000; Wang 등, 2011; Iftikhar 등, 2012). 14~40년 추적 관찰한 전향적 코호트 연구에서 심혈관질환의 위험이 증가했다는 연구도 있었지만, 이를 신체질량지수로 보정하였을 경우 통계적으로 유의하지 않았다(Wang 등, 2011). 82,479명의 여성을 14년간 추적관찰한 Nurses' Health Study 연구에서는 월경 주기가 불규칙한 여성에서 심혈관질환의 발생 위험도는 약 1.25배 높았으며, 심혈관질환으로 사망하는 위험도는 1.67배 높았다. 연구의 결과는 매우 인상적이지만, 다낭성 난소증후군으로 진단된 여성을 대상으로 한 것이 아니라는 한계가 있다(Solomon 등, 2002). 이후의 메타분석에서 심혈관질환의 위험도가 유의하게 증가된 것으로 보고되었는데, 이는 상기 기술한 Solomon 등의 연구가 워낙 대규모이기 때문에 메타분석의 특성상 대상환자의 수가 확연하게 많은 연구의 결과에 크게 영향을 받은 것으로 보인다(de Groot 등, 2011; Zhao 등, 2016).

## 10. 결론

다낭성 난소증후군은 가임기 여성에서 매우 흔한 내분비 질환이며, 이들 여성에서는 동일 체중의 정상인과 비교해서 대사이상의 유병률이 더 높다. 다낭성 난소증후군은 다양한 원인이 복합되어 발생되는 것으로 생각되며, 그 중 병인으로 알려진 인슐린 저항이 포도당불내성, 제2형 당뇨병, 이상지질혈증 등의 대사 이상 질환에서도 중요한 요인으로 작용한다. 이러한 대사이상을 진단하고 치료하는 것은 심혈관질환의 고위험군을 조기에 진단하여 예방하는 데 그 의의가 있다.

## 참고문헌

- Alberti KG, Zimmet P, Shaw J, et al. The metabolic syndrome--a new worldwide definition. Lancet 2005; 366: 1059-62.

- Apridonidze T, Essah PA, Iuorno MJ, et al. Prevalence and characteristics of the metabolic syndrome in women with polycystic ovary syndrome. J Clin Endocrinol Metab 2005; 90: 1929-35.

- Avogaro P. Associazione di iperlipidemia, diabete mellito e obesità di medio grado. Acta Diabetol. Lat. 1967; 4: 36-41.

- Azziz R, Carmina E, Dewailly D, et al. The Androgen Excess and PCOS Society criteria for the polycystic ovary syndrome: the complete task force report. Fertil Steril 2009; 91: 456-88.

- Barber TM, McCarthy MI, Wass JA, et al. Obesity and polycystic ovary syndrome. Clin Endocrinol (Oxf) 2006; 65: 137-45.

- Barber TM, McCarthy MI, Franks S, et al. Metabolic syndrome in polycystic ovary syndrome. Endokrynol Pol 2007; 58: 34-41.

- Berneis K, Rizzo M, Lazzarini V, et al. Atherogenic lipoprotein phenotype and low-density lipoproteins size and subclasses in women with polycystic ovary syndrome. J Clin Endocrinol Metab 2007; 92: 186-9.

- Berneis K, Rizzo M, Hersberger M, et al. Atherogenic forms of dyslipidaemia in women with polycystic ovary syndrome. Int J Clin Pract 2009; 63: 56-62.

- Burghen GA, Givens JR, Kitabchi AE. Correlation of hyperandrogenism with hyperinsulinism in polycystic ovarian disease. J Clin Endocrinol Metab 1980; 50: 113-6.

- Celik C, Abali R, Bastu E, et al. Assessment of impaired glucose tolerance prevalence with hemoglobin A(1)c and oral glucose tolerance test in 252 Turkish women with polycystic ovary syndrome: a prospective, controlled study. Hum Reprod 2013; 28: 1062-8.

- Conway G, Dewailly D, Diamanti-Kandarakis E, et al. The polycystic ovary syndrome: a position statement from the European Society of Endocrinology. Eur J Endocrinol 2014; 171: P1-29.

- Coviello AD, Legro RS, Duanif A. Adolescent girls with polycystic ovary syndrome have an increased risk of the metabolic syndrome associated with increasing androgen levels independent of obesity and insulin resistance. J Clin Endocrinol Metab 2006; 91: 492-7.

- Cryer PE. Regulation of glucose metabolism in man. J Intern Med Suppl 1991; 735: 31-9.

- Cusi K, Maezono K, Osman A, et al. Insulin resistance differentially affects the PI 3-kinase- and MAP kinase-mediated signaling in human muscle. J Clin Invest 2000; 105: 311-20.

- de Groot PC, Dekkers OM, Romijn JA, et al. PCOS, coronary heart disease, stroke and the influence of obesity: a systematic review and meta-analysis. Hum Reprod Update 2011; 17: 495-500.

- Dunaif A, Graf M, Mandeli J, et al. Characterization of groups of hyperandrogenic women with acanthosis nigricans, impaired glucose tolerance, and/or hyperinsulinemia. J Clin Endocrinol Metab 1987; 65: 499-507.

- Echiburu B, Crisosto N, Maliqueo M, et al. Metabolic profile in women with polycystic ovary syndrome across adult life. Metabolism 2016; 65: 776-82.

- Ehrmann DA, Liljenquist DR, Kasza K, et al. Prevalence and predictors of the metabolic syndrome in women with polycystic ovary syndrome. J Clin Endocrinol Metab 2006; 91: 48-53.

- Elting MW, Korsen TJ, Bezemer PD, et al. Prevalence of diabetes mellitus, hypertension and cardiac complaints in a follow-up study of a Dutch PCOS population. Hum Reprod 2001; 16: 556-60.

- Ferrannini E, Haffner SM, Mitchell BD, et al. Hyperinsulinaemia: the key feature of a cardiovascular and metabolic syndrome. Diabetologia 1991; 34: 416-22.

- Glueck CJ, Papanna R, Wang P, et al. Incidence and treatment of metabolic syndrome in newly referred women with confirmed polycystic ovarian syndrome. Metabolism 2003; 52: 908-15.

- Gutierrez-Grobe Y, Ponciano-Rodriguez G, Ramos MH, et al. Prevalence of non alcoholic fatty liver disease in premenopausal, posmenopausal and polycystic ovary syndrome women. The role of estrogens. Ann Hepatol 2010; 9: 402-9.

- Haffner SM, D'Agostino R, Jr., Festa A, et al. Low insulin sensitivity (S(i) = 0) in diabetic and nondiabetic subjects in the insulin resistance atherosclerosis study: is it associated with components of the metabolic syndrome and nontraditional risk factors? Diabetes Care 2003; 26: 2796-803.

- Han Y, Kim HS, Lee HJ, et al. Metabolic effects of polycystic ovary syndrome in adolescents. Ann Pediatr Endocrinol Metab 2015; 20: 136-42.

- Holte J, Bergh T, Berne C, et al. Restored insulin sensitivity but persistently increased early insulin secretion after weight loss in obese women with polycystic ovary syndrome. J Clin Endocrinol Metab 1995; 80: 2586-93.
- Iftikhar S, Collazo-Clavell ML, Roger VL, et al. Risk of cardiovascular events in patients with polycystic ovary syndrome. Neth J Med 2012; 70: 74-80.
- Kahn CR, Flier JS, Bar RS, et al. The syndromes of insulin resistance and acanthosis nigricans. Insulin-receptor disorders in man. N Engl J Med 1976; 294: 739-45.
- Kaplan NM. The deadly quartet. Upper-body obesity, glucose intolerance, hypertriglyceridemia, and hypertension. Arch Intern Med 1989; 149: 1514-20.
- Kim JJ, Chae SJ, Choi YM, et al. Atherogenic changes in low-density lipoprotein particle profiles were not observed in non-obese women with polycystic ovary syndrome. Hum Reprod 2013; 28: 1354-60.
- Kim JJ, Hwang KR, Choi YM, et al. Complete phenotypic and metabolic profiles of a large consecutive cohort of untreated Korean women with polycystic ovary syndrome. Fertil Steril 2014; 101: 1424-30.
- Kim JJ, Kim D, Yim JY, et al. Polycystic ovary syndrome with hyperandrogenism as a risk factor for non-obese non-alcoholic fatty liver disease. Aliment Pharmacol Ther 2017; 45: 1403-12.
- Lee H, Oh J-Y, Hong Y, et al. Prevalence of Metabolic Syndrome in Young Korean Women with Polycystic Ovary Syndrome. J Korean Diabetes Assoc 2006; 30: 285-91.
- Legro RS, Finegood D, Dunaif A. A fasting glucose to insulin ratio is a useful measure of insulin sensitivity in women with polycystic ovary syndrome. J Clin Endocrinol Metab 1998; 83: 2694-8.
- Legro RS, Kunselman AR, Dodson WC, et al. Prevalence and predictors of risk for type 2 diabetes mellitus and impaired glucose tolerance in polycystic ovary syndrome: a prospective, controlled study in 254 affected women. J Clin Endocrinol Metab 1999; 84: 165-9.
- Legro RS, Kunselman AR, Dunaif A. Prevalence and predictors of dyslipidemia in women with polycystic ovary syndrome. Am J Med 2001; 111: 607-13.
- Legro RS, Gnatuk CL, Kunselman AR, et al. Changes in glucose tolerance over time in women with polycystic ovary syndrome: a controlled study. J Clin Endocrinol Metab 2005; 90: 3236-42.
- Legro RS, Arslanian SA, Ehrmann DA, et al. Diagnosis and treatment of polycystic ovary syndrome: an Endocrine Society clinical practice guideline. J Clin Endocrinol Metab 2013; 98: 4565-92.
- Macut D, Tziomalos K, Bozic-Antic I, et al. Non-alcoholic fatty liver disease is associated with insulin resistance and lipid accumulation product in women with polycystic ovary syndrome. Hum Reprod 2016; 31: 1347-53.
- Marchesan LB, Spritzer PM. ACC/AHA 2017 definition of high blood pressure: implications for women with polycystic ovary syndrome. Fertil Steril 2019; 111: 579-87.
- Moran LJ, Misso ML, Wild RA, et al. Impaired glucose tolerance, type 2 diabetes and metabolic syndrome in polycystic ovary syndrome: a systematic review and meta-analysis. Hum Reprod Update 2010; 16: 347-63.
- Mottillo S, Filion KB, Genest J, et al. The metabolic syndrome and cardiovascular risk a systematic review and meta-analysis. J Am Coll Cardiol 2010; 56: 1113-32.
- National Cholesterol Education Program Expert Panel on Detection, Evaluation, Treatment of High Blood Cholesterol in Adults. Third Report of the National Cholesterol Education Program (NCEP) Expert Panel on Detection, Evaluation, and Treatment of High Blood Cholesterol in Adults (Adult Treatment Panel III) final report. Circulation 2002; 106: 3143-421.
- Olefsky JM. LIlly lecture 1980. Insulin resistance and insulin action. An in vitro and in vivo perspective. Diabetes 1981; 30: 148-62.
- Ovesen P, Moller J, Ingerslev HJ, et al. Normal basal and insulin-stimulated fuel metabolism in lean women with the polycystic ovary syndrome. J Clin Endocrinol Metab 1993; 77: 1636-40.
- Panidis D, Macut D, Tziomalos K, et al. Prevalence of metabolic syndrome in women with polycystic ovary syndrome. Clin Endocrinol (Oxf) 2013; 78: 586-92.
- Peake JM, Della Gatta P, Suzuki K, et al. Cytokine expression and secretion by skeletal muscle cells: regulatory mechanisms and exercise effects. Exerc Immunol Rev 2015; 21: 8-25.
- Peppard HR, Marfori J, Iuorno MJ, et al. Prevalence of polycystic ovary syndrome among premenopausal women with type 2 diabetes. Diabetes Care 2001; 24: 1050-2.

- Pierpoint T, McKeigue PM, Isaacs AJ, et al. Mortality of women with polycystic ovary syndrome at long-term follow-up. J Clin Epidemiol 1998; 51: 581-6.
- Polyzos SA, Mantzoros CS. Nonalcoholic fatty future disease. Metabolism 2016; 65: 1007-16.
- Ramezani-Binabaj M, Motalebi M, Karimi-Sari H, et al. Are women with polycystic ovarian syndrome at a high risk of non-alcoholic Fatty liver disease; a meta-analysis. Hepat Mon 2014; 14: e23235.
- Reaven GM. Banting lecture 1988. Role of insulin resistance in human disease. Diabetes 1988; 37: 1595-607.
- Rice S, Christoforidis N, Gadd C, et al. Impaired insulin-dependent glucose metabolism in granulosa-lutein cells from anovulatory women with polycystic ovaries. Hum Reprod 2005; 20: 373-81.
- Robertson RP, Harmon J, Tran PO, et al. Glucose toxicity in beta-cells: type 2 diabetes, good radicals gone bad, and the glutathione connection. Diabetes 2003; 52: 581-7.
- Schmidt J, Landin-Wilhelmsen K, Brannstrom M, et al. Cardiovascular disease and risk factors in PCOS women of postmenopausal age: a 21-year controlled follow-up study. J Clin Endocrinol Metab 2011; 96: 3794-803.
- Shi Y, Cui Y, Sun X, et al. Hypertension in women with polycystic ovary syndrome: prevalence and associated cardiovascular risk factors. Eur J Obstet Gynecol Reprod Biol 2014; 173: 66-70.
- Solomon CG, Hu FB, Dunaif A, et al. Menstrual cycle irregularity and risk for future cardiovascular disease. J Clin Endocrinol Metab 2002; 87: 2013-7.
- Sprint Research Group, Wright JT Jr., Williamson JD, Whelton PK, et al. A randomized trial of intensive versus standard blood-pressure control. N Engl J Med 2015; 373: 2103-16.
- Tomlinson J, Millward A, Stenhouse E, et al. Type 2 diabetes and cardiovascular disease in polycystic ovary syndrome: what are the risks and can they be reduced? Diabet Med 2010; 27: 498-515.
- Valkenburg O, Steegers-Theunissen RP, Smedts HP, et al. A more atherogenic serum lipoprotein profile is present in women with polycystic ovary syndrome: a case-control study. J Clin Endocrinol Metab 2008; 93: 470-6.
- Venkatesan AM, Dunaif A, Corbould A. Insulin resistance in polycystic ovary syndrome: progress and paradoxes. Recent Prog Horm Res 2001; 56: 295-308.
- Vrbikova J, Vondra K, Cibula D, et al. Metabolic syndrome in young Czech women with polycystic ovary syndrome. Hum Reprod 2005; 20: 3328-32.
- Vural B, Caliskan E, Turkoz E, et al. Evaluation of metabolic syndrome frequency and premature carotid atherosclerosis in young women with polycystic ovary syndrome. Hum Reprod 2005; 20: 2409-13.
- Wang ET, Cirillo PM, Vittinghoff E, et al. Menstrual irregularity and cardiovascular mortality. J Clin Endocrinol Metab 2011; 96: E114-8.
- Whelton PK, Carey RM, Aronow WS, et al. 2017 ACC/AHA/AAPA/ABC/ACPM/AGS/APhA/ASH/ASPC/NMA/PCNA guideline for the prevention, detection, evaluation, and management of high blood pressure in adults: a report of the American College of Cardiology/American Heart Association Task Force on Clinical Practice Guidelines. Hypertension 2018; 71: e13-115.
- Wild RA, Rizzo M, Clifton S, et al. Lipid levels in polycystic ovary syndrome: systematic review and meta-analysis. Fertil Steril 2011; 95: 1073-9.
- Wild S, Pierpoint T, McKeigue P, et al. Cardiovascular disease in women with polycystic ovary syndrome at long-term follow-up: a retrospective cohort study. Clin Endocrinol (Oxf) 2000; 52: 595-600.
- Zhao L, Zhu Z, Lou H, et al. Polycystic ovary syndrome (PCOS) and the risk of coronary heart disease (CHD): a meta-analysis. Oncotarget 2016; 7: 33715-21.
- Zhu S, Zhang B, Jiang X, et al. Metabolic disturbances in non-obese women with polycystic ovary syndrome: a systematic review and meta-analysis. Fertil Steril 2019; 111: 168-77.
- Zore T, Joshi NV, Lizneva D, et al. Polycystic Ovarian Syndrome: Long-Term Health Consequences. Semin Reprod Med 2017; 35: 271-81.

다낭성 난소증후군 여성에서 장기적으로 지속되는 길항되지 않는
에스트로겐 자극, 고인슐린혈증, 유리 인슐린유사성장인자-1의 상승,
고안드로겐혈증, 황체형성호르몬 상승 등은 다양한 기전을 통해
악성 종양을 유발할 수 있는 인자들로 알려져 있다.
다낭성 난소증후군의 특징인 **만성 무배란**은 자궁내막에
지속적인 에스트로겐 자극을 유발하므로 자궁내막암 위험성을 높이는 것으로 잘 알려
져 있고 임상 양상 특성상 난소 상피세포암이나
유방암 발생 위험성도 증가할 것으로 추정된다.

# 다낭성 난소증후군과 연관된 질환 및 합병증:
## (2) 자궁내막암, 난소 상피세포암, 유방암 등

이정호

다낭성 난소증후군은 다양한 내분비 및 대사 이상을 동반하는 복합적 질환으로 많은 합병증을 동반한다. 다낭성 난소증후군에서 흔히 동반되는 비만, 인슐린 저항, 이상지질혈증 등은 제 2형 당뇨나 심혈관 질환을 유발할 수 있는 원인이 된다. 또한 장기적으로 지속되는 길항되지 않는 에스트로겐 자극, 고인슐린혈증, 유리 인슐린유사성장인자-1(Insulin like growth factor-1, IGF-1)의 상승, 고안드로겐혈증, 황체형성호르몬 상승 등은 다양한 기전을 통해 악성 종양을 유발할 수 있는 인자들로 알려져 있다. 다낭성 난소증후군의 특징인 만성 무배란은 자궁내막에 지속적인 에스트로겐 자극을 유발하므로 자궁내막암 위험성을 높이는 것으로 잘 알려져 있고 임상 양상 특성상 난소 상피세포암이나 유방암 발생 위험성도 증가할 것으로 추정된다.

## 1. 자궁내막암

자궁내막암은 약 80%가 에스트로겐 노출과 관련된 제 1형이다. 제 1형 자궁내막암은 비교적 예후가 좋으며 제 2형 자궁내막암은 에스트로겐 노출과 관련이 없고 제 1형에 비해 더 심한 침윤성을 가진다.

　　빠른 초경과 늦은 폐경, 불임, 미분만부, 만성 무배란, 당뇨, 고혈압, 에스트로겐 단독 호르몬 치료, 타목시펜 치료, 비만 등은 제 1형 자궁내막암의 위험인자로 알려져 있으며 이러한 인자들의 대부분은 에스트로겐을 매개로 그 효과를 나타내게 된다.

　　길항되지 않는 에스트로겐 자극은 자궁내막 세포의 세포분열 활성도를 증가시키고 DNA 복제 오류 빈도를 증가시키게 되는데 이는 악성 종양 발생을 유발하는 시발점이 될 수 있다. 또한 인슐린과 인슐린유사성장인자 체계는 자궁내막증식 조절이나 자궁내막암 병태생리에 중요한 역할을 한다. 인슐린이나 IGF 수용체, IGF-binding protein (IGFBP) 등은 정상 또는 자궁내막암 자궁내막 조직에서 발견되며 인슐린유사성장인자의 생물학적 활성도 조절과 자궁내막의 증식, 분화, 대사에 관여한다(Gadducci 등, 2005). 자궁내막에서는 여섯 종류의 IGFBP들이 발현되는데 이중 IGFBP-1이 가장 많은 양을 차지한다. IGFBP는 IGF 수용체와 경쟁적으로 작용하여 IGF의 생물학적인 활성도를 조절하는 단백으로 황체호르몬에 의해 생산이 조장되고 인슐린에 의해 억제된다. 인슐린과 IGF-1은 간에서 성호르몬결합글로불린(sex-hormone binding globulin, SHBG)의 생산을 억제하고 인슐린은 자궁내막 선과 기질에서 방향화효소(aromatase inhibitor)의 활성을 증가시킨다. 이는 자궁내막에서 내재적인 에스트로겐 생산을 증가시키거나 에스트로겐의 생물학적인 활성도를 높이는 방향으로 작용한다. 그러므로 고인슐린혈증은 전술한 기전을 통해 자궁내막암 발생을 조장하는 위험인자로 작용할 수 있다.

　　비만도 자궁내막암을 유발하는 위험인자이다. 비만은 폐경 여성에서는 방향화 활성화를 통해 혈중 에스트로겐 상승을 유도하고 성호르몬결합글로불린을 낮추어 에스트로겐 활성도를 증가시켜 자궁내막암 발생을 조장할 것으로 보이며 폐경 전 여성에서는 무배란과 황체기 부재가 자궁내막암을 일으키는 주 기전으로 작용하게 된다.

다낭성 난소증후군 환자에서의 황체형성호르몬(luteinizing hormone, LH) 과분비도 자궁내막암의 병태생리에 관여할 수 있다. 자궁근층이나 정상 또는 이소성 자궁내막에서 황체형성호르몬과 인간 융모생식샘자극호르몬(human chorionic gonadotropin, hCG) 수용체가 발현되는데 이는 월경주기 동안 자궁내막의 성장과 발육에 관여하는 것으로 알려져 있고 이러한 수용체의 과발현은 자궁내막증식이나 내막암 발생에 관여할 것으로 보인다.

다낭성 난소증후군과 연관된 자궁내막암은 주로 젊은 여성에서 발생하고, 표재성이며 분화가 좋은 경향을 보인다. 117명의 다낭성 난소증후군 환자를 대상으로 자궁내막 병리를 분석한 전향적 연구 결과 15명(12.8%)에서 비정형성이 없는 단순 자궁내막증식증, 6명(5.1%)에서 비정형성이 없는 복합자궁내막증식증, 4명(3.4%)에서 비정형 복합자궁내막증식증의 소견을 보였고, 2명에서 자궁내막암이 발견되어 자궁내막암 발생 빈도는 1.7%였다(Park 등, 2011). 그 외 다양한 연구 결과에 의하면 일반인에 비해 다낭성 난소증후군 환자에서 자궁내막암이 발생할 상대 위험도는 2.7에서 5.3 정도로 보고되고 있다(Chittenden 등, 2009; Haoula 등, 2012; Barry 등, 2014; Gottschau 등, 2015; Harris 등, 2016; Ding 등, 2018).


## 2. 난소 상피세포암

난소 상피세포암은 아이를 여러 명 출산한 여성과 복합 경구피임제 사용군에서 발생 빈도가 낮고, 출산을 경험하지 않은 여성과 불임 환자에서 발생 빈도가 높아진다. 에스트로겐 수용체, 황체호르몬 수용체, 난포자극호르몬(FSH) 수용체, 황체형성호르몬과 안드로겐 수용체가 정상과 난소 상피세포 종양에서 발현된다. 난소 상피세포 종양에서 황체형성호르몬 수용체 양성율은 상피세포에서 27%, 기질세포에서 37% 정도로 보고되고 있다. 이는 혈중 황체형성호르몬이 종양 성장에 직접 영향을 줄 수도 있고 측분비(paraendocrine) 기전을 통해 상피세포 종양 발생에 영향을 줄 수 있음을 시사한다(Gadducci 등, 2005).

생식샘자극호르몬이나 에스트로겐, 안드로겐은 정상과 악성 상피성 난소종양 세포의 증식을 유발하고 에스트로겐은 Bcl-2 상향 조절을 통해 세포 사멸을 방해하는 기전으로 난소암 발생에 기여할 수 있다. 안드로겐도 정상 난소 상피의 증식을 일으키고 난소암 세포주의 성장을 촉진하며 전환성장인자(transforming growth factor, TGF)-β 수용체를 감소시켜 종양세포가 TGF-β에 의한 성장 억제를 회피하게 함으로써 난소암 발생을 조장할 것으로 보인다. 또한 함입성 낭종에 갇힌 난소 상피세포가 안드로겐이 풍부한 기질 호르몬 환경에 노출되는 것은 종양이 발생하기 좋은 조건이 된다. 반면 황체호르몬은 전환성장인자-β 발현을 조절하거나 Fas/Fas ligand 신호전달 경로를 활성화하여 세포사멸을 조장하는 역할을 한다.

이와 같이 다낭성 난소증후군에 동반되는 임상 또는 생화학적 양상들이 이론적으로 난소암을 유발할 수 있는 위험인자들이 될 수 있고 다낭성 난소증후군 여성에서—특히 젊은 여성에서—난소암 발생 위험도가 높아진다는 연구 결과가 보고되기도 했지만(Chittenden 등, 2009; Barry 등, 2014) 현재까지의 연구 결과들을 분석해 보면 다낭성 난소증후군과 난소암 사이의 관련성은 명확하지 않고 난소암 발생 위험성은 증가하지 않는다는 견해가 우세하다(Gottschau 등, 2015; Harris 등, 2016; Ding 등, 2018).

## 3. 유방암

역학 연구와 실험적 연구 결과에 의하면 유방암은 유방 상피가 평생 동안 에스트로겐에, 특히 황체호르몬과 복합적으로 노출되는 정도와 연관성이 있다. 이른 초경과 늦은 폐경, 초경 시작 후 정상 주기가 확립될 때까지의 기간이 짧을수록 유방암 발생 위험도가 높아진다. 폐경 여성에서는 비만군에서 유방암 발생율이 높아지는 경향이 있으나 폐경 전 여성에서는 반대의 경향을 나타내는데 이는 에스트로겐 합성과 대사의 차이에 기인할 것으로 보인다.

다낭성 난소증후군에서 동반되는 고안드로겐증(hyperandrogenism)과 고인슐린혈증, IGF 상승, 비만은 서로 다른 기전을 통해 유방암 발생을 조장할 수 있다. 안드로겐이 안드로겐 수용체 양성 종양세포와 결합하면 직접 성장 자극 효과를 나타내기도 하고 조직 내 방향화를 조장하여 에스트로겐 수용체 양성세포를 자극한다. 인슐린과 IGF-1의 암세포에 대한 직접적인 세포 분열 조장이나 방향화 자극에 의한 에스트로겐 상승, 낮은 성호르몬결합글로불린 혈중 치에 의한 유리 에스트로겐 상승은 유방암 발생을 조장할 수 있는 환경이 될 수 있다.

그러나 현재까지의 연구 결과들에 의하면 다낭성 난소증후군 여성에서 유방암 발생이 증가한다는 과학적 근거는 없다(Chittenden 등, 2009; Barry 등, 2014; Gottschau 등, 2015; Harris 등, 2016; Ding 등, 2018).

## 4. 그 외의 암

외음부, 질, 자궁경부암 발생과 다낭성 난소증후군과의 연관성은 아직 연구가 부족하여 결론을 내리기 어렵고 다낭성 난소증후군 여성에서 신장, 대장, 뇌종양의 발생이 증가한다는 한 덴마크의 집단 연구 결과가 있지만 결론이 도출되기 위해서는 아직 많은 연구가 있어야 할 것으로 보인다(Chittenden 등, 2009; Gottschau 등, 2015).

## 참고문헌

- Barry JA, Azizia MM, Hardiman PJ. Risk of endometrial, ovarian and breast cancer in women with polycystic ovary syndrome: a systematic review and meta-analysis. Hum Reprod Update 2014; 20: 748-58.
- Chittenden BG, Fullerton G, Maheshwari A, et al. Polycystic ovary syndrome and the risk of gynaecological cancer: a systematic review. Reprod Biomed Online 2009; 19: 398-405.
- Ding DC, Chen W, Wang JH, et al. Association between polycystic ovary syndrome and endometrial, ovarian, and breast cancer. A population-based cohort study in Taiwan. Medicine 2018; 97:e12608.
- Gadducci A, Gargini A, Palla E, et al. Polycystic ovary syndrome and gynecological cancer: Is there a link? Gynecol Endocrinol 2005; 20: 200-8.
- Gottschau M, Kjaer SK, Jensen A, et al. Risk of cancer among women with polycystic ovary syndrome: A Danish cohort study. Gynecol Oncol 2015; 136: 99-103.
- Haoula Z, Salman M, Atiomo W. Evaluating the association between endometrial cancer and polycystic ovary syndrome. Hum Reprod 2012; 27: 1327-31.
- Harris HR, Terry KL. Polycystic ovary syndrome and risk of endometrial, ovarian, and breast cancer: a systematic review. Fertil Res Pract 2016; 2: 14.
- Park JC, Lim SY, Jang TK, et al. Endometrial histology and predictable clinical factors for endometrial disease in women with polycystic ovary syndrome. Clin Exp Reprod Med 2011; 38: 42-6.

**청소년기**는 시상하부-뇌하수체-난소 축이 발달하는 과정에 있는
미성숙한 시기이고 정상적인 사춘기의 변화가
다낭성 난소증후군으로 유발되는 증상과 유사하기 때문에
청소년기에 다낭성 난소증후군을 진단하는 것을 세심한 주의를 요하는 과정이다.
청소년기에 다낭성 난소증후군을 진단하는 데에 있어서는 초경 후 8년 이내의
청소년에서는 초음파 진단을 권장하지 않으며,
이 시기에 진단이 불분명한 경우 "위험요소가 있는" 것으로 규정하고
추적 관찰 및 재평가를 시행한다. 다낭성 난소 증후군이 동반된 청소년의 관리는
여러 가지 치료 방법을 상황에 맞게 병용하는 것이 필요하며,
**비만 여부와 상관없이 기본적으로 생활습관 교정 및 운동 치료를 병행**해야 한다.

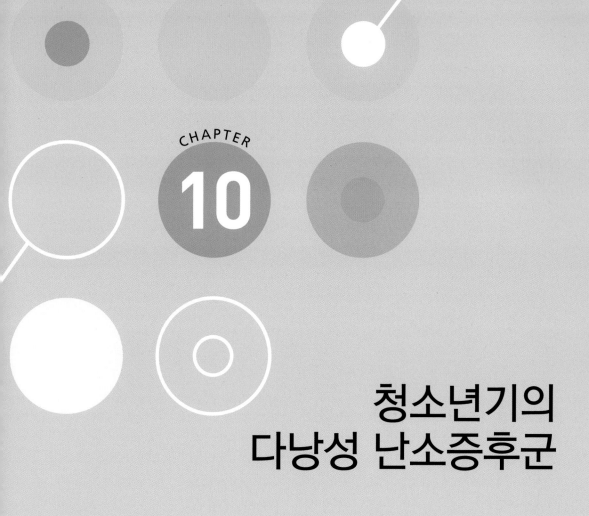

# 청소년기의
# 다낭성 난소증후군

황규리, 이다용

## 1. 서론

다낭성 난소증후군(polycystic ovary syndrome, PCOS)은 개인마다 다양한 표현형으로 나타나는 질환으로 청소년기부터 시작되어 여성의 인생 전반에 걸쳐서 영향을 미칠 수 있다. 청소년기의 다낭성 난소증후군은 전형적으로 월경장애 및 고안드로겐증으로 발현되는데, 현재까지 명확한 병인은 밝혀지지 않았으나 여러 가지 유전적, 환경적 요인들이 복합적으로 작용하는 것으로 알려져 있다. 다낭성 난소증후군에서 나타나는 증상들은 청소년기에 정상적으로 관찰될 수 있는 생리적인 소견들과 유사한 양상으로 발현될 수 있기 때문에 청소년기의 다낭성 난소증후군 진단은 신중하게 이루어져야 한다. 다낭성 난소증후군으로 진단된 청소년의 관리는 생활습관 개선으로부터 증상조절을 위한 약물적 치료 등을 포함하여 다각적으로 접근해야 한다.

본 장에서는 이러한 청소년기의 다낭성 난소증후군에 대해 살펴보고자 하며, 다른 장의 내용과 중복될 수 있는 병리 기전, 진단적 접근법이나 치료에 대해서는 생략하거나 간략하게 언급하도록 하겠다

## 2. 청소년기 다낭성 난소증후군의 병인

Rosenfield 등(2016)이 최근 언급한 바와 같이 다낭성 난소증후군을 유발하는 단일 원인은 밝혀지지 않았으며, 여러 가지 유전적, 환경적 요인이 복합적으로 작용하는 증후군으로 여겨지고 있다. 다낭성 난소증후군 환자에게서 채취한 난포막 세포(theca cell)를 분석한 연구 결과를 보면, 황체형성호르몬(LH) 수용체와 cytochrome P450c17, $3\beta$-HSD, $17\beta$-HSD와 같이 스테로이드 생성에 관여하는 효소의 발현이 증가하는 것이 관찰되었다. 그 결과 다낭성 난소증후군이 없는 여성과 비교해서 수산화프로게스테론(17-OHP), 테스토스테론 등과 같은 스테로이드의 생성이 증가하게 된다(Nelson 등, 1999). 사춘기 동안에는 시상하부-뇌하수체-난소 축의 성숙이 이루어지고 그에 따라 혈중 황체형성호르몬도 증가하는데, 다낭성 난소증후군이 있는 청소년기 여성에서는 이러한 증가가 더욱 두드러지게 되고 이로 인해서 난소의 안드로겐 생성이 더욱 증가한다(Franks 등, 2008). 특히 다낭성 난소증후군을 가진 청소년들은 황체형성호르몬, 생식샘자극호르몬방출호르몬(GnRH) 분비의 빈도와 강도가 증가하는 것이 관찰되었고, 난포자극호르몬(FSH)에 대한 황체형성호르몬의 비율도 증가하였다(Anderson 등, 2014).

여성의 안드로겐 조절에 있어서 인슐린 또한 중요한 역할을 한다. 사춘기를 포함한 청소년 시기에는 생리적으로 인슐린 저항이 증가하게 되며, 이로 인해 공복 시 혈중 인슐린 수치도 증가하게 된다. 인슐린 수치가 증가하게 되면 간에서의 성호르몬결합글로불린(sex hormone-binding globulin, SHBG) 생성이 감소하게 되고, 이로 인해서 성호르몬결합글로불린과 결합하지 않아 수

용체에 결합하여 작용을 할 수 있는 혈중 유리(free) 성 스테로이드의 농도는 증가하게 된다. 다낭성 난소증후군이 있는 여성에서 인슐린 저항과 고인슐린혈증이 관찰된다는 것은 널리 알려져 있으며 이러한 특성은 비만의 존재 여부에 상관없이 관찰된다(Dunaif 등, 1992; Ehrmann 등, 1995). 인슐린은 황체형성호르몬과 성선자극호르몬의 분비를 증가시키는 것이 실험적으로 증명되었다. 또한, 인슐린은 황체형성호르몬의 분비를 촉진함으로써 난소의 난포막 세포와 과립층세포(granulosa cell) 모두에서 스테로이드 생성을 촉진시킨다. 흥미롭게도, 다낭성 난소증후군에서 관찰되는 전신적인 인슐린 저항에도 불구하고, 난소의 인슐린 감수성은 유지된다(Rojas 등, 2014). 인간에게서 난포의 성장은 여러 기전의 조절을 통해 하나의 난포가 선택되어 최종적인 성숙을 거쳐 배란을 하게 된다. 다낭성 난소증후군에서는 초기 난포의 발달은 촉진되지만 이러한 난포들의 성장은 억제됨으로써 전형적인 다낭성 난소 형태를 띠게 된다. 초기 난포의 발달은 난포자극호르몬의 영향을 받지 않지만, 이후의 발달은 난포자극호르몬의 영향을 받는다. 난포의 성숙에는 여러 가지 안드로겐과 항뮬러관호르몬(anti-Mullerian hormone, AMH), 난포자극호르몬 등이 관여하며 다낭성 난소증후군에서는 이러한 균형이 깨지면서 난포 성장이 억제되는 것으로 알려져 있다(Franks 등, 2008). 과량의 황체형성호르몬(LH)은 난포막세포의 안드로겐 형성을 촉진하지만, 난포자극호르몬(FSH) 농도는 상대적으로 낮게 되고 안드로겐의 에스트라디올로의 전환이 충분히 이루어지지 못하게 된다. 이 때문에 우성 난포의 선택이 제대로 이루어지지 못하게 되고, 이는 만성적인 무배란을 유발한다(Levbe 등, 2013). AMH는 과립층세포에서 분비되며 원시난포가 일차난포로 이행하는 것을 방지하는 역할을 한다. 다낭성 난소증후군 여성의 난소 과립층세포는 정상 여성에 비해 더 많은 AMH를 분비하는 것으로 보고되었으며, 다낭성 난소증후군 여성의 난소에 존재하는 작은 동난포(antral follicle)들로 인해 다낭성 난소증후군 여성은 높은 혈중 AMH 수치를 보이게 된다(Pellatt 등 2007; Bhide 등, 2015).

비만도 다낭성 난소증후군의 병인에 기여하는 요인 중 하나로 알려져 있으며, 비만이 동반될 경우 더 심한 다낭성 난소증후군의 표현형을 보이게 된다. 비만은 인슐린 저항을 유발하고 이를 통해 다낭성 난소증후군에서 고안드로겐증을 악화시키는데, 안드로겐의 증가는 비만에서 관찰되는 성호르몬결합글로불린의 감소와도 연관되어 있다. 지방세포는 그 자체로 몇 가지 스테로이드 생성 효소를 분비함으로써 안드로스테니디온(androstenedione)을 테스토스테론으로, 테스토스테론을 더 강력한 효과를 나타내는 디하이드로테스토스테론(dihydrotestosterone, DHT)으로 전환시킨다. 비만인 청소년 소녀들을 대상으로 한 연구에서 신체질량지수(body mass index, BMI)가 증가할수록 유리 테스토스테론 농도도 비례하여 증가함이 보고되었다(Reinehr 등, 2005; McCartney 등, 2006). 정상 체중으로 보이는 다낭성 난소증후군 여성에서도 인슐린 저항이 나타나지만, 비만이 동반되면 인슐린 저항은 더욱 증가하게 된다(Rojas 등, 2014). 또한, 다낭성 난소증후군을 보이는 비만한 청소년기 소녀는 비만하지만 다낭성 난소증후군이 없는 소녀에 비해 인슐린 저항과 고인슐린혈증이 더욱 심한 것으로 알려져 있다(Anderson 등, 2014).

이러한 병태생리 중 유전적 요인을 살펴보겠다. 현재까지 100여 가지가 넘는 후보 유전자들이 다낭성 난소증후군의 병태생리와 연관되어 있을 것으로 보고되어 있으며, 최근 전장 유전체 연관분석 연구(genome wide association study)를 통해 활발히 연구가 진행되고 있다. 이러한 연구를 통해 밝혀진 유전자들은 주로 생식 생리에 연관된 호르몬의 합성과 기능에 영향을 미치고, 세포 대사 및 만성 염증과 연관되어 있는 것으로 보인다. 대표적으로 CYP17A1, CYP19, CYP21, HSD17B5, HSD17B6 등을 포함하여 스테로이드 생성과 관련된 몇 가지 주요 유전자가 관련되어 있는 것으로 보이며 성호르몬과 그 수용체와 연관된 유전자도 포함되어 있다. 다낭성 난소증후군은 제2형 당뇨병, 이상지질혈증, 비만 및 대사증후군과 강한 연관성을 갖는 대사성 질환이기도 하다. 따라서 해당 질환들과 관련된 신진대사 후보 유전자들인 비만 관련 유전자(FTO, 지방 및 비만 관련 유전자)들 및 인슐린 합성 및 기능과 관련된 유전자들(INS, 인슐린 유전자), (INSR, 인슐린 수용체), (IRS1, 인슐린 수용체 기질 1), IRS2, IGF, PPAR-g, CAPN10 등이 포함되어 있으며, 다낭성 난소증후군이 만성 염증성 상태와 관련이 있음을 반영하여 만성 염증과 연관된 사이토카인인 종양억제인자(TNF-$\alpha$), 인터루킨(interleukin(IL)-6, IL-1A, IL-1B) 및 플라스미노겐 활성 억제인자(plasminogen activator inhibitor, PAI) 등과 관련된 유전자도 보고되고 있다 (Azziz 등, 2016; Zhao 등, 2016).

다낭성 난소증후군의 병태생리를 이해하는 데에 있어서 유전적인 요인 외에 환경적인 노출 및 생활습관 요인 등이 작용하면서 그 복잡성이 증가하게 된다. 내분비교란 화학물질(endocrine disrupting chemical, EDC)은 우리 주변의 환경, 음식, 공산품 등에 포함되어 있으면서 호르몬 생합성, 신진대사 또는 작용에 영향을 미쳐서 정상적인 항상성 조절 또는 생식과정을 방해하는 물질들을 말한다(Diamanti-Kandarakis 등, 2009). 내분비교란 화학물질은 프탈레이트 및 비스페놀 A와 같은 가소제뿐만 아니라 최종 당산화물(advanced glycation end product, AGE) 등을 포함하는 광범위한 종류의 분자들을 포함한다(Rutkowska 등, 2016). 대부분의 노출은 음식, 포장재, 화장품 등을 통해 이루어지며, 의료용품을 통해서도 전달될 수 있다. 내분비교란 화학물질은 남성과 여성의 생식 능력, 비정상 유방 발달 및 유방암, 전립선암, 신경내분비, 갑상선, 신진대사 및 비만, 심혈관 등의 다양한 장기에 영향을 미친다.

노출 시점이 중요하며, 태아나 어린이들이 이러한 노출에 가장 취약한 것으로 알려져 있다(Testai 등, 2016). 일련의 동물 실험을 통해 출생 전 주요 시점에서 높은 농도의 안드로겐에 태아가 노출되면 다낭성 난소증후군과 연관이 있는 형질이 프로그래밍된다는 보고가 있다(Abbott 등, 2005; Dumesic 등, 2007) 이러한 연구 결과들을 통해 태아 시기나 유, 소아 시기에 안드로겐 역할을 하는 내분비교란 화학물질에 노출되었을 경우 성인기의 대사질환을 유발할 수 있을 것으로 보인다(Diamanti-Kandarakis 등, 2009). 성인 시기의 내분비교란 화학물질 노출 또한 다낭성 난소증후군과 관련된 내분비계 이상과 연관이 있을 수 있으며, 실제로 다낭성 난소증후군 여성에서 정상 배란주기를 보이는 여성에 비해 내분비교란 화학물질의 농도가 높다는 연구 결과도 보고되어 있다(Takeuchi 등, 2004; Diamanti-Kandarakis 등, 2005).

## 3. 청소년기 다낭성 난소증후군의 진단

청소년기의 다낭성 난소증후군 진단에서의 어려움은 청소년기 생리적 무배란증(physiological ado-lescent anovulation, PAA)에서 주로 기인한다. 초경 이후 약 2년간 월경주기의 거의 절반은 무배란성 주기이므로(Apter 등, 1977), 무배란증이라고 진단을 내리기에 성급하거나 오히려 진단이 masking 되는 경우가 생길 수 있다. 그러나 초경 후 2년이 지나고도 무배란이 지속되는 경우에는 향후 월경 이 계속 불규칙한 경우가 대부분이며(Southam 등, 1966), 이 경우에는 상당수가 다낭성 난소증후군 으로 진단될 것으로 여겨지고 있다. PAA는 또한 다낭성 난소증후군과 다른 유사점도 많은데, PAA 를 가진 사춘기 여성의 약 절반 정도가 다낭성 난소증후군과 유사한 황체형성호르몬 농도 증가 및 황체형성호르몬 리듬 빈도의 증가를 보이며, 이 여아들의 경우에는 혈중 테스토스테론 농도가 의미 있게 증가되어 있는 것으로 알려져 있다(Venturoli 등, 1992). PAA와 다낭성 난소증후군의 또 하나의 유사점은 사춘기의 일시적인 성장호르몬 증가로 인한 사춘기의 생리적인 인슐린 저항 및 보상성 고 인슐린혈증이며(Clark 등, 1996; Moran 등, 1999), 이러한 사춘기의 생리적 인슐린 저항은 그 정도 와 조직 선택성(tissue selectivity)이라는 측면에서 다낭성 난소증후군과 유사한 것으로 알려져 있다 (Amiel 등, 1991). 따라서 사춘기의 이러한 생리적 인슐린 저항은 성선자극호르몬과 상보적으로 난 소기원의 남성호르몬 과다 및 PAA에 기여하는 것으로 알려져 있다. 난소 모양이라는 측면에서도 다 낭성 난소증후군과 유사한 소견을 보이는 청소년기 여성이 많은 것으로 알려져 있는데, 청소년기 여아의 약 1/4에서 난소기질의 증가 없이 multifollicular ovary의 소견을 보여 다낭성 난소와의 구분 이 어려운 것으로 보고된 바 있다(Adams 등, 1985; Brook 등, 1988).

### 1) 다낭성 난소증후군의 진단 기준

다낭성 난소증후군은 진단에 있어서 많은 어려움이 있으며, 이러한 어려움은 청소년기 여아의 진 단에서 더욱 가중된다. 다낭성 난소증후군은 일종의 증후군(syndrome)으로 분류되는 만큼, 임상 적, 진단적인 소견을 통해서 진단하게 되며, 고안드로겐증을 일으키는 다른 질환을 배제하는 과정이 동반되어야 한다. 이러한 어려움을 반영하여 다낭성 난소증후군의 다양한 표현형을 정리 하여 진단 기준을 확립하려는 노력이 이루어져왔으며, 1990년 NICHD(National Institute of Child Health and Human Development)에서 최초의 진단 기준을 제시한 바 있으며, 현재 일반적으로 사용되는 진단기준은 해당 기준을 보완하여 2003년 Rotterdam ESHRE/ASRM-Sponsored PCOS Consensus Workshop Group에서 발표된 "Rotterdam 기준"이다. 이 기준은 다음의 세 가지 기준 중 2개 이상을 충족하는 경우 다낭성 난소증후군을 진단할 수 있다고 제시하고 있다.

• 만성 무배란
• 임상적 혹은 혈중 고안드로겐증

• 초음파상 다낭성 난소: 한 개의 난소에 2~9 mm 직경의 난포가 12개 이상 있거나 난소 용적이 10 mL 이상

이러한 기준은 1990년대의 기준에 비해서 영상학적 기준을 추가하였기 때문에 만성 무배란이 있으면서 고안드로겐증은 동반되지 않는 좀 더 광범위한 인구군을 진단에 포함하게 되었다. 이 때문에 이후 고안드로겐증이 동반되지 않은 다낭성 난소증후군 환자는 고안드로겐증이 동반된 다낭성 난소증후군 환자와 서로 다른 특성을 보이기 때문에 구분해야 한다는 의견이 제시된 바, 2012년 미국 NIH (National Institutes of Health)에서는 Rotterdam 기준을 인정하되 표현형에 따른 네 가지 구분을 제시하였다(표 10-1).

이와 같은 표현형에 따른 분류의 도입은 다낭성 난소증후군이 여성의 건강에 미치는 영향을 분석하는데 있어서 생식 이상, 자궁내막증식 및 자궁내막암 등 악성 종양, 인슐린 저항 및 제2형 당뇨병, 심장질환, 이상지질혈증 및 뇌혈관 질환, 불안/우울증 등 광범위한 영역에 미치는 영향에 대해 장기적인 역학 연구가 필요하다는 시각을 반영한 것이라 볼 수 있겠다. 그러나 이러한 진단 기준은 성인을 진단하기 위해 제시된 기준이며, 청소년기의 다낭성 난소증후군은 앞서 서술한 바와 같이 다른 양상으로 나타날 수 있으므로 이러한 기준을 청소년에 적용하는 데는 신중한 주의가 필요하다(Rothenberg 등, 2018).

2018년 Teede 등에 의해 발표된 "International evidence-based guideline for the assessment and management of polycystic ovary syndrome" 지침에서도 성인에서는 위에 언급된 Rotterdam criteria 기준을 적용하여 다낭성 난소증후군을 진단할 수 있으나, 정상적인 생식 생리 기전과 중복되는 청소년기의 다낭성 난소증후군을 진단함에 있어서 과도한 진단을 피하고 적절한 진단을 하기 위해 아래와 같은 사항을 따르도록 권유하고 있다.

• 초경 후 8년 이내의 청소년에서는 초음파 진단을 권장하지 않는다.
• 이 시기에 진단이 불분명한 경우 "위험요소가 있는" 것으로 규정하고 추적 관찰 및 재평가를 시행한다.
• 진단의 정확도를 향상시키기 위해 정상적인 생식생리 기전과 중복되는 것을 제한한다.

표 10-1 다낭성 난소증후군의 표현형에 따른 분류

| 표현형 A | HA + OD + PCOM |
|---|---|
| 표현형 B | HA + OD |
| 표현형 C | HA + PCOM |
| 표현형 D | OD + PCOM |

HA: 임상적 또는 생화학적 고안드로겐증(hyperandrogenism), OD: 배란장애(ovulatory dysfunction)
PCOM: 다낭성 난소(polycystic ovarian morphology)

## 2) 실험실 검사

고안드로겐증은 청소년기에서 가장 흔하게 나타나는 다낭성 난소증후군의 특징이다(Legro등, 2013). 그러나 성인과는 달리 청소년기의 소녀를 평가할 때는 여드름이나 다모증만으로 고안드로 겐증을 판단해서는 안 되며, 심한 정도의 해당 피부 증상을 동반할 때 고안드로겐증을 의심해야 한다. 예를 들어 얼굴의 여드름이나 가벼운 다모증은 청소년기 소녀에서 흔히 관찰될 수 있으나, 연고 치료에 반응하지 않는 중등도 이상의 염증성 여드름(염증성 병변이 11개 이상)이나 modified Ferriman-Gallwey 점수 시스템 상 중등도 이상의 다모증을 보이는 경우에는 고안드로겐증에 대한 혈청학적 검사를 진행해야 한다. 그러나 modified Ferriman-Gallwey 점수 설정 시 18~38세 여성만을 대상으로 분석한 것이라, 이 결과를 청소년기 여아에서도 적용하는 것이 적합한가 하는 문제가 있다(Ferriman and Gallwey, 1961; Hatch 등, 1981). 따라서 Lucky 등(2001)은 사춘기 여아 에서는 윗입술털 유무를 보는 것이 더 유용하다고 언급한 바 있다.

고안드로겐증에 대한 생화학적 평가를 시행하려면 객관적으로 정해진 기준 값이 필요하다. 고안드로겐증을 진단함에 있어서 혈청 테스토스테론을 일차적으로 측정하는 것이 권유되는데, 그 중에서도 유리 테스토스테론은 총테스토스테론 중 생리적으로 활성을 가지는 분율을 반영하며, 안드로겐 상승을 반영하는 가장 민감한 지표 중 하나이다. 하지만 혈중에 순환하는 유리 테스토 스테론은 성호르몬결합글로불린의 영향을 받을 수 있으며 성호르몬결합글로불린은 생리학적인 상태에 따라 변동이 있을 수 있음을 고려해야 한다. 이 외에 안드로스테니디온이나 DHEA-S와 같 은 안드로겐들도 측정할 수 있으나 비용-효과 측면에서 이러한 안드로겐들을 일률적으로 측정하 는 것은 아직까지 권유되지 않는다. 사춘기 직후 혈중 테스토스테론 수치는 성인 수치로 증가하 게 되며 이 시기에는 성인 기준을 적용할 수 있다(Rosenfield, 2015). 테스토스테론을 측정하는 다 양한 검사 방법이 존재하며 이에 대한 검사법 간, 실험실 간의 표준화가 아직 이루어지지 않았기 때문에 검사 결과를 해석함에 있어서 민감도, 특이도, 정확도 측면에 대한 고려를 해야 한다. 실 제 임상에서 유리 테스토스테론을 평형투석분석(Equilibrium dialysis assay)를 이용해서 측정하는 것에는 한계가 있으므로 free androgen index (FAI) 혹은 유리 테스토스테론을 계산해서 생화학적 남성호르몬 과다를 진단하는 것을 적극적으로 고려해야 하며, 두 가지 방식 모두 총테스토스테론 및 성호르몬결합글로불린 측정이 필수적이므로 향후 다낭성 난소증후군의 진단에서 성호르몬결 합글로불린의 역할이 증대될 것으로 여겨진다.

## 3) 임상 증상

불규칙한 월경 및 무배란 주기는 시상하부-뇌하수체-난소 축이 성숙하는 과정의 초기에는 정상 적으로도 관찰될 수 있다. 초경 직후 1년간은 약 85%의 월경 주기가 무배란성이며, 초경 6년 후에는 25%로 감소하게 된다(Legro 등, 2013). 그럼에도 불구하고 다낭성 난소증후군을 보이는 청소년의 2/3에서는 불규칙한 월경이 동반될 수 있다. 정상적인 희발 월경을 다낭성 난소증후군에 의한 증상과 구분하기는 쉽지 않지만, 월경 주기가 19~90일을 벗어나거나, 16세까지 월경이 없거나 유방발달 2~3년 후에도 무월경인 경우, 초경 후 2년 이상 희발 월경이 지속되는 경우에는 평가가 필요하다. 또한 다낭성 난소증후군은 배제 진단 과정을 거쳐야 한다는 사실을 항상 염두에 두어야 하는데, 다낭성 난소증후군이 의심되는 여성에서는 고안드로겐증을 유발할 수 있는 다른 이상들을 감별해야 하며, 이러한 질환으로는 안드로겐 분비 종양, 선천부신과다형성(congenital adrenal hyperplasia, CAH) 등이 포함된다. 특히 비전형적 선천부신과다형성(non-classic congenital adrenal hyperplasia, NCCAH)은 가임기 여성에서 발생하는 고안드로겐성 무배란의 1~4%에서 관찰되므로 이에 대한 의심 및 감별을 위한 검사를 해야 한다. 난소 주기 중 난포기에 수산화프로게스테론 혈중 농도 측정이 초기에 시행할 수 있는 감별 검사이며, 200 ng/d를 초과하는 경우 비전형적 선천성 부신증식증을 92~98%의 민감도로 감별할 수 있는 것으로 알려져 있고, 이러한 경우 부신피질자극호르몬(adrenocorticotropic hormone, ACTH) 자극검사를 통해 확진할 수 있다(Rosenfield, 2015). 중심성 비만, 다모증, 고혈압이 빠르게 진행하는 경우에는 쿠싱증후군(Cushing's syndrome)을 의심해야 한다. 갑상선 기능이나 유즙분비호르몬의 이상도 감별하는 것이 추천된다. 이러한 검사들은 환자의 임상 양상을 종합적으로 고려하여 개별화된 검사를 진행해야 한다.

## 4) 영상 검사

성인의 다낭성 난소증후군을 진단함에 있어서 영상학적 검사는 중요한 역할을 한다. 하지만 초경 시기에는 다낭성 난소 형태는 정상적으로도 흔히 관찰될 수 있다. 정상 청소년의 약 50%에서 다낭성 난소 형태 기준을 만족하는 소견을 보인다는 관찰 결과가 있다(Bridges등, 1993). 초경을 시작한 후 수 년간은 우성 난포 동원이 불완전하여 무배란 주기가 발생할 수 있으며, 이러한 이유로 청소년기에는 정상적으로도 다낭성 난소 형태가 관찰될 수 있다(Youngster 등, 2014). 따라서 청소년기의 다낭성 난소증후군을 진단할 때, 특히 초경 2년 이내에는 무배란 증상이나, 초음파상의 다낭성 난소 소견만으로 다낭성 난소증후군으로 판단을 내려서는 안 된다는 것은 다시 한번 강조되며, 영상학적 검사는 임상적 소견과 혈청 검사 결과로도 진단을 내리기 불확실한 경우 보조적으로 시행할 수 있다.

### (1) 초음파 검사
성인 여성에서 질을 통한 초음파 검사는 골반 내 구조물을 평가하는데 유용한 수단이지만, 청소년기의 소녀를 검진할 때에는 성관계 경험이 없는 경우 질초음파 검사를 시행할 수 없다. 이러한 경우 복부 초음파를 시행할 수 있지만 질초음파에 비해 골반 내 장기를 정확히 판단하기 힘들며,

특히 관찰 대상이 비만한 경우에는 난소를 제대로 관찰하기 힘들 수 있다(Shayya 등, 2010). 따라서 동난포 숫자는 복부초음파에서는 시행하지 않는다.

### (2) 자기공명영상(magnetic resonance imaging, MRI)

초음파 검사와 비교해서 자기공명영상은 청소년기의 여성의 난소에 대한 가장 정확한 영상적 정보를 제공한다. 이러한 검사 방법은 비침습적이며 모든 나이대의 여성에서 시행할 수 있다는 장점이 있다. 비만한 여성 청소년을 대상으로 다낭성 난소증후군이 있는 경우와 없는 경우를 자기공명영상으로 비교한 연구에서 Rotterdam 기준을 적용하였을 때 77~82%의 진단 특이도를 보였다(Kenigsberg등, 2015). 임상적 소견과 혈청 검사 결과만으로 다낭성 난소증후군 진단을 내리기 불확실한 경우 자기공명영상은 신뢰할 만한 보조적 영상 진단 도구가 될 수 있지만, 자기 공명 영상이 고가의 검사인 점을 감안할 때 현실적으로 임상 진료에 적용하기에는 한계가 있다. 또한 자기공명영상을 이용하였을 때의 정상 범위에 대한 기준값은 아직 명확히 정해져 있지 않다.

## 4. 청소년기 다낭성 난소증후군의 관리

청소년기 다낭성 난소증후군의 치료에 대한 가장 큰 관심 부분은 불규칙한 월경, 고안드로겐증, 비만과 그에 따르는 결과들, 그리고 중요한 성장 단계에서의 자존감과 자아상(self-image)에 대한 영향이 될 것이다. 다낭성 난소증후군이 동반된 청소년의 관리는 여러 가지 방법을 상황에 맞게 병용하는 것이 필요하며, 비만 여부와 상관없이 기본적으로 비 약물요법인 생활습관 교정을 우선적으로 고려하게 된다. 청소년기의 다낭성 난소증후군과 우울증 간의 연관성은 아직 확립되지 않았지만 호르몬 및 대사 이상의 개선은 자아상의 존중에 긍정적 인 영향을 줄 수 있을 것으로 기대한다(2015, Spritzer).

### 1) 생활습관 교정(life style modification)

다낭성 난소증후군 여성의 약 50%는 과체중이나 비만이며, 이러한 특성은 또한 제2형 당뇨병, 고혈압, 심혈관계 질환, 불규칙한 월경 등의 발생과 연관이 있다(Cattrall 등, 2004; Domecq 등, 2013). 생활습관 교정의 주된 방법은 칼로리 제한 식이 및 운동요법으로 다낭성 난소증후군의 질환의 경과를 호전시킬 수 있는 것으로 알려져 있다. 운동요법은 30~45분 정도 중강도의 활동적인 운동을 주 3회 이상 시행하는 것을 권장한다.

청소년기의 비만은 확장된 지방 조직이 안드로겐 생성에 영향을 미치고 아디포카인(adipokine)/사이토카인(cytokine)분비를 방해하게 된다. 따라서 다낭성 난소증후군을 가진 청소년은 대사증후군, 당 대사이상, 이상지질혈증 같은 대사성 합병증이 발생될 위험이 더 높다(Anderson 등, 2014; Spritzer 등, 2014). 이러한 근거에 따라 비만을 동반한 청소년 다낭성 난소증후군의 관리 및 치료의 핵심 목표는 체중 감량 및 적정 체중의 유지가 될 것이다. 비만한 다낭성 난소증후군의 여성에서 체중의 5~10%가 감량되면 정기적인 월경주기가 회복된다는 보고가 있는데(Kiddy 등, 1992; Toscani 등, 2011), 청소년에서도 비슷한 결과가 보고되고 있다. Ornstein 등(2011)의 연구에 의하면 다낭성 난소증후군의 청소년에 있어서 저탄수화물 식이요법 또는 저지방 식이요법으로 각각 12 주를 치료하였을 때 체중 감소는 평균적으로 치료 이전보다 6.5%의 수치를 보이면서 불규칙한 월경이 개선되는 효과를 보였다. 이러한 체중 감소와 불규칙한 월경의 회복은 두 식이요법 군 사이에 통계적인 유의한 차이는 보이지 않았다.

생활습관 교정은 공복 혈당 및 인슐린 수치 개선에 효과가 있는 것으로 분석되었으며, 이러한 효과는 메트포민을 복용할 때와 유사한 결과였다(Domecq 등, 2013). 무작위배정 시험을 통해 환자군에게 6개월간의 체계적이고 규칙적인 운동요법을 시행하였을 때 인슐린 감수성 지수가 개선되었고 심혈관 질환의 죽상경화 정도를 반영하는 경동맥 내중막 두께(intima-media thickness, IMT)의 감소, 혈관 확장반응(flow-mediated dilation, FMD), 지질 수치의 개선, 심폐기능의 향상, 월경 횟수 증가 등의 효과가 보고되었다(Orio 등, 2016). 2013년 Endocrine Society-appointed Task Force of experts는 과체중/비만이 동반된 청소년기의 다낭성 난소증후군 여성에 대하여 생활습관 교정을 위한 가이드라인을 제시하였다. 그러나 정상 체중 범위의 다낭성 난소증후군 여성에서 생활습관 교정으로 인한 다낭성 난소증후군 표현형의 개선 효과는 아직까지 불명확하다(Legro 등, 2013).

다낭성 난소증후군을 가진 청소년을 대상으로 생활양식 교정을 시행한 결과를 보고한 연구는 아직까지 많지 않지만 그 결과는 긍정적이다. 12~18세의 다낭성 난소증후군을 가진 비만 청소년을 대상으로 무작위배정시험을 통해 메트포민, 위약, 생활양식 교정 프로그램, 복합 경구피임제의 4 군으로 나누어 치료를 진행한 결과, 생활양식 교정 프로그램을 진행한 군은 FAI가 59% 감소하였으며 성호르몬결합글로불린이 122%로 증가하였다(Hoeger 등, 2008). 또 다른 연구에서 12~18세의 다낭성 난소증후군을 가진 비만 청소년을 대상으로 1년간의 생활양식 교정 프로그램을 진행한 결과 44%의 환자에서 체중 감소(평균 3.9 kg/m²)를 보였다. 체중 감소를 보인 환자군은 무월경과 희발월경이 각각 42%, 19% 감소하였다. 또한 체중이 감소한 군은 그렇지 않은 군에 비해 테스토스테론 수치가 유의하게 감소하였으며 성호르몬결합글로불린 농도는 유의하게 증가하였다(Lass 등, 2011).

청소년을 대상으로 생활습관 교정을 시행할 때에는 청소년기에는 식이조절과 운동요법을 지속적으로 유지하는 것이 쉽지 않음을 염두에 두어야 한다. 이러한 단점을 보완하기 위해 Hoger 등 (2008)의 연구에서는 환자의 부모를 참가시켜서 식이, 운동, 행동에 대한 전반적인 교육을 함께 진행하였다. 교육 기간이 지난 후에도 꾸준히 생활습관 교정을 유지하도록 하였을 때 높은 치료 성공률을 보였으며, 꾸준한 관리가 이루어질 수 있는 사회적인 지지가 필요할 것으로 여겨진다.

## 2) 약물 치료

### (1) 복합 경구피임제(combined oral contraceptives)

복합 경구피임제는 에스트로겐과 프로게스틴을 함유한 약제로 다낭성 난소증후군으로 진단된 청소년의 치료에 있어서 일차적으로 선택되는 약제이다. 패치나 질로 넣는 링 같은 제형을 사용할 수도 있으나 특정 방식이 다른 방식에 비해 우월하다는 증거는 아직까지 없으며, 일반적으로는 경구 약제를 사용하게 된다. 청소년기 여성에서 경구피임제의 적절한 사용기간에 대한 데이터는 아직까지 불충분하다(Pfeifer 등, 2009). 호르몬 요법을 사용하기 전에는. 정맥혈전색전증이나 폐색전증이 있던 경우에는 에스트로겐이 포함된 약제는 금기이므로 호르몬 요법을 사용하기 전에는 이에 대한 확인이 필요하다.

다낭성 난소증후군이 있는 청소년에게 복합 경구피임제를 사용하였을 경우 여러 가지 장점들이 있다. 복합 경구피임제에 포함된 에스트로겐은 성호르몬결합 단백을 증가시키며 이로 인해 활성을 가지는 유리 테스토스테론 수치를 감소시키는 역할을 하여, 궁극적으로 안드로겐 과다로 인한 증상을 완화시킨다. 프로게스틴은 황체형성호르몬 수치를 억제함으로써 난소의 안드로겐 합성을 감소시키며, 5$\alpha$-환원효소(reductase) 활동을 억제함으로써 말초에서 테스토스테론이 다모증의 주요한 원인이 되는 디하이드로테스토스테론(dihydrotestosterone, DHT)으로 전환되는 것을 감소시키는 역할을 하므로 복합 경구피임제는 항안드로겐 효과를 나타나게 된다.

복합 경구피임제는 또한 생리 주기 조절 및 자궁 내막 보호 효과도 있다. 다낭성 난소증후군이 있는 청소년은 높은 빈도로 불규칙한 월경이나 월경 과다를 보이며 이 때문의 삶의 질이 저하될 수 있는데, 이러한 청소년에게 복합 경구피임제는 월경 주기를 일정하게 하여 예측 가능하게 도움을 줄 수 있다. 다낭성 난소증후군은 일차성 무월경으로도 나타날 수 있으므로, 사춘기 발달의 증거가 있으면서(예: Tanner IV 단계 유방 발달) 고안드로겐증이 의심되는 청소년에서 아직 초경이 시작되지 않았다면 복합 경구피임제를 사용해볼 수 있다(Legro 등, 2013).

복합 경구피임제는 지질 수치를 개선하는데도 도움이 된다. 장기 사용에 따른 효과는 아직까지 보고되지 않았지만 단기로 사용하였을 경우 고밀도지질단백질(high density lipoprotein, HDL) 수치의 증가는 에스트로겐의 유익한 효과 중 하나이다. 총 콜레스테롤과 저밀도 지질단백질 콜레스테롤은 감소하게 된다.

### (2) 메트포민(metformin)

메트포민은 청소년기 다낭성 난소증후군에서 흔히 처방되는 또 다른 약제이다. 메트포민은 바이구아니드(biguanide) 제제로 주로 제2형 당뇨병의 치료에 사용된다. 주된 역할은 간에서의 포도당 생성을 감소시키고, 말초 조직에서의 인슐린 감수성을 높인다고 알려져 있으나 청소년기에 장기간 사용한 데이터는 아직 부족하다. 메트포민의 가장 큰 효과는 내당능의 개선 및 비만 여부에 상관없이 다낭성 난소증후군을 가진 청소년에게서 흔히 관찰되는 대사증후군을 개선시키는 것이다. Gooding 등(2014)의 연구에 따르면 다낭성 난소증후군을 가진 청소년의 약 18~24%에서는 당대사 이상이 동반되는 것으로 보고되어 있다.

Bridger 등(2006)은 고인슐린혈증을 동반한 13~18세 사이의 다낭성 난소증후군 청소년 22명을 대상으로 12주간 메트포민 단기 치료를 한 결과, 테스토스테론 농도가 감소되며 월경 가능성을 증가시키고 고밀도지질단백질-콜레스테롤 농도를 개선시킨다고 보고하였다. 연구 대상군들은 모두 만성적인 희발월경, 고안드로겐증, 높은 신체질량지수(26.0~44.7)의 비만에 해당되었다. 인슐린 감수성은 메트포민 복용군에서 증가했으나 통계학적 유의성은 없었고 메트포민 치료에 따른 체중증가는 없었다.

앞서 언급된 Hoeger 등(2008)은 무작위배정시험을 통해 비만한 다낭성 난소증후군 청소년을 대상으로 하여 메트포민, 위약, 생활양식 교정 프로그램, 복합 경구피임제의 효과를 비교한 결과, 비록 복합 경구피임제가 더 좋은 효과를 보이긴 했으나 메트포민 사용군도 중성지방을 낮추고, 공복혈당 낮추는데 유의한 효과를 가져오는 것으로 보고하였다.

비만한 다낭성 난소증후군 청소년에서 메트포민이 식이 요법 및 생활습관 교정을 위한 보조제로 투여될 때 체중 감량 외에 다른 추가적인 이점이 있는 지에 대하여 합의된 바는 없다. 실제로 일부 연구자들은 메트포민 단일 요법이 청소년의 월경주기 개선 목적으로는 권장되지는 않지만(Bhagavath 등, 2014), 생활습관 교정이 효과가 없을 때 메트포민이 치료법으로 사용될 수 있다는 의견도 제시되고 있다(Arslanian 등, 2002; Glueck 등, 2001; Glueck 등, 2006; Vitek 등, 2014). 2013년 Endocrine Society-appointed Task Force of experts는 메트포민은 다낭성 난소증후군 청소년에서 다모증과 여드름 치료에 제한적이거나 효과가 없다고 하였으나 대사 이상을 개선하는 데에는 효과가 있는 것으로 권유하였다(Legro 등, 2013).

### (3) Spironolactone

Spinorolactone은 다낭성 난소증후군과 그에 동반된 다모증 개선을 위해 사용할 수 있는 약제이다. 이 약제는 알도스테론 길항제로 작용하는 이뇨제로 주된 치료 기전은 난소와 부신에서 안드로겐의 생합성을 억제하고, 모낭에서 안드로겐 수용체와 직접 경쟁적으로 결합하며, 5α-환원효소의 활성을 억제하는 것이다. 투여 효과는 용량 의존적이며 치료 후 약 6개월 뒤 효과가 나타난다. 저혈압, 빈맥, 질출혈 등의 부작용이 흔하기 때문에 가급적 저용량(25 mg/day)으로 치료를 시작한다 이 약제는 고칼륨혈증이 있거나 혈중 칼륨 수치를 높일 수 있는 약물을 복용하는 환자에서는 사용하면 안 된다. 그러나 신기능이 정상적인 경우에는 약물을 사용하는 동안 칼륨수치를 지속적으로 측정할 필요는 없다. 이 약제는 임신 시 태아의 남성화를 유발할 수 있기 때문에 약물을 복용하는 동안 피임을 하도록 해야 한다. 현재까지 청소년을 대상으로 spinorolactone을 이용하여 치료한 결과는 발표된 바 없지만, 성인에서 메트포민과 함께 사용하였을 경우 DHEA-S 수치 및 다모증 점수를 유의하게 낮추는 것으로 보고되었다(Mazza 등, 2014).

## 5. 결론

다낭성 난소증후군은 청소년에서 불규칙한 월경과 고안드로겐증으로 나타날 수 있는 다양한 양상
으로 보이는 질환이다. 병인은 아직까지 불명확하지만 대사적, 유전적, 환경적 요인들이 복합적으로
작용하는 것으로 보인다. 난소에서의 안드로겐 생성의 불균형으로 인해 에스트로겐에 비해 테스토
스테론의 합성이 증가하게 된다. 인슐린 저항은 호르몬 균형에 영향을 미쳐서 정상적인 난포 성숙이
저해되며, 이러한 증상은 비만한 경우 더 심하게 나타난다. 청소년기는 시상하부-뇌하수체-난소 축
이 발달하는 과정에 있는 미성숙한 시기이고 정상적인 사춘기의 변화가 다낭성 난소증후군으로 유
발되는 증상과 유사하기 때문에 청소년기에 다낭성 난소증후군을 진단하는 것을 세심한 주의를 요
하는 과정이다. 다낭성 난소 증후군이 동반된 청소년의 관리는 여러 가지 방법을 상황에 맞게 병용
하는 것이 필요하며, 비만 여부와 상관없이 기본적으로 생활습관 교정 및 운동 치료를 병행해야 한
다. 약물적 치료는 다낭성 난소증후군에 동반되는 증상들을 개선하는 효과가 있다. 복합 경구피임제
는 월경 주기 조절에 효과적이며, 성호르몬결합글로불린의 증가를 통해 테스토스테론 작용을 줄이
는 효과가 있다. 대사 이상은 메트포민을 이용할 경우 호전될 수 있으며, 체중 감소 및 포도당불내성
을 호전시키는 효과가 있다. Spinorolactone은 다모증과 여드름의 호전에 도움을 줄 수 있다.

### 참고문헌

- Abbott D, Barnett DK, Bruns CM, et al. Androgen excess fetal programming of female reproduction: a developmental aetiology for polycystic ovary syndrome? Human reproduction update 2005; 11: 357-74.
- Adams J, Franks S, Polson DW, Mason HD, Abdulwahid N, Tucker M, et al. Multifollicular ovaries: clinical and endocrine features and response to pulsatile gonadotropin releasing hormone. Lancet 1985; 2: 1375-9.
- Amiel SA, Caprio S, Sherwin RS, Plewe G, Haymond MW, Tamborlane WV. Insulin resistance of puberty: a defect restricted to peripheral glucose metabolism. J Clin Endocrinol Metab 1991; 72: 277-82.
- Amsterdam ESHRE/ASRM-Sponsored 3rd PCOS Consensus Worshop Group Consensus on women's health aspects of polycystic ovary syndrome (PCOS). Hum Reprod 2012; 27: 14-24.
- Anderson AD, Solorzano CM, McCartney CR. Childhood obesity and its impact on the development of adolescent PCOS. Semin Reprod Med 2014; 32: 202-13.
- Apter DR and Vihko R. Serum pregnenolone, progesterone, 17-hydroxyprogesterone, testosterone and 5 alpha-dihydrotestosterone during female puberty. J Clin Endocrinol Metab 1977; 45: 1039-48.
- Arslanian SA, Lewy V, Danadian K et al. Metformin therapy in obese adolescents with polycystic ovary syndrome and impaired glucose tolerance: amelioration of exaggerated adrenal response to adrenocorticotropin with reduction of insulinemia/insulin resistance. J Clin Endocrinol Metab 2002; 87: 1555-9.
- Azziz R, Carmina E, Chen Z, et al. Polycystic ovary syndrome. Nat Rev Dis Primers 2016; 2: 16057.
- Bhagavath B, Vitek W, Queenan J, et a. Metformin and other insulin sensitizers in polycystic ovary syndrome.

Semin Reprod Med 2014; 32: 323-30.

- Bhide P, Dilgil M, Gudi A, et al. Each small antral follicle in ovaries of women with polycystic ovary syndrome produces more antimüllerian hormone than its counterpart in a normal ovary: an observational cross-sectional study. Fert Steril 2015; 103: 537-41.

- Bridger T, MacDonald S, Baltzer F, et al. Randomized placebo-controlled trial of metformin for adolescents with polycystic ovary syndrome. Arch Pediatr Adolesc Med 2006; 160: 241-6.

- Bridges NA., Cooke A, Healy MJ, et al. Standards for ovarian volume in childhood and puberty. Fertil Steril 1993; 60: 456-60.

- Brook CG, Jacobs HS, Stanhope R. Polycystic ovaries in childhood. Br Med J (Clin Res Ed) 1988; 296: 878.

- Cattrall FR, Healy DL. Long-term metabolic, cardiovascular and neoplastic risks with polycystic ovary syndrome. Best Pract Res Clinl Obstet Gynaecol 2004; 18: 803-12.

- Clark PA, Rogol AD. Growth hormones and sex steroid interactions at puberty. Endocrinol Metab Clin North Am 1996; 25: 665-81.

- Diamanti-Kandarakis E, Katsikis I, Piperi C, et al. Increased serum advanced glycation end-products is a distinct finding in lean women with polycystic ovary syndrome (PCOS). Clin endocrinol 2008; 69: 634-41.

- Diamanti-Kandarakis E, Bourguignon JP, Giudice LC, et al. Endocrine-disrupting chemicals: an Endocrine Society scientific statement. Endocr Rev 2009; 30: 293-342.

- Domecq JP, Prutsky G, Mullan RJ, et al. Lifestyle modification programs in polycystic ovary syndrome: systematic review and meta-analysis. J Clin Endocrinol Metab 2013; 98: 4655-63.

- Dumesic DA, Abbott DH, Padmanabhan V. Polycystic ovary syndrome and its developmental origins. Rev Endocr Metab Disord 2007; 8: 127-41.

- Dunaif A, Segal KR, Shelley DR, et al. Evidence for distinctive and intrinsic defects in insulin action in polycystic ovary syndrome. Diabetes 1992; 41: 1257-66.

- Ehrmann DA, Sturis J, Byrne MM, et al. Insulin secretory defects in polycystic ovary syndrome. Relationship to insulin sensitivity and family history of non-insulin-dependent diabetes mellitus. J clin Invest 1995; 96: 520-7.

- Ferriman D, Gallwey JD. Clinical assessment of body hair growth in women. J Clin Endocrinol Metab 1961; 21: 1440-7.

- Franks, S. Polycystic ovary syndrome in adolescents. Intl J obes 2008; 32:. 1035-41.

- Glueck CJ, Aregawi D, Winiarska M, et al. Metformin-diet ameliorates coronary heart disease risk factors and facilitates resumption of regular menses in adolescents with polycystic ovary syndrome. J Pediatr Endocrinol Metab 2006; 19: 831-42.

- Glueck CJ, Wang P, Fontaine R, et al. Metformin to restore normal menses in oligo-amenorrheic teenage girls with polycystic ovary syndrome (PCOS). J Adolesc Health 2001; 29: 160-9.

- Gooding HC, Milliren C, St Paul M, et al. Diagnosing dysglycemia in adolescents with polycystic ovary syndrome J Adolesc Heal 2014; 55: 79e84.

- Hatch R, Rosenfield RL, Kim MH, et al. Hirsutism: implications, etiology, and management. Am J Obstet Gynecol 1981; 140: 815-30.

- Hoeger K, Davidson K, Kochman L, et al. The impact of metformin, oral contraceptives, and lifestyle modification on polycystic ovary syndrome in obese adolescent women in two randomized, placebo-controlled clinical trials. J Clin Endocrinol Metab 2008; 93: 4299-306.

- Kenigsberg LE, Agarwal C, Sin S, et al. Clinical utility of magnetic resonance imaging and ultrasonography for diagnosis of polycystic ovary syndrome in adolescent girls. Fertil steril 2015; 104: 1302-9.

- Kiddy DS, Hamilton-Fairley D, Bush A, et al. Improvement in endocrine and ovarian function during dietary treatment of obese women with polycystic ovary syndrome. Clin Endocrinol (Oxf) 1992; 36: 105-11.

- Lass N, Kleber M, Winkel K, et al. Effect of lifestyle intervention on features of polycystic ovarian syndrome, metabolic syndrome, and intima-media thickness in obese adolescent girls. J Clin Endocrinol Metab 2011; 96: 3533-40.

- Lebbe M, Woodruff TK. Involvement of androgens in ovarian health and disease. Mol Hum Reprod 2013; 19: 828-37.

- Legro RS, Arslanian SA, Ehrmann DA et al. Diagnosis and treatment of polycystic ovary syndrome: an Endocrine Society clinical practice guideline. J Clin Endocrinol Metab 2013; 98: 4565-92.

- Lucky AW, Biro FM, Daniels SR, et al. The prevalence of upper lip hair in black and white girls during puberty: a new standard. J Pediatr 2001; 138: 134-6.

- Mazza A, Fruci B, Guzzi P, et al. In PCOS patients the addition of low-dose spironolactone induces a more marked reduction of clinical and biochemical hyperandrogenism than metformin alone. Nutr Metab Cardiovasc Dis 2014; 24: 132e9.

- McCartney CR, Blank SK, Prendergast KA, et al. Obesity and sex steroid changes across puberty: evidence for marked hyperandrogenemia in pre-and early pubertal obese girls. J Clin Endocrinol Metab 2006; 92: 430-36.
- Moran A, Jacobs DR Jr, Steinberger J, et al. Insulin resistance during puberty: results from clamp studies in 357 children. Diabetes 1999; 48: 2039-44.
- National Institutes of Health evidence-based methodology workshop on polycystic ovary syndrome (PCOS). NIH EBMW Report. Bethesda, National Institutes of Health 2012; 1: 1-14.
- Nelson V, Legro RS, Strauss JF 3rd, et al. Augmented androgen production is a stable steroidogenic phenotype of propagated theca cells from polycystic ovaries. Mol Endocrinol 1999; 13: 946-57.
- Orio, F, Muscogiuri G, Giallauria F, et al. Oral contraceptives versus physical exercise on cardiovascular and metabolic risk factors in women with polycystic ovary syndrome: a randomized controlled trial. Clin Endocrinol 2016; 85: 764-71.
- Ornstein RM, Copperman NM, Jacobson MS. Effect of weight loss on menstrual function in adolescents with polycystic ovary syndrome. J Pediatr Adolesc Gynecol 2011; 24: 161-5.
- Pellatt L, Hanna L, Brincat M, et al. Granulosa cell production of anti-Mullerian hormone is increased in polycystic ovaries. J Clin Endocrinol Metab 2007; 92: 240-5.
- Pfeifer SM, Kives S. Polycystic ovary syndrome in the adolescent. Obstetrics Gynecol Clin N Am 2009; 36: 129e52.
- Reinehr T, de Sousa G, Roth CL, et al. Androgens before and after weight loss in obese children. J Clin Endocrinol Metab 2005; 90: 5588-95.
- Rojas J, Chávez M, Olivar L, et al. Polycystic ovary syndrome, insulin resistance, and obesity: navigating the pathophysiologic labyrinth. Int J Reprod Med 2014; 2014: 719050.
- Rosenfield RL. The diagnosis of polycystic ovary syndrome in adolescents. Pediatrics 2015; 136: 1154-65.
- Rosenfield RL, Ehrmann DA. The pathogenesis of polycystic ovary syndrome (PCOS): the hypothesis of PCOS as functional ovarian hyperandrogenism revisited. Endocr Rev 2016; 37: 467-520.
- Rutkowska AZ, Diamanti-Kandarakis E. Polycystic ovary syndrome and environmental toxins. Fertil Steril 2016; 106: 948-58.
- Shayya R, Chang RJ. Reproductive endocrinology of adolescent polycystic ovary syndrome. BJOG 2010; 117: 150-5.
- Southam AL, Richart RM. The prognosis for adolescents with menstrual abnormalities. Am J Obstet Gynecol 1966; 94: 637-45.
- Spritzer PM. Polycystic ovary syndrome: reviewing diagnosis and management of metabolic disturbances. Arq Bras Endocrinol Metabol 2014; 58: 182-7.
- Takeuchi T, Tsutsumi O, Ikezuki Y, et al. Positive relationship between androgen and the endocrine disruptor, bisphenol A, in normal women and women with ovarian dysfunction. Endocr J 2004; 51: 165-9.
- Teede HJ, Misso ML, Costello MF, et al. Recommendations from the international evidence-based guideline for the assessment and management of polycystic ovary syndrome. Hum Reprod 2018; 33: 1602-18.
- Testai E, Hartemann P, Rastogi SC, et al. The safety of medical devices containing DEHP plasticized PVC or other plasticizers on neonates and other groups possibly at risk (2015 update). Regul Toxicol Pharmacol 2016; 76: 209-10.
- The Rotterdam ESHRE/ASRM-Sponsored PCOS Consensus Workshop Group. Revised 2003 consensus on diagnostic criteria and long-term health risks related to polycystic ovary syndrome. Fertil Steril 2004; 81: 19e25.
- Toscani MK, Mario FM, Radavelli-Bagatini S et al. Effect of high-protein or normal-protein diet on weight loss, body composition, hormone, and metabolic profile in southern Brazilian women with polycystic ovary syndrome: a randomized study. Gynecol Endocrinol 2011; 27: 925-30.
- Venturoli S, Porcu E, Fabbri R, et al. Longitudinal evaluation of the different gonadotropin pulsatile patterns in anovulatory cycles of young girls. J Clin Endocrinol Metab 1992; 74: 836-41.
- Vitek W, Hoeger KM. Treatment of polycystic ovary syndrome in adolescence. Semin Reprod Med 2014; 32: 214-21.
- Youngster M, Ward VL, Blood EA, et al. Utility of ultrasound in the diagnosis of polycystic ovary syndrome in adolescents. Fertil Steril 2014; 102: 1432-8.
- Zhao H, Lv Y, Li L, et al. Genetic studies on polycystic ovary syndrome. Best Pract Res Clinl Obstet Gynaecol 2016; 37: 56-65.

**폐경**이 되면 다낭성 난소증후군에서 나타나는 특징적인 임상소견이
사라지기 때문에 폐경 후 다낭성 난소증후군을 진단하는 것은 불가능하다.
또한 나이에 따라 임상증상이 다르게 나타날 수 있는데, 다낭성 난소증후군 여성이
폐경기에 접어들 때 일어나는 변화에 대한 연구는 많이 부족한 실정이다.
다낭성 난소증후군 환자가 폐경이 되면 당뇨, 비만, 심혈관계 질환의 위험성이
높아지지 않을까 하는 우려가 있으나, 이에 대한 확실한 연구결과는 없다.
일부 환자군에서 초음파검사의 다낭성 난소 모양, 고안드로겐증,
불규칙한 월경 등의 증상이 연령이 증가 되면서 호전될 수도 있다는
연구 결과가 있으나, 이 또한 추가적 연구가 필요하다.

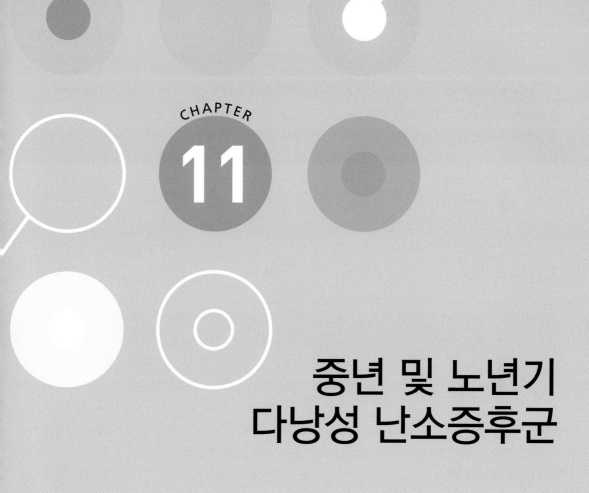

CHAPTER

11

중년 및 노년기
다낭성 난소증후군

이지선, 이택후

## 1. 서론

다낭성 난소증후군은 대사 이상을 자주 동반하는 가장 흔한 부인과 내분비 질환 중 하나이다. 하지만 주로 무배란과 고안드로겐증과 같은 표현형이 진단의 기준이며, 따라서 이와 같은 증상을 대상으로 한 연구가 대부분이다. 대다수의 연구는 20대 여성을 대상으로 한 것이고, 진단받은 여성의 연령이 증가함에 따라 나타나는 여러 신체적 변화에 대한 연구는 아주 부족한 실정이다. 따라서 본 장에서는 다낭성 난소증후군의 자연경과와 진단받은 여성에서 폐경이 되면서 나타나는 신체적, 혈액학적 및 대사 이상 등의 변화에 대해서 살펴보려 한다.

## 2. 진단

폐경 이후에는 진단에 이용되던 임상 증상이 자연히 없어지기 때문에 새로이 다낭성 난소증후군을 진단할 수 없다. 폐경이 되면 월경이 중단되고, 대조군에 비해 혈중 남성호르몬 수치도 증가되어 있지 않다고 밝혀져 있다(Schmidt 등, 2011). 또한 폐경 여성의 초음파검사에서 다낭성 난소 모양이 관찰될 수 있으나, 이때 보이는 다낭성 난소 모양은 난포가 아닌 것으로 알려져 있다(Birdsall 등, 1996; Alsamarai 등, 2009). 그러므로, 다낭성 난소증후군을 중년 및 노년기에 새롭게 진단하는 것은 불가능하고, 폐경 이전 가임기 시기에만 진단이 가능하다.

### 1) 다낭성 난소 모양(polycystic ovarian morphology)

다낭성 난소 모양은 배란기에는 정상 여성에서도 흔히 관찰될 수 있는 초음파검사 소견이다. 난소 용적과 난포 수는 나이가 많아질수록 감소하는데, 이는 일반 건강 여성과 마찬가지로 다낭성 난소증후군 여성에서도 감소된다(Alsamarai 등, 2009). Pavlik 등(2000)은 난소 용적은 평균 35세까지 일정하게 유지되다가 35세부터 55세까지 빠르게 감소되고 55세 이후에는 서서히 감소된다고 발표하였다. 또한 난포 수도 연령이 증가될수록 급격히 감소된다고 알려져 있다(Gosden 등, 1994). 다낭성 난소증후군 여성에서도 이러한 난소 용적 및 난포 수의 감소가 연령이 증가될수록 나타나는데, Alsamarai 등(2009)은 다낭성 난소증후군 여성의 난소 용적 및 난포 수의 감소가 연령대비 건강한 여성에 비해 적게 나타난다고 발표하였다. 또한 폐경 여성에서도 다낭성 난소 모양이 초음파검사에서 관찰될 수 있으나, 이는 난포(follicle) 가 아닌 포함물낭(inclusion cyst) 또는 혈관구조물(vascular structure)일 가능성이 높다고 알려져 있다(Birdsall 등, 1996; Alsamarai 등, 2009).

## 2) 고안드로겐증(Hyperandrogenism)

고안드로겐증은 다낭성 난소증후군의 진단 기준이 되는 중요한 임상증상 중 하나이다. 다낭성 난소증후군 여성에서는 혈중 안드로겐이 증가되어 있고, 난소의 안드로겐 생성기능도 연령대비 일반 여성에 비해 증가되어 있다(Piltonen 등, 2004). 고안드로겐증의 임상증상은 여드름과 다모증으로 나타난다. 이러한 고안드로겐증은 연령에 따라 변화가 있는데, 난소의 스테로이드 호르몬 생성은 빠르면 30대부터 감소된다(Piltonen 등, 2004; Burger 등 2007). Liang 등(2011)은 453명의 다낭성 난소증후군 환자와 328명의 일반 여성을 비교분석 한 결과, 여드름과 다모증은 다낭성 난소증후군 여부와 상관없이 연령이 증가할수록 감소되는 소견을 보였다고 보고하였다.

일반적으로 폐경이 되면 혈중 테스토스테론(testosterone) 및 dehydroepiandrosterone (DHEA) 수치가 감소하는데, 빠르면 20~45세부터 감소가 나타난다고 알려져 있다(Davison 등, 2005). 다낭성 난소증후군 여성에서도 연령이 증가하면서 혈중 안드로겐 감소가 나타난다. 20~57세 사이의 84명의 환자를 37명의 일반여성과 연령대비 비교 분석한 결과, 20~42세 환자에서 혈중 총 테스토스테론은 대조군에 비해 증가되었으나, 42~47세 환자에서의 혈중 총 테스토스테론은 대조군과 비슷한 결과를 보였다(Winter 등, 2000). 따라서, 일부 다낭성 난소증후군 여성에서는 폐경 전에 고안드로겐증이 호전되거나 소실될 수도 있다. 환자군과 일반 대조군을 폐경 전후에 비교한 연구에서도 비슷한 결과를 보였다. Schmidt 등(2010)은 25명 환자의 혈중 안드로겐을 1987년에, 그리고 21년이 지난 2008년에 비교 분석하였고, 일반 여성과 비교한 결과를 발표하였다. 총 테스토스테론은 환자군 및 대조군에서 모두 연령대비 감소하였다. 하지만, 1987년 에는 환자군이 대조군에 비해 높은 혈중 안드로겐 수치를 보인 반면, 2008년 분석에서는 두 군간에 차이가 없었다. 따라서, 다낭성 난소증후군 여성에서 고안드로겐증의 임상증상 및 혈액학적 지표는 연령이 증가되면서 소실되거나 감소되는 것을 알 수 있다. 즉 폐경 전 다낭성 난소증후군 여성에서 관찰되는 고안드로겐증은 폐경 이후 없어질 수 있음을 알 수 있다.

## 3) 월경이상(희발월경 혹은 무월경)

희발월경 혹은 무월경은 다낭성 난소증후군의 진단 기준 중 하나인 중요한 임상증상이다. 여러 연구에서 다낭성 난소증후군 환자에서 연령이 증가됨에 따라 불규칙하던 월경이 규칙적이 된다는 결과를 발표하였다. Elting 등(2000)은 205명의 환자를 대상으로 설문조사를 한 결과, 연령이 증가될수록 월경 주기가 짧아진다고 보고하였다. 또 다른 연구에서는 54명의 고안드로겐증, 무배란성 다낭성 난소증후군 여성을 5년간 추적관찰 한 결과, 54명 중 10명의 여성에서 평균 42세에 규칙적인 배란을 보였다고 발표하였다(Carmina 등 2012). Elting 등(2003)은 다낭성 난소증후군 여성을 대상으로 7명의 불규칙적인 배란이 지속되는 군과 20명의 규칙적 배란이 있는 여성 군을 비교하였다. 그 결과, 불규칙 배란이 지속되는 여성에서, 규칙적 배란이 있는 여성에 비해 혈중 안드로겐이 증가되어 있고, 초음파 검사상 관찰되는 난포 수가 감소되어 있었다. 결과적으로 다낭성 난소증후군 여성에게서 나타나는 연령 증가에 따른 규칙적인 월경으로의 변화는 난소 노화로 인한 난포 수 감소와 연관성이 있음을 알 수 있다. 또한, 통계적인 의미는 없으나, 불규칙적인 배란이 지속되는 군이 월경이 규칙적인 환자에 비해 신체질량지수가 높았다(29.1 vs. 24.3, p=0.07). 일반적으로, 체중감소가 다낭성 난소증후군 환자에서 불규칙한 월경에 영향을 준다고 알려져 있다(Kiddy 등, 1992). 그러나 현재까지는 다낭성 난소증후군 환자에서 연령이 증가되면서 나타나는 월경이상의 변화가 어떠한 원인에 의한 것인지에 대한 뚜렷한 근거는 부족한 실정이다.

## 3. 대사증후군 및 인슐린 저항

다낭성 난소증후군 환자에서 나타날 수 있는 장기 합병증(long-term complication) 중 가장 중요한 것이 대사증후군 및 인슐린 저항이다. 대상증후군은 여러 장기(organs)에 합병증이 복합적으로 나타날 수 있고 심혈관계 질환, 복부비만, 이상지질혈증, 인슐린 저항, 고혈압, 및 염증지표의 상승 등이 포함된다. 나이는 대사증후군 및 인슐린 저항에 중요한 영향을 미치는 인자 중 하나이다. 연령이 증가되면 콜레스테롤, 중성지방, 저밀도지질단백 콜레스테롤 및 공복혈당 등이 증가된다(Lee 등, 2009; Liang 등, 2011; Puurunen 등, 2011). 이러한 일부 대사증후군 지표는 다낭성 난소증후군 여성에서는 연령대비 일반 인구집단에 비해 증가되어 있다고 알려져 있지만, 다낭성 난소증후군과 정상 대조군을 젊은 나이부터 폐경에 이르는 동안 장기간 추적 관찰한 연구는 거의 없다. 일부 발표된 연구 결과에 따르면 다낭성 난소증후군 여성이 연령대비 일반 여성과 차이를 보이는 것은 대사증후군 관련 지표에 따라 다르다.

 Gambineri 등(2012) 은 255명의 다낭성 난소증후군 여성을 약 10년간 추적 관찰한 결과, 제2형 당뇨병의 경우 환자군 에서는 약 39.3%, 대조군에서는 5.8%의 유병율을 보여 대조군에 비해 현저히 높게 나타났다고 보고하였다. 특히 신체비만지수 와 공복혈당이 제2형 당뇨병과 연관성이 높게 나타났다. 결론적으로 중년 다낭성 난소증후군 여성에서 제 2형 당뇨병에 대한 위험성은 신체비만지수와 공복혈당이 높을수록 위험성이 높다. 환자군과 대조군의 case-control 연구로 비교 분석한 결과, 45세 미만 여성에서는 환자군에서 대조군에 비해 저밀도지질단백 콜레스테롤, 총 콜레스테롤이 현저히 증가 되어있었으나, 45세 이후에는 두 군간에 크게 차이가 없었다(Talbott 등, 1998). Carmina 등(2013)이 다낭성 난소증후군 여성을 약 20년간 장기간 추적관찰 한 결과, 환자군에서 연령대비 대조군에 비해 복부둘레, 총콜레스테롤, 저밀도지질단백 콜레스테롤 등이 증가되었다고 보고하였다. 또한, 규칙적으로 배란이 되는 환자군과 무배란성 환자군을 비교 분석한 결과, 무배란성 환자군에서만 인슐린 등이 높게 관찰되었고, 규칙적으로 배란이 되는 환자군에서는 인슐린, 지질 등의 변화가 대조군에 비해 큰 차이가 없었다고 보고하였다.

Carmina 등(2012)은 배란 여부에 따른 심혈관계 질환의 위험성도 다르게 나타나는데, 무배란이 지속되는 환자군에서는 전체 콜레스테롤, 저밀도지질단백 콜레스테롤 등이 연령대비 일반 여성에 비해 증가되어 있어, 심혈관계 질환에 대한 위험성이 무배란성 환자군에서 높다고 보고하였는데, 이는 환자군에서도 배란 여부에 따라 대사증후군 관련 합병증이 다르게 나타날 수 있음을 시사한다. 또한 다낭성 난소증후군 환자를 약 20년간 추적 관찰한 결과, 복부 둘레의 증가는 있었으나 신체질량지수(BMI), 인슐린 등은 변화가 없는 것으로 보고하였다. 하지만, 불규칙한 월경이 대사증후군을 더 악화시킨다고는 밝혀지지 않았다. 연령 증가에 따른 심혈관계 질환 위험도 및 배란기능 호전이 어떠한 원인에 의해 나타나는 지는 추가적 연구가 필요하다.

## 4. 결론

폐경이 되면 다낭성 난소증후군에서 나타나는 특징적인 임상소견이 사라지기 때문에 폐경 후 다낭성 난소증후군을 진단하는 것은 불가능 하다. 또한 나이에 따라 임상증상이 다르게 나타날 수 있는데, 다낭성 난소증후군 여성이 폐경기에 접어들 때 일어나는 변화에 대한 연구는 많이 부족한 실정이다. 다낭성 난소증후군 환자가 폐경이 되면 당뇨, 비만, 심혈관계 질환의 위험성이 더욱 높아지지 않을까 하는 우려가 있으나, 이에 대한 확실한 연구결과는 없다. 일부 환자군에서 초음파검사의 다낭성 난소 모양, 고안드로겐증, 불규칙한 월경 등의 증상이 연령이 증가되면서 호전될 수도 있다는 연구 결과가 있으나, 이 또한 추가적 연구가 필요하다. 결론적으로 현재까지 다낭성 난소증후군 여성에서 폐경이 된 이후 나타날 수 있는 여러 합병증에 관한 합의(consensus)가 도출된 바 없으므로 이와 관련된 향후 후속 연구가 필요할 것이다.

## 참고문헌

- Alsamarai S, Adams JM, Murphy MK, et al. Criteria for polycystic ovarian morphology in polycystic ovary syndrome as a function of age. J Clin Endocrinol Metab 2009; 94: 4961-70.

- Birdsall MA, Farquhar CM. Polycystic ovaries in pre and postmenopausal women. Clin Endocrinol (Oxf) 1996; 44: 269-76.

- Burger HG, Hale GE, Robertson DM, et al. A review of hormonal changes during the menopausal transition: Focus on findings from the Melbourne Women's Midlife Health Project. Hum Reprod Update 2007; 13: 559-65.

- Carmina E, Campagna AM, Lobo RA. A 20-year follow-up of young women with polycystic ovary syndrome. Obstet Gynecol 2012; 119: 263-9.

- Carmina E, Campagna AM, Lobo RA. Emergence of ovulatory cycles with aging in women with polycystic ovary syndrome (PCOS) alters the trajectory of cardiovascular and metabolic risk factors. Hum Reprod 2013; 28: 2245-52.

- Davison SL, Bell R, Donath S, et al. Androgen levels in adult females: changes with age, menopause and oophorectomy. J Clin Endocrinol Metab 2005; 90: 3847-53.

- Elting MW, Korsen TJ, Rekers-Mombarg LT, et al. Women with polycystic ovary syndrome gain regular menstrual cycles when ageing. Hum Reprod 2000; 15: 24-8.

- Elting MW, Kwee J, Korsen TJ, et al. Aging women with polycystic ovary syndrome who achieve regular menstrual cycles have a smaller follicle cohort than those who continue to have irregular cycles. Fertil Steril 2003; 79: 1154-60.

- Gambineri A, Patton L, Altieri P, et al. Polycystic ovary syndrome is a risk factor for type 2 diabetes: results from a long-term prospective study. Diabetes. 2012; 61: 2369-74.

- Gosden RG, Faddy MJ. Ovarian aging, follicular depletion, and steroidogenesis. Exp Gerontol 1994; 29: 265-74.

- Kiddy DS, Hamilton-Fairley D, Bush A, et al. Improvement in endocrine and ovarian function during dietary treatment of obese women with polycystic ovary syndrome. Clin Endocrinol (Oxf) 1992; 36: 105-11.

- Lee CG, Carr MC, Murdoch SJ, et al. Adipokines, inflammation, and visceral adiposity across the menopausal transition: a prospective study. J Clin Endocrinol Metab 2009; 94: 1104-10.

- Liang SJ, Hsu CS, Tzeng CR, et al. Clinical and biochemical presentation of polycystic ovary syndrome in women between the ages of 20 and 40. Hum Reprod 2011; 26: 3443-9.

- Pavlik EJ, DePriest PD, Gallion HH, et al. Ovarian volume related to age. Gynecol Oncol 2000; 77: 410-2.

- Piltonen T, Koivunen R, Perheentupa A, et al. Ovarian age-related responsiveness to human chorionicgonadotropin in women with polycystic ovary syndrome. J Clin Endocrinol Metab 2004; 89: 3769-75.

- Puurunen J, Piltonen T, Morin-Papunen L, et al. Unfavorable hormonal, metabolic, and inflammatory alterations persist after menopause in women with PCOS. J Clin Endocrinol Metab 2011; 96: 1827-34.

- Schmidt J, Brännström M, Landin-Wilhelmsen K et al. Reproductive hormone levels and anthropometry in postmenopausal women with polycystic ovary syndrome (PCOS): a 21-year follow-up study of women diagnosed with PCOS around 50 years ago and their age-matched controls. J Clin Endocrinol Metab 2011; 96: 2178-85.

- Talbott E, Clerici A, Berga SL, et al. Adverse lipid and coronary heart disease risk profiles in young women with polycystic ovary syndrome: results of a case-control study. J Clin Epidemiol 1998; 51: 415-22.

- Winters SJ, Talbott E, Guzick DS, et al. Serum testosterone levels decrease in middle age in women with the polycystic ovary syndrome. Fertil Steril 2000; 73: 724-9.

CHAPTER

# 12

# 다낭성
# 난소증후군의
# 약물 치료

최두석

다낭성 난소증후군은 단일 약제로 질환을 치료할 수 없는
다양한 임상증상들과 대사이상을 보이는 복합 질환이다.
따라서 치료도 생활 습관 교정뿐만 아니라 환자의 증상에 따른 다양한 약제들을
사용하며 장기적인 합병증을 예방할 수 있는 개별화된 치료가 시행되어야 한다.
다낭성 난소증후군 환자의 약물 치료는 질환에 적응증을 승인 받은
약제가 없기 때문에 대표적인 증상들에 따른 즉, **고안드로겐증,**
**희발월경, 인슐린 저항을 치료하기 위한 약제들이 사용된다.**

# 1. 서론

다낭성 난소증후군(polycystic ovary syndrome, PCOS) 환자의 치료에서 우선적으로 고려되어야 할 점은 모든 환자에게 적용할 수 있는 보편적인 치료 방법이 없기 때문에 개개인의 상황에 맞는 개별화된 치료가 이루어져야 한다는 것이다(Escobar-Morreale, 2018; Teede 등, 2018). 치료는 환자의 증상 위주로 시행되며 일부 경한 증상을 보이는 환자에서는 주기적인 증상 추적 관찰만으로도 충분할 수 있다(Azziz 등, 2009).

다낭성 난소증후군 환자의 약물 치료는 질환에 적응증을 승인받은 약제가 없기 때문에 대표적인 증상들에 따른 즉 남성호르몬 과다증(androgen excess), 희발월경(oligomenorrhea) 그리고 인슐린 저항(insulin resistance)을 치료하기 위한 약제들이 사용된다(Radosh, 2009; Conway 등, 2014). 그리고 이와는 별도로 비만인 다낭성 난소증후군 환자에서는 식이요법 및 생활습관의 교정에 대한 상담은 늘 시행되어야 한다(Teede 등, 2011; Neven 등, 2018).

본 장에서는 다낭성 난소증후군 환자들의 증상에 따른 약물 치료와 다낭성 난소증후군 치료에 사용되는 약제들의 2018년 국제근거중심권고(International Evidence-based Guideline)에 따른 임상사용지침에 대해서 살펴보고자 한다(Teede 등, 2018).

# 2. 약물 치료

## 1) 남성호르몬 과다증(androgen excess)

고안드로겐증에 의한 피부 증상은 미용측면의 국소치료 및 경구 약물치료를 같이 시행할 수 있는데 본 장에서는 주로 경구 약물치료에 대해 살펴보고자 한다. 다낭성 난소증후군 여성의 고안드로겐증 약물치료는 약제들의 태아 기형 유발 위험성 때문에 바로 임신 가능성이 없는 여성에서만 고려될 수 있다(Escobar-Morreale 등, 2011). 고안드로겐증에 의한 국소 증상 치료 약제들로는 안면 남성형다모증 치료를 위한 eflornithine (U.S. Food & Drug Administration, 2000), 안면 여드름 치료를 위한 retinoid와(Leyden 등, 2017) 항생제(Purdy 등, 2008) 그리고 탈모치료를 위한 minoxidil 제제가 많이 사용되고 있다(van Zuuren 등, 2016). 그러나 보다 효과적인 증상 개선을 위해 경구 약제를 같이 사용할 수 있는데(Escobar-Morreale, 2018) 대표적인 제제로 다양한 항안드로겐 효능을 보이는 프로게스틴 성분들이 포함된 복합 경구피임제가 있다(Escobar-Morreale 등, 2011).

복합 경구피임제의 고안드로겐증 치료효과는 에스트로겐 성분의 성호르몬결합단백의 증가로 인한 유리 테스토스테론 감소와 프로게스틴 성분의 황체형성호르몬 억제로 인한 안드로겐 생성 감소, 5−$\alpha$ 환원효소(reductase) 활동 억제로 인한 다이하이드로테스토스테론(DHT)으로 변환 감소로 항안드로겐 효과를 나타나게 된다(Amiri 등, 2018). 다낭성 난소증후군 환자의 치료에 어떤 제제를 얼마 동안 사용하는 것이 적절한지에 대해서는 명확하게 정해지지는 않았지만 환자의 필요에 적합한 약의 효능뿐만 아니라 부작용, 비용 등을 고려한 가장 낮은 용량의 복합 경구피임제 사용이 권장된다(Neven 등, 2018; Teede 등, 2018).

기존에는 복합 경구피임제 사용시 인슐린 저항이나 중성지방에 대한 부정적 영향 논란이 있었으나 최근 연구결과 분석에 의하면 복합 경구피임제를 장기간 사용해도 심혈관계 질환의 위험성이 증가되지 않는다고 보고되었다(Korytkowski 등, 1995; Costello 등, 2007; Conway 등, 2014; Goodman 등, 2015; Amiri 등, 2017). 고안드로겐증을 동반한 다낭성 난소증후군 환자에서 고안드로겐증의 완화는 체지방 분포를 변화시켜 부정적인 영향을 줄일 수 있다고 보고된다(Gambineri 등, 2006). 또한 경구피임제 치료 후 피부 증상의 완화는 건강과 연관된 삶의 질을 향상시킬 수 있다고 알려져 있다(Cinar 등, 2012).

## 2) 인슐린 저항(Insulin resistance)

비만한 다낭성 난소증후군 환자에게는 식이요법이나 운동치료를 통한 생활습관의 교정을 우선적으로 권해야 한다(Wild 등, 2010; Conway 등, 2014). 체중 감소 자체만으로도 다낭성 난소증후군의 증상들을 호전시킬 수 있기 때문에(Moran 등, 2013) 생활습관 교정에 반응하지 않는 경우에 비만 치료 약제들이나(Sabuncu 등, 2003; Jayagopal 등, 2005; Cho 등, 2008; Sathyapalan 등, 2008) 수술적 요법(bariatric surgery)이 고려될 수 있다(Neven 등, 2018).

메트포민은 혈중 인슐린 수치를 감소시켜 난소와 부신에서 안드로겐 생성을 줄이고 황체형성호르몬의 분비를 줄이며 성호르몬결합단백질을 증가시킨다(Diamanti−Kandarakis 등, 2010). 이러한 효과는 신체질량지수 (Naderpoor 등, 2015; Patel 등, 2017; Yang 등, 2018), 월경주기 (Morley 등, 2017; Yang 등, 2018), 수축기 혈압(Morley 등, 2017; Patel 등, 2017), 공복혈당(Morley 등, 2017), 공복 인슐린(Morley 등, 2017), 테스토스테론(Morley 등, 2017; Patel 등, 2017; Yang 등, 2018), 중성지방(Patel 등, 2017) 그리고 황체형성호르몬(Yang 등, 2018)에 긍정적인 영향을 줄 수 있다고 보고되나 효과는 개인에 따른 차이가 있다(Neven 등, 2018).

메트포민은 체중 감소 측면에서는 생활습관 개선과 비슷한 효과를 보이나 남성호르몬 감소 효과는 생활습관 개선보다 효과적인 것으로 보고된다(Naderpoor 등, 2015). 생활습관 개선과 함께 메트포민을 사용하면 신체질량지수와 피하지방의 감소, 월경주기 증상 개선들이 생활습관 개선만 한 것보다 더 효과적이다(Naderpoor 등, 2015). 또한 고안드로겐증을 보이지 않는 다낭성 난소증후군 환자에서 경구피임제와 함께 사용하면 추후에 대사적 기능이상을 예방할 수 있다고 보고된다(Glintborg 등, 2014). 현재는 주로 포도당불내성(glucose tolerance)의 이상이 입증된 환자에서 메트포민이 사용되고 있다(Wild 등, 2010). 그러나 피부증상 개선효과는 복합 경구피임제에 비해 떨어진다(Alpanes 등, 2017).

　　다낭성 난소증후군 환자들은 비만하거나 비만하지 않은 경우 모두 인슐린 저항이나 고인슐린혈증으로 치료받는 경우가 흔하다. 이 때 인슐린 저항 개선을 위해 사용되는 기존의 약제들 중 메트포민은 위장관 부작용으로 그리고 glitazone 제제들은 더 심각한 부작용들로 인해 사용이 제한되는 경우가 많이 있어 다른 선택 가능한 제제의 필요성이 제기된다. 이러한 약제로 inositol (myo-inositol과 de-chiro inositol)이 있는데 이는 영양보조제로 2차 전달자(second messenger)로 작용하며 인슐린 신호전달체계에서 역할을 하는 것으로 알려져 있다(Adashi, 1984). Inositol을 사용한 임상 연구에서 다낭성 난소증후군 여성에서 inositol 치료 후 인슐린 저항과 호르몬 상태의 개선이 보고되었으며(Adashi, 1984; Kamath 등, 2010) 일부 연구에서는 임신당뇨병의 위험성 감소가능성을 보고하였다(Franik 등, 2014).

### 3) 희발월경(Oligomenorrhea)

다낭성 난소증후군 환자에서 심한 배란장애는 자궁내막증식증이나 자궁내막암 그리고 불임의 위험성을 증가시킨다(Azziz 등, 2009). 따라서 배란장애에 대한 교정이 필요한데 본 장에서는 당장 임신을 원치 않는 여성들에서 이에 대한 치료를 다루고자 한다.

　　일년에 4회 이내의 월경이 있는 여성들은 자궁내막의 증식을 예방하기 위한 치료가 필요하다(Ledger 등, 2014). 그보다 많은 횟수의 정상적인 월경을 하는 여성에서는 다소 불규칙하더라도 주기적인 관찰만으로도 충분할 수 있다.

　　치료 방법으로는 복합 경구피임제의 복용, 주기적 또는 지속적인 프로게스틴 제제(Azziz 등, 2016) 또는 레보노르게스트렐 함유 자궁내장치 사용이 고려될 수 있다(Andersson, 2001).

## 3. 임신을 원하지 않는 여성에서의 약물 치료 지침(2018년 국제근거중심권고)

### 1) 복합 경구피임제의 단독 투여

(1) 복합 경구피임제 단독 사용은 성인 다낭성 난소증후군 환자에서 고안드로겐증과 불규칙한 월경주기를 교정하기 위해 권장해야 한다.
(2) 청소년기에 복합 경구피임제 단독 사용은 고안드로겐증과 배란장애의 처치를 위해 다낭성 난소증후군이 명확하게 진단된 경우에 고려해야 한다.

(3) 청소년기 환자에서 다낭성 난소증후군으로 진단되지는 않았으나 고위험군에서 고안드로겐증과 배란장애의 처치를 위해서 복합 경구피임제를 고려할 수 있다.

(4) 특정한 형태나 용량의 프로게스틴, 에스트로겐 또는 복합 경구피임제가 성인이나 청소년 다낭성 난소증후군 환자들에서 현재까지 적절한 근거 부족으로 추천하기는 힘들고 진료 시 일반인의 진료지침에 따른 정보를 제공해야 한다.

(5) 35 $\mu$g ethinyl estradiol과 cyproterone acetate 함유 복합 경구피임제는 청소년이나 성인 다낭성 난소증후군 환자에서 일차 선택 약제로 사용하면 안 된다.

(6) 복합 경구피임제 투여 시 유의사항

 − 다양한 경구피임제들은 남성형다모증 치료에 유사한 효능을 보인다.
 − 프로게스틴 제제의 안드로겐 특성과 정맥혈전증의 위험성을 늘 고려해야 한다.
 − 복합 경구피임제는 저용량의 에스트로겐 제제 그리고 자연성분의 에스트로겐 제형의 효능, 대사에 대한 영향 그리고 부작용을 따져서 사용을 고려해야 한다.
 − 다낭성 난소증후군에서 경구피임제의 효과는 일반인에 대한 가이드라인에 따라 정보를 제공하며 다낭성 난소증후군 환자군에서 정보의 한계가 있음을 인식하여야 한다.
 − 복합 경구피임제의 부작용은 대상자 개개인과 논의해야 한다.
 − 다낭성 난소증후군 환자에서 높은 신체질량지수, 이상지질혈증 그리고 고혈압과 같은 특이 위험요인들을 고려해야 한다.

## 2) 복합 경구피임제와 다른 약제의 병용 투여

(1) 복합 경구피임제와 함께 메트포민은 다낭성 난소증후군 환자에서 대사이상을 치료하는 경우에 고려해야 한다.

(2) 청소년기 다낭성 난소증후군 환자에서 신체질량지수가 25 kg/m$^2$ 이상인 경우에 복합 경구피임제와 메트포민의 동반 사용을 고려할 수 있다.

(3) 복합 경구피임제와 메트포민의 동반 사용은 당뇨 위험인자를 동반한 환자, 포도당불내성 또는 고위험 민족군(ethnic group)과 같은 대사고위험군(high metabolic risk group)에서 더 유익할 것으로 보인다.

(4) 복합 경구피임제에 항안드로겐 제제가 동반 사용되는 경우는 6개월 이상 복합 경구피임제 사용 및 미용 치료가 증상의 호전에 실패한 다낭성 난소증후군 환자의 남성형다모증 치료에 국한해야 한다.

(5) 복합 경구피임제와 항안드로겐 제제의 동반 사용은 다낭성 난소증후군 환자의 여성형 탈모치료에 고려할 수 있다.

(6) 다낭성 난소증후군 환자에서 항안드로겐 제제는 임신 시 남아의 성선 발달 저하를 초래할 수

있어 반드시 확실한 피임을 하면서 사용되어어야 한다. 이 약제들의 다양한 적응증과 제한점은 유념해야 하며 잠재적 간독성(hepatotoxicity)은 주의를 요한다.

### 3) 메트포민 치료

(1) 생활습관 교정과 병행되는 메트포민의 투여는 다낭성 난소증후군 환자에서 체중, 호르몬과 대사 이상의 치료에 추천할 수 있다.

(2) 생활습관 교정과 병행되는 메트포민의 투여는 신체질량지수 25 kg/m² 이상의 성인 다낭성 난소증후군 환자에서 체중과 대사 이상을 교정하기 위해 반드시 고려해야 한다.

(3) 생활습관 교정과 병행되는 메트포민의 투여는 청소년기 여성에서 다낭성 난소증후군으로 확진된 경우나 진단 전 다낭성 난소증후군 증상들이 있는 경우에 고려할 수 있다.

(4) 메트포민 투여는 당뇨 위험인자가 있거나 내당기능장애 그리고 일부 고위험 민족과 같은 대사이상 고위험군 환자들에서 더 효용성이 높을 수 있다.

(5) 메트포민의 처방 시 다음 사항들을 고려해야 한다.
- 위장관 부작용을 포함한 이상 반응은 일반적으로 용량과 비례하며 대부분 자연적으로 좋아진다는 것을 개개인의 특성에 맞추어 논의해야 한다.
- 저용량으로 시작하고 1~2주에 500 mg의 증량이 부작용을 최소화할 수 있다.
- 메트포민 사용은 다른 군의 사용 경험에 미루어 장기간의 사용이 안전해 보이나 현재 사용 중에 필요한 사항들을 고려해야 하고 사용시 비타민 B12의 감소와 연관성이 있을 수 있다.
- 다낭성 난소증후군 환자에서 메트포민의 사용은 일반적인 적응증에 포함되지 않기 때문에 (off-label) 환자들과 의학적 근거, 관련된 의문점들 그리고 부작용에 대해 상의해야 한다.

### 4) Inositol 투여

(1) Inositol은 종류에 상관없이 치료를 권장할만한 효과를 입증할 수 있는 근거가 불확실하여 현 상태에서는 다낭성 난소증후군 여성의 실험적 치료로만 고려해야 한다.

(2) Inositol이나 다른 대체 치료제를 복용하는 여성들은 의료진에게 조언을 받을 것을 권장한다.

## 4. 결론

다낭성 난소증후군은 단일 약제로 질환을 치료할 수 없는 다양한 임상증상들과 대사이상을 보이는 복합 질환이다. 따라서 치료도 생활 습관 교정뿐만 아니라 환자의 증상에 따른 다양한 약제들을 사용하며 장기적인 합병증을 예방할 수 있는 개별화된 치료를 시행해야 한다.

## 참고문헌

- Adashi E. Clomiphene citrate: mechanism(s) and site(s) of action-a hypothesis revisited. Fertil Steril 1984; 42: 331-44.
- Alpanes M, Alvarez-Blasco F, Fernandez-Duran E, et al. Combined oral contraceptives plus spironolactone compared with metformin in women with polycystic ovary syndrome: a one-year randomized clinical trial. Eur J Endocrinol 2017; 177: 399-408.
- Amiri M, Kabir A, Nahidi F, et al. Effects of combined oral contraceptives on the clinical and biochemical parameters of hyperandrogenism in patients with polycystic ovary syndrome: a systematic review and meta-analysis. Eur J Contracept Reprod Health Care 2018; 23: 64-77.
- Amiri M, Ramezani Tehrani F, Nahidi F, et al. Effects of oral contraceptives on metabolic profile in women with polycystic ovary syndrome: a meta-analysis comparing products containing cyproterone acetate with third generation progestins. Metabolism 2017; 73: 22-35.
- Andersson K. The levonorgestrel intrauterine system: more than a contraceptive. Eur J Contracept Reprod Health Care 6 (Suppl. 1) 2001; 15-22.
- Azziz R, Carmina E, Chen Z, et al. Polycystic ovary syndrome. Nat Rev Dis Primers 2016; 2: 16057.
- Azziz R, Carmina E, Dewailly D, et al. The Androgen Excess and PCOS Society criteria for the polycystic ovary syndrome: the complete task force report. Fertil Steril 2009; 91: 456-88.
- Bristol-Myers Squibb. Bristol-Myers Squibb Labeling VANIQA. U.S. Food & Drug Administration https://www.accessdata.fda.gov/drugsatfda_docs/label/2000/21145lbl.pdf. 2000.
- Cho L, Kilpatrick E, Keevil B, et al. Effect of metformin, orlistat and pioglitazone treatment on mean insulin resistance and its biological variability in polycystic ovary syndrome. Clin Endocrinol 2008; 70: 233-7.
- Cinar N, Harmanci A, Demir B, et al. Effect of an oral contraceptive on emotional distress, anxiety and depression of women with polycystic ovary syndrome: a prospective study. Hum Reprod 2012; 27: 1840-5.
- Conway G, Dewailly D, Diamanti-Kandarakis E, et al. The polycystic ovary syndrome: a position statement from the European Society of Endocrinology. Eur J Endocrinol 2014; 171: 1-29.
- Costello MF, Shrestha B, Eden J, et al. metformin versus oral contraceptive pill in polycystic ovary syndrome: a Cochrane review. Hum Reprod 2007; 22: 1200-9.
- Diamanti-Kandarakis E, Christakou CD, Kandaraki E, et al. metformin: an old medication of new fashion: evolving new molecular mechanisms and clinical implications in polycystic ovary syndrome. Eur J Endocrinol 2010; 162: 193-212.
- Escobar-Morreale HF, Carmina E, Dewailly D, et al. Epidemiology, diagnosis and management of hirsutism: a consensus statement by the Androgen Excess and Polycystic Ovary Syndrome Society. Hum Reprod Update 2011; 18: 146-70.
- Escobar-Morreales HF. Polycystic ovary syndrome: definition, aetiology, diagnosis and treatment. Nat Rev Endocrinol 2018; 14: 270-84.
- Franik S, Kremer JAM, Nelen WLDM, et al. Aromatase inhibitors for subfertile women with polycystic ovary syndrome. Cochrane Database of Systematic Reviews, 2014. 2: CD010287.
- Gambineri A, Patton L, Vaccina A, et al. Treatment with flutamide, metformin, and their combination added to a hypocaloric diet in overweight-obese women with polycystic ovary syndrome: a randomized, 12-month, placebo-controlled study. J Clin Endocrinol Metab 2006; 91: 3970-80.
- Glintborg D, Altinok ML, Mumm H, et al. Body composition is improved during 12 months' treatment with metformin alone or combined with oral contraceptives compared with treatment with oral contraceptives in polycystic ovary syndrome. J Clin Endocrinol Metab 2014; 99: 2584-91.
- Goodman NF, Cobin RH, Futterweit W, et al. American Association of Clinical Endocrinologists, American College of Endocrinology, and Androgen Excess and PCOS Society Disease State Clinical Review: Guide to the Best Practices in the Evaluation and Treatment of Polycystic Ovary Syndrome - Part 2. Endocr Pract 2015; 21: 1415-26.

- Jayagopal V, Kilpatrick ES, Holding S, et al. Orlistat is as beneficial as metformin in the treatment of polycystic ovarian syndrome. J Clin Endocrinol Metab 2005; 90: 729-33.

- Kamath MS, Aleyamma TK, Chandy A, et al. Aromatase inhibitors in women with clomiphene citrate resistance: a randomized, double-blind, placebo-controlled trial. Fertil Steril 2010; 94: 2857-9.

- Korytkowski MT, Mokan M, Horwitz MJ, et al. Metabolic effects of oral contraceptives in women with polycystic ovary syndrome. J Clin Endocrinol Metab 1995; 80: 3327-34.

- Ledger WL, Atkin S. Long-term consequences of polycystic ovary syndrome: RCOG Green-top Guideline No. 33. Royal College of Obstetricians and Gynaecologists 2014.

- Leyden J, Stein-Gold L, Weiss J. Why topical retinoids are mainstay of therapy for acne. Dermatol Ther 2017; 7: 293-304.

- Moran LJ, Ko H, Misso M, et al. Dietary composition in the treatment of polycystic ovary syndrome: a systematic review to inform evidence-based guidelines. Hum Reprod Update 2013; 19: 432.

- Morley LC, Tang T, Yasmin E, et al. Insulin-sensitising drugs (metformin, rosiglitazone, pioglitazone, D-chiro-inositol) for women with polycystic ovary syndrome, oligo amenorrhoea and subfertility. Cochrane Database Syst Rev 2017; 11: CD003053.

- Naderpoor N, Shorakae S, de Courten B, et al. metformin and lifestyle modification in polycystic ovary syndrome: systematic review and meta-analysis. Hum Reprod Update 2015; 21: 560-74.

- Neven ACH, Laven J, Teede HJ, et al. A Summary on Polycystic Ovary Syndrome: Diagnostic Criteria, Prevalence, Clinical Manifestations, and Management According to the Latest International Guidelines. Semin Reprod Med 2018; 36: 5-12.

- Patel R, Shah G. Effect of metformin on clinical, metabolic and endocrine outcomes in women with polycystic ovary syndrome: a meta-analysis of randomized controlled trials. Curr Med Res Opin 2017; 33: 1545-57.

- Purdy S, Deberker D. Acne vulgaris. BMJ Clin Evid 2011; 1714.

- Radosh L. Drug treatments for polycystic ovary syndrome. Am Fam Physician 2009; 79: 671-6.

- Sabuncu T, Harma M, Nazligul Y, et al. Sibutramine has a positive effect on clinical and metabolic parameters in obese patients with polycystic ovary syndrome. Fertil Steril 2003; 80: 1199-204.

- Sathyapalan T, Cho L, Kilpatrick ES, et al. A comparison between rimonabant and metformin in reducing biochemical hyperandrogenaemia and insulin resistance in patients with polycystic ovary syndrome: a randomised open labelled parallel study. Clin Endocrinol 2008; 69: 931-5.

- Teede HJ, Michelmore J, McCallister V, et al. Evidence-based guideline for the assessment and management of polycystic ovary syndrome. Hum Reprod 2011; 67-99.

- Teede HJ, Misso ML, Costello MF, et al. Norman RJ on behalf of the International PCOS Network. Recommendations from the international evidence-based guideline for the assessment and management of polycystic ovary syndrome. Clin Endocrinol 2018; 89: 251-68.

- Teede HJ, Misso ML, Costello MF, et al. Recommendations from the international evidence-based guideline for the assessment and management of polycystic ovary syndrome. Hum Reprod 2018; 86-101.

- van Zuuren EJ, Fedorowicz Z, Schoones J. Interventions for female pattern hair loss. Cochrane Database Syst Rev 2016; 5: CD007628.

- Wild RA, Carmina E, Diamanti-Kandarakis E, et al. Assessment of cardiovascular risk and prevention of cardiovascular disease in women with the polycystic ovary syndrome: a consensus statement by the Androgen Excess and Polycystic Ovary Syndrome (AEPCOS) Society. J Clin Endocrinol Metab 2010; 95: 2038-49.

- Yang PK, Hsu CY, Chen MJ, et al. The efficacy of 24-month metformin for improving menses, hormones, and metabolic profiles in polycystic ovary syndrome. J Clin Endocrinol Metab 2018; 103: 890-9.

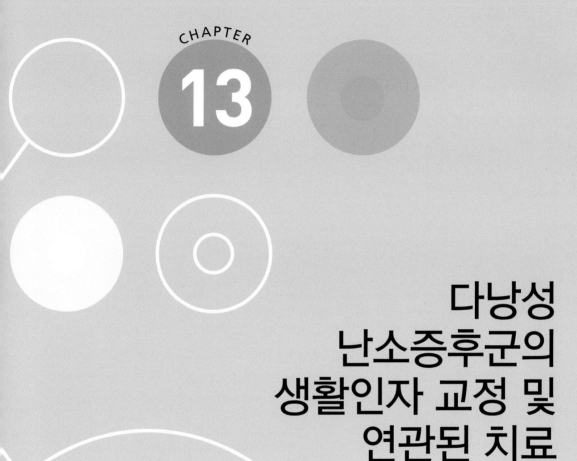

CHAPTER

# 13

# 다낭성
# 난소증후군의
# 생활인자 교정 및
# 연관된 치료

김성훈, 김현진, 정창원

다낭성 난소증후군 여성에서 비만과 고안드로겐증, 포도당불내성,
월경 불순, 그리고 난임은 서로 강력한 연관관계를 가지며 따라서 식이 습관과
운동을 중점으로 하는 생활 습관에 대한 접근이 필요하다.
3년 새롭게 발표된 국제근거중심지침에서도 체중 조절 및 생활 습관 개선에 대해
순위를 두고 언급하고 있으며 의료종사자들의 적극적인 개입을 권고하고 있다.
다낭성 난소증후군을 가진 비만 여성에게 행동과 식이, **운동 치료**를 포함한
**생활 습관 개선**은 건강한 대사, 생식 및 정신 상태를 가지는 데 이점을 가지며,
약 5% 정도의 **체중 감량**만으로도 그 효과를 볼 수 있다.
또한 과체중이 아닌 다낭성 난소증후군 여성도 생활 습관 개선을 통해
적절한 체중을 유지하면 건강 상 여러 이점들을 유지할 수 있다.

## 1. 서론

다낭성 난소증후군을 가진 여성에서 나타나는 단기적 혹은 장기적인 여러 임상적 문제점들과 합병증을 예방하고 교정하기 위해 고려해야 할 가장 중요한 부분이 생활 인자 및 이와 연관된 치료이다. 대표적으로 비만은 다낭성 난소증후군을 가진 청소년과 여성에게서 증가되어 나타나며, 과체중과 다낭성 난소증후군은 여성의 생식, 대사 및 정신 건강에 영향을 끼친다고 이전부터 보고되어 왔다(Teede 등, 2010). 2008년 미국과 유럽 불임학회에서 주최한 다낭성 난소 증후군 학회에서는 비만을 동반한 여성에서 어떻게 치료하여 임신과 생식 관련 결과를 향상시킬 것인가에 대해 구체적인 가이드라인을 제시하였으며, 여기에서 비만이 생식 기능에 부정적인 영향을 끼치고 무배란, 유산, 임신 후기 합병증과 연관이 있다고 강조하였다. 또한 뒷받침되는 연구들에 한계가 있음에도 불구하고 비만이 난임 치료의 실패와 밀접한 연관이 있으며, 따라서 시술 등의 난임 치료 전에 체중 감소를 우선시 하는 것이 배란율, 수정능 그리고 임신 합병증을 향상시킨다고 하였다 (The Thessaloniki ESHRE.ASRM-Sponsored PCOS consensus, 2008).

다낭성 난소증후군 여성에서 비만과 고안드로겐증, 포도당불내성, 월경불순, 그리고 난임은 서로 강력한 연관관계를 가지며 따라서 식이 습관과 운동을 중점으로 하는 생활 습관에 대한 접근이 필요하다(Fritz 등, 2011). 또한 비만을 동반한 다낭성 난소 증후군 여성에게 최우선 치료로 칼로리 제한과 신체 운동을 포함한 생활습관 개선이 가장 첫 번째로 제시되어야 한다는 것이 의료진들이 공통적으로 동의하고 있으며, 이는 비만 자체뿐 아니라 제2형 당뇨 등을 포함하여 적용시킬 수 있다(The Thessaloniki ESHRE.ASRM-Sponsored PCOS consensus, 2008). 전세계적으로 다낭성 난소증후군을 가진 여성들에게 과체중은 굉장한 스트레스이자 고민하는 문제이지만, 이를 해결하기 위한 전반적인 생활습관의 변화에 대한 충분한 정보 및 지지를 제대로 받지 못하고 있는 것으로 보고되고 있다(Gibson-Helm 등, 2017). 따라서 2018년 새롭게 발표된 국제근거중심지침 (International PCOS network, 2018)에서도 체중 조절 및 생활 습관 개선에 대해 우선순위를 두고 언급하고 있으며 의료종사자들의 적극적인 개입을 권장하고 있다.

이번 장에서는 2018년 다낭성 난소증후군 국제근거중심지침을 골자로 생활 인자와 그 연관 치료에 대해서 알아보고자 한다. 가장 중요한 것은 생활 인자들을 교정하고 개선하는 것이 다낭성 난소증후군의 관리 및 치료에 있어 매우 중요하며, 세심하게 교육하고 상담과 격려를 통해 지속적으로 관찰하는 것이 동반되어야 한다는 것이다(Fritz 등, 2011).

## 2. 행동 치료

다낭성 난소증후군에서 생활습관 개선에 관한 연구들은 지금까지 대부분 짧은 기간의 식이 개선에 대해 보고되었으며, 운동 요소를 포함하거나 포함하지 않았다. 식이 개선을 시행할 경우, 체중 감소에 있어 이점을 가진다고 발표되었으나 이를 유지하고 체중 감량을 지속하는 것은 굉장히 도전적이며, 추가적인 전략이 필요하다고 제시되었다. 또한 아무것도 시행하지 않은 대조군보다 행동 치료를 시행하였을 때 체중 감소에 훨씬 더 효과적이며, 식이 및 운동과 함께 행동/인지 치료를 하는 것이 효과가 있다고 보고되었다(Geier 등, 2012). 이 연구에서 의미하는 행동/인지 치료는 단순히 의사가 환자를 만나서 하는 교육이 아닌, 각 분야의 전문가(건강심리전문가, 영양사 등)을 만나 구체적이고 실제적인 상담을 받고 제시해주는 행동 지침에 따라 시행하는 것이었다. 또한 36개의 논문을 메타분석한 2005년 논문에서도 더 집중적인 행동 개선을 시행할 경우 더욱 효과적인 체중감소를 유발한다고 보고하였다(Shaw 등, 2005). 이러한 행동/인지행동 개선은 보통의 사람들에게도 효과적이라고 경험적으로 알려져 있으며, 과체중 치료에도 추천되고 있다.

다낭성 난소증후군 치료에 관한 여러 가이드라인은 효과적으로 체중 감소를 유지하기 위해, 문서화된 유인물, 영상물 등의 여러 자원을 효과적으로 활용하도록 강조하고 있다. 또한 목표설정, 자기관리, 자극통제, 문제해결, 자기주장훈련, 천천히 먹는 연습, 변화강화 그리고 재발방지 등을 포함한 전략을 잘 전달하기 위하여 의사와 환자 간의 직접적인 면담 시에 활용될 수 있는 이헬스(eHealth, 또는 e-health)가 갖는 잠재력에 주목한다. 치료(의사와 환자 간의 직접적인 면담을 통한 권고, 혹은 전화를 통한 간접적인 치료) 이후에 지속적인 관리 또한 환자의 체중감소 유지하는 데 큰 도움을 준다. 이를 고려하여, 다낭성 난소증후군 여성을 진단 및 치료하는 의료시설에서는 유인물 등을 제작 및 제공하여 효과적으로 정보 및 교육하는 것에 대해 고려해야 한다.

생활습관 개선은 목표 설정, 자기 점검, 자극 관리, 문제 해결, 자기주장훈련, 천천히 먹기, 변화 강화, 재발 방지 등을 포함하는 행동 전략을 포함할 수 있으며 이는 다낭성 난소증후군 여성에게 적절한 체중을 유지하고 건강한 생활 습관 및 감정적 안녕을 얻는 데 도움을 줄 수 있다.

## 3. 식이 치료

생활 습관 개선의 일환으로 특정 성분의 음식을 섭취하는 것은 아직 논란의 여지가 있다. 중등도 위험의 바이어스를 가진 한 무작위 대조 임상시험에서는 고단백질로 이루어진 식습관과 고탄수화물 섭취로 이루어진 식습관을 비교함으로써 산출되어지는 인체 계측과 신진대사, 그리고 난임 이외의 결과 변화들을 연구하였다(Stamets 등, 2004). 낮은 위험의 바이어스를 가진 다른 무작위 대조 임상시험에서는 DASH (Dietary Approaches to Stop Hypertension; 고혈압을 막기 위한 일종의 식습관)와 대조군의 식습관을 비교함으로써 인체 계측 및 신진대사의 변화들을 연구한 바 있으며(Asemi 등, 2014; Asemi 등, 2015), 마지막으로 바이어스의 위험도가 높은 한 무작위 대조시험에서는 고단백질 섭취로 이루어진 식습관과 보통의 단백질 섭취로 이루어진 식습관을 비교함으로써 나타나는 인체 계측과 신진대사의 변화들을 연구한 바 있다(Toscani 등, 2011). 이 모든 연구에서 신체 계측치, 신진대사, 생식, 난임, 삶의 질, 그리고 정신적인 행복에 있어서 괄목할 만한 큰 수치의 차이는 없는 것으로 나타났다. 그러나 공통적으로 어떤 식습관 혹은 식사를 시행하였는지와 관계없이, 체중을 감소시키는 식이 섭취를 하였을 때 다낭성 난소증후군 여성에게 긍정적인 효과를 가져왔다는 것이다. 이를 종합하여 볼 때 전체적인 칼로리 섭취를 줄이는 것이 다낭성 난소증후군 여성에게 더욱 중요하다.

다낭성 난소증후군 여성에게 각각의 선호와 문화적인 면을 고려하여 식이 개선을 강조하는 것이 중요하며, 체중이 감소하도록 칼로리 섭취는 줄이나 전체적으로 균형 잡히고 건강한 식사를 섭취할 수 있도록 지도해야 한다. 이에 대한 교육은 다낭성 난소증후군 여성뿐 아니라 이러한 정보를 제공하는 의료종사자에게도 반드시 필요하다.

식이 및 체중 감소와 관련하여, 비만 치료제(anti-obesity medication) 또한 다낭성 난소증후군 여성에게서 효과적인 치료방법으로 사용될 수 있는지에 대한 질문이 대두되고 있다. 비만 청소년을 포함하여 고위험군의 사람들에게 비만치료제의 역할이 중요시되고 있으나, 다낭성 난소증후군을 가진 여성에 대한 연구는 제한적이다. 과체중 및 비만의 다낭성 난소증후군 여성에게서 비만 치료제인 orlistat가 메트포민과 비교되었으며, orlistat 사용군이 더 큰 체중 감소를 보였으나 인슐린 저항성에 대한 인자들은 두 군 모두에서 변화가 없었다(Jayagopal 등, 2005).

최근의 미국 내분비학회 가이드라인(Apovian 등, 2015)이나 코크란 리뷰(Mead 등, 2016)에서는 일반적인 사람들과 비만의 청소년을 포함하는 고위험군에서 이런 비만 치료제의 역할에 관심을 가지고 있다. 몇몇의 다양한 비만치료제가 최근 승인되었으나, 국가마다 승인된 제제의 종류가 다르고 대부분 높은 비용을 감수해야 하며 접근성, 효능, 그리고 이용률에 있어서 아직 고민되어야 할 부분이 있다. 그럼에도 최근 이런 제제들의 사용률이 증가하고 있으며 다낭성 난소증후군 여성들이 아닌 일반적인 성인들에게 권고되고 있는 만큼, 아래와 같이 고려하는 것이 필요하다.

- 일반적인 사람들에게 적용되는 것과 동일하게, 과체중과 비만의 다낭성 난소증후군 여성에게 균형 잡힌 다양한 식사를 통해 일일 섭취 칼로리를 감소시키고 체중을 줄이는 것을 권고할 수 있다.
- 일반적인 사람들과 동일하게, 전반적으로 건강한 식사를 하는 원칙이 다낭성 난소증후군 여성에게도 삶 전반에 걸쳐 적용되어야 한다
- 비만치료제는 생활 양식과 더불어 일반 사람들과 동일하게 다낭성 난소증후군을 가진 과체중의 성인 여성에게서 생활 습관 개선과 더불어 고려할 수 있다.
- 비만치료제 사용을 고려할 때에는 비용, 금기사항, 부작용, 국가별 다양한 사용 가능한 약물 및 제제 약물 여부 등을 확인하는 것이 필요하며, 특히 임신 시에는 이 약물들의 처방을 피해야 한다.

덧붙여서, 고도의 비만을 동반한 다낭성 난소 증후군 여성에게서 비만대사 수술(bariatric surgery)의 효과에 대한 몇몇의 연구들이 있다. 13개의 연구와 2000명 이상의 대상자를 포함하는 최근 메타분석 논문에 따르면(Skubleny 등, 2016), 수술 전 다낭성 난소 증후군의 유병율은 45.6% 였으나 12개월 뒤에는 6.8%로 통계적으로 유의하게 감소하였으며 BMI 또한 46.3%에서 34.2%로 감소하였다고 보고하였다. 56.2%의 여성들이 수술 전에는 생리 불순을 호소하였으나 수술 후에는 7.7% 만이 호소하였으며, 난임 또한 18.2%에서 4.3%로 감소하였다. 상기 내용들을 고려하여, 다낭성 난소 증후군을 가진 비만 여성에서 적절한 치료 방법이 제공되어 어느 정도의 체중 감소가 나타나 증상들이 호전될 수 있도록 고려해야 할 것이다.

## 4. 운동 치료

운동은 인슐린 저항성을 개선시키고 다낭성 난소증후군 여성에게서 잠재력 있는 개선 효과를 제공할 수 있다.

크기가 작은 무작위 임상시험과 양질의 기계론적 연구(코호트 연구와 사례조절 연구)들은 대조군으로 최소 개입 혹은 아무것도 시행하지 않은 군과 비교하면서 규칙적인 운동(유산소와 근력 운동)을 포함한 신체활동이 신체 구성 및 임상적인 특징을 향상시키는 것을 보여준다(Jean Hailes, 2015). 이러한 이득은 독립적으로 현저한 체중감소를 일으키며 이는 운동만으로도 같은 결과를 일으킬 수 있다(Hutchison 등, 2011; Ross 등, 2009).

연구의 신빙성을 나타내는 근거(표본의 크기, 연구 종류, 간섭의 이질성 등)에 한계가 있으나, 여러 연구에서 혈당과 생식 기능, 삶의 질 등이 향상되는 것 또한 확인할 수 있다(Jean Hailes, 2015). 심리학석으로, 제한된 지역사회를 기반으로 하는 연구/역학조사 연구들은 자가 보고된 신체활동, 정신건강상태, 격렬한 운동, 그리고 너 나은 건강한 습관들이 다낭성 난소증후군에 있어 긍정적인 결과를 가져옴을 보여준다(Banting 등, 2014; Greenwood 등, 2016).

메커니즘 측면에서 인슐린 신호 경로 결함에 의해 발생된다고 예측되는 인슐린 저항성은 다낭성 난소증후군의 병인학, 임상 소견과 관련이 있다(Corbould 등, 2005). 적당한 유산소 운동은 단기적으로 다낭성 난소증후군에 있어서 인슐린 감수성을 증가시킨다(Richter 등, 1989). 인슐린 저항성은 또한 운동 치료를 시행했을 때, 제2형 당뇨병 위험성(Tuomilehto 등, 2001)과 심혈관계 질환 요인(Shephard 등, 1999)이 감소되는 것과 함께 개선된다고 보고되었다. 유사하게, 개별적인 저항 운동이나 체중 부하 운동, 혹은 유산소 운동과 결합된 저항 운동과 체중 부하 운동의 조합은 집단 내에 건강 결과를 향상시킨다(Sigal 등, 2007). 보통 인구 집단에서, 신체 활동이나 구조화된 운동은 그것이 개별 인자이거나 식단 변화와 결합된 통합적인 개선 인자인지 유무와 상관없이 대사, 심혈관계, 그리고 심리-사회적으로 긍정적인 영향을 준다(Ekelund 등, 2016). 유산소 운동과 저항 운동은 복합적인 위험 요소들을 감소시키는 반면, 정적인 행동들은 사망률과 부작용과 관련한 모든 원인들과 연결되어 있다(Snowling 등, 2006). 운동치료의 건강에 미치는 영향은 장기간 의료비용을 절감할 수도 있다.

- 의료종사자들은 체중 증가를 예방하고 건강 유지를 위하여 아래와 같은 원칙들을 조언하고 유지할 수 있도록 격려해야 한다.

  (1) 성인 (18~64세): 일주일에 최소 150분 이상의 중강도 운동 혹은 75분 이상의 고강도 운동 혹은 상기 두 가지와 동일한 정도의 중강도+고강도 운동. 근육 강화 운동을 일주일에 2번(간격을 두고) 포함해야 한다.

  (2) 청소년: 최소 60분 이상의 중강도에서 고강도의 신체활동. 근육과 뼈 강화운동을 적어도 일주일에 3번 이상 포함해야 한다.

  : 신체활동은 한 번 시행 시 적어도 10분 이상 혹은 1000 발걸음을 시행해야 하며 30분 이상 시행하는 것이 좋다.

- 의료종사자들은 적당한 체중감량과 요요 현상을 방지하고 건강상의 이득을 더욱 얻기 위하여 아래와 같은 원칙들을 조언하고 유지할 수 있도록 격려해야 한다.

  : 일주일에 최소 250분 이상의 중강도 운동 혹은 150분 이상의 고강도 운동 혹은 상기 두 가지

**표 13-1** 신체 활동 및 운동의 강도와 예시

| 강도 및 측정 | 설명 | 활동 및 일상생활에서의 예시 |
|---|---|---|
| **저강도**<br>1.6~3 METs<br>40~55% HRmax | - 호흡에 눈에 띄는 변화가 없을 정도의 유산소 운동<br>- 적어도 60분 동안 지속할 수 있는 강도 | 천천히 걷기, 자전거 타기 <8 km/hr, 가벼운 웨이트 트레이닝, 느린 댄스, 골프(카트이용), 레져스포츠(캐치볼), 가벼운 정원/집안 일 등 |
| **중강도**<br>3~6 METs<br>55~70% HRmax | - 연속되는 대화를 할 수 있는 정도의 유산소 운동<br>- 30~60분 정도로 지속될 수 있는 강도 | 빠르게 걷기(5~7 km/hr), 언덕 오르기, 자전거 타기(8~15 km/hr), 저강도의 (수중)에어로빅, 요가, 웨이트 트레이닝, 중강도의 댄스, 테니스/배드민턴/자유수영/골프 등의 대부분의 경쟁적 운동, 장기간 서 있거나 걷는 등의 직업적 활동 등 |
| **고강도**<br>6~9 METs<br>70~90% HRmax | - 연속되는 대화를 유지할 수 없는 정도의 유산소 운동<br>- 30분 정도 지속할 수 있는 강도 | 경보, 조깅/달리기, 산행, 빠르게 자전거타기(>16 km/hr), 고강도의 에어로빅, 반복적 서킷 웨이트 트레이닝, 고강도의 댄스, 축구/농구/하키/수영 등의 경쟁적 운동, 무거운 것을 들거나 빠르게 움직이는 등의 직업적 활동 |

\* 추정 최대 심박수(Predicted maximal heart rate, HRmax) = 208−(0.7X나이[년])
\* 대사당량(metabolic equivalent, MET); 다양한 신체활동 강도를 설명할 수 있는 표준화된 방법으로, 1 대사당량은 3.5ml/kg/min의 대사 속도를 유지하는 데 필요한 산소의 양(O2/kg body weight/min)으로 정의한다.

와 동일한 정도의 중강도+고강도 운동. 그리고 대근육을 강화시키는 근육운동을 일주일에 2번(간격을 두고) 포함하여 시행해야 한다.

: 운동 시행 시에는 앉아있거나 쉬는 시간들을 최소화한다.

운동 치료는 다낭성 난소증후군에서 반드시 시행될 수 있도록 지지하고 조언해야 하며, 이는 일반 사람들과 다낭성 난소증후군 여성을 대상으로 한 여러 연구결과에 의해 뒷받침된다. 한 가지 생각할 점은, 운동 치료와 적절한 신체 활동이 반드시 임상 센터나 고급의 운동 센터에서만 시행할 수 있는 것이 아니라는 것이다. 이는 지역 활동 센터나 스포츠 시설 등에서도 손쉽게 이루어질 수 있으며 최소한의 장비를 이용하여 소모임을 통해서도 가능하다. 상대적으로 비용이 적게 들 수 있는 인터넷을 이용한 e헬스 혹은 모바일을 이용한 어플리케이션을 사용하는 것도 한 가지 선택지가 될 수 있다.

## 5. 결론

다낭성 난소증후군을 가진 비만 여성에게 행동과 식이, 운동 치료를 포함한 생활 습관 개선은 건강한 대사, 생식 및 정신 상태를 가지는 데 이점을 가지며, 약 5% 정도의 체중감량만으로도 그 효과를 볼 수 있다. 또한 과체중이 아닌 다낭성 난소증후군 여성도 생활 습관 개선을 통해 적절한 체중을 유지하고 앞에서 말한 장점들을 유지할 수 있다. 그러나, 이에 대해 동기를 부여하고 지속적인 체중 감량 및 생활습관 개선이 이루어질 수 있도록 다낭성 난소증후군 여성과 청소년을 교육하는 것은 바쁜 외래에서 그 효과 측정이 어렵다. 또한 장기간 그 효과를 유지하는 것도 한계가 있다는 단점이 있다. 따라서 앞에서 언급하였듯이, 영양사와 건강상담사, 운동지도사 등을 포함한 전문 치료기관에 의뢰하여 장기적인 관리를 추구하는 것이 바람직하다. 덧붙여, 성인과 특히 청소년의 경우 인터넷 및 모바일을 통한 접근이 손쉬운 점을 고려하여, 단순히 짧은 외래 안에서 모든 것을 해결하려는 노력보다, 유인물이나 e헬스, 어플리케이션 등을 이용하여 지속적인 생활 습관 교정에 힘써야 할 것이다.

건강한 먹거리와 규칙적인 신체활동을 통한 건강한 생활습관을 가지는 것을 다낭성 난소증후군 환자에게 있어서 적절한 체중에 도달 혹은 유지하고 삶 전반에 걸쳐 호르몬 균형과 건강, 그리고 삶의 질을 얻을 수 있도록 돕기 위해 반드시 권고해야 한다.

생활 습관 개선(식이, 운동 그리고 행동전략 등의 다각적인 접근)은 과체중을 가진 다낭성 난소증후군 여성에게 체중, 복부비만, 그리고 인슐린 저항성을 감소시키기 위해 반드시 권고해야 한다.

## 참고문헌

- Apovian CM. Aronne LJ, Bessesen DH, et al. Pharmacological Management of Obesity: An Endocrine Society Clinical Practice Guideline. J Clin Endocrinol Metab 2015; 100: 342-62.

- Asemi Z, Esmaillzadeh A. DASH diet, insulin resistance, and serum hs-CRP in polycystic ovary syndrome: a randomized controlled clinical trial. Horm Metab Res 2015; 47: 232-38.

- Asemi Z., Samimi M, Tabassi Z, et al. Effects of DASH diet on lipid profiles and biomarkers of oxidative stress in overweight and obese women with polycystic ovary syndrome: a randomized clinical trial. Nutrition 2014; 30: 1287-93.

- Banting LK, Gibson-Helm M, Polman R, et al. Physical activity and mental health in women with Polycystic Ovary Syndrome. BMC Womens Health 2014; 14; 51.

- Corbould A, Kim YB, Youngren JF, et al. Insulin resistance in the skeletal muscle of women with polycystic ovary syndrome involves both intrinsic and acquired defects in insulin signaling. American Journal of Physiology, Endocrinol Metab 2005; 288: E1047-54.

- Ekelund U, Steene-Johannessen J, Brown WJ, et al. Does physical activity attenuate, or even eliminate, the detrimental association of sitting time with mortality? A harmonised meta-analysis of data from more than 1 million men and women. Lancet 2016; 388: 1302-10.

- Fritz MA, Speroff L. Clinical gynecologic endocrinology and infertility. 8th ed. LWW. P523, 2011

- Geier LM, Bekx MT, Connor EL. Factors Contributing to Initial Weight Loss Among Adolescents with Polycystic Ovary Syndrome. J Pediatr Adolesc Gynecol 2012; 25: 367-70.

- Gibson-Helm M, Teede H, Dunaif A, et al. Delayed diagnosis and a lack of information associated with dissatisfaction in women with polycystic ovary syndrome. J Clin Endocrinol Metab 2017; 102: 604-12.

- Greenwood EA, Noel M, Kao C, et al. Vigorous exercise is associated with superior metabolic profiles in polycystic ovary syndrome independent of total exercise expenditure. Fertil Steril 2016; 105: 486-93.

- Hutchison SK, Stepto NK, Harrison CL, et al. Effects of exercise on insulin resistance and body composition in overweight and obese women with and without polycystic ovary syndrome. J Clin Endocrinol Metab 2011; 96: E48-56.

- International PCOS network, International evidence-based guideline for the assessment and management of polycystic ovary syndrome 2018; 72-81.

- Jayagopal V, Kilpatrick ES, Holding S, et al, Orlistat is as beneficial as metformin in the treatment of polycystic ovarian syndrome. J Clin Endocrinol Metab 2005; 90: 729-33.

- Jean Hailes for Women's Health on behalf of the PCOS Australian Alliance, Evidence-based guidelines for the assessment and management of polycystic ovary syndrome. 2015, Jean Hailes for Women's Health on behalf of the PCOS Australian Alliance: Melbourne.

- Mead E,Atkinson G, Richter B, et al, Drug interventions for the treatment of obesity in children and adolescents. Cochrane Database of Systematic Reviews, 2016; 11.

- Richter, EA, Mikines KJ, Galbo H, et al. Effect of exercise on insulin action in human skeletal muscle. J Appl Physiol 1989; 66: 876-85.

- Ross R, Bradshaw A. The future of obesity reduction: beyond weight loss. Nat Rev Endocrinol 2009; 5: 319-25.

- Shaw K, O'Rourke P, Del Mar C, et al. Psychological interventions for overweight or obesity. Cochrane Database of Systematic Reviews, 2005

- Shephard, R, Balady G, Exercise as cardiovascular therapy. Circulation 1999; 99: 963-72.

- Sigal RJ, Kenny GP, Boulé NG, et al. Effects of aerobic training, resistance training, or both on glycemic control in type 2 diabetes: a randomized trial. Ann Intern Med 2007; 147: 357-69.

- Skubleny D, Switzer NJ, Gill RS, et al. The impact of bariatric surgery on polycystic ovary syndrome: a systematic review and meta-analysis, Obes Surg 2016; 26: 169-76.

- Snowling NJ, Hopkins WG. Effects of Different Modes of Exercise Training on Glucose Control and Risk Factors for Complications in Type 2 Diabetic Patients: A meta-analysis. Diabetes Care 2006; 29: 2518-27.

- Stamets K, Taylor DS, Kunselman A, et al. A randomized trial of the effects of two types of short-term hypocaloric diets on weight loss in women with polycystic ovary syndrome. Fertil Steril 2004; 8: 630-37.

- Teede H, Deeks A, Moran L. Polycystic ovary syndrome: a complex condition with psychological, reproduc-

tive and metabolic manifestations that impacts on health across the lifespan. BMC Med 2010; 8: 41.

- The Thessaloniki ESHRE/ASRM-Sponsored PCOS Consensus Workshop Group. Consensus on infertility treatment related to polycystic ovary syndrome. Hum Reprod 2008; 23: 462-77.

- Toscani MK, Mario FM, Radavelli-Bagatini S, et al. Effect of high-protein or normal-protein diet on weight loss, body composition, hormone, and metabolic profile in southern Brazilian women with polycystic ovary syndrome: a randomized study. Gynecol Endocrinol 2011; 27: 925-30.

- Tuomilehto J, Lindstroem J, Eriksson JG, et al. Prevention of type 2 diabetes mellitus by changes in lifestyle among subjects with impaired glucose tolerance. N Engl J Med 2001; 344: 1343-50.

다낭성 난소증후군 환자에서 letrozole이 우선적인 배란유도제로
추천되고 있으나, 클로미펜 또한 비교적 안전하고 효과적으로
사용할 수 있는 약이다. Letrozole은 자궁내막이나 자궁경관점액에 미치는
항에스트로겐 효과가 없으며 주로 단일 난포의 성장을 유도하므로
다낭성 난소증후군 환자의 배란유도 시에 우선적으로 추천된다.
생식샘자극호르몬은 주로 경구용 약제로 배란유도에 실패한 경우 단독으로 혹은
메트포민과 함께 이차적으로 고려할 수 있다. 메트포민은 다낭성 난소증후군 환자의
불임치료에 오프 라벨로 쓰이는 인슐린 감수성 개선제로 그 효과나 용법에 대해서
아직까지 자료가 충분치 않다. 다낭성 난소증후군 환자에서 배란유도와 임신율 향상의
목적으로 단독으로 쓰일 수 있으나 그 효과는 클로미펜에 비해 낮으며,
클로미펜 저항성을 보이는 환자에서 병행 사용하면 효과가 상승한다.
생식샘자극호르몬으로 배란유도 시에 메트포민을 병행하여 치료기간 및
용량을 줄일 수 있으며, 보조생식술을 위한 과배란유도 시에는 난소 과자극증후군의
위험성을 감소시킨다. 난소 천공술은 클로미펜에 반응하지 않는
다낭성 난소증후군 환자에서 이차적으로 고려할 수 있는 방법이며,
다른 약물적 요법을 우선적으로 선택하는 것이 일반적이다.

CHAPTER

# 14

# 배란유도

최영민, 박서영

# 1. 서론

배란유도의 궁극적인 목표는 건강한 임신과 출산이므로, 환자의 체중이나 혈압, 혈당, 식이 및 운동, 흡연, 음주 등을 포함한 전반적인 관리가 병행되어야 한다. 배란장애가 뚜렷한 경우 다른 불임원인에 대한 추가적인 정밀검사를 시행하기 전에 수 차례 배란유도를 먼저 고려해볼 수 있으나, 환자의 나이나 불임 기간 등을 고려하여 결정하는 것이 필요하다. 문진 혹은 초음파 검사 상 골반내 염증 혹은 유착이 의심되는 경우에는 난관 요인을 배제하기 위하여 자궁난관조영술을 배란유도에 앞서 혹은 병행하여 시행한다.

2018년 International PCOS network이 발표한 가이드라인에서는 배란유도를 위한 약물요법에 대해 리뷰하면서, 각론에 앞서 기억해야 할 기본적인 임상 포인트를 지적하였다(Teede 등, 2018). 배란유도 약제를 처방하기 전 임신을 배제하도록 주의하고, 배란유도의 효과가 없는 경우 계속해서 같은 시도를 반복하는 것을 피하도록 하며, letrozole이나 메트포민 등 많은 나라에서 오프 라벨(off label)로 쓰이는 약제를 처방하는 경우 환자에게 충분한 설명을 하도록 권고하였다.

# 2. 클로미펜(clomiphene citrate)

클로미펜은 에스트로겐과 항에스트로겐 효과를 동시에 가진 선택적 에스트로겐 수용체 조절제(selective estrogen receptor modulator, SERM)로, 1967년 FDA 승인 이후 지난 반 세기 동안 배란유도제의 일 순위 처방으로 선택되고 있는 약제이다(Adashi, 2017).

## 1) 작용기전 및 효과

클로미펜의 작용은 시상하부의 에스트로겐 수용체를 차단함으로써 생식샘자극호르몬분비호르몬(gonadotropin-releasing hormone, GnRH) 박동을 증가시키고, 결과적으로 난포자극호르몬(FSH)의 상승을 유도하는 기전이다. 난포자극호르몬의 상승은 동난포(antral follicle)를 자극하여 성숙난포로 유도하며, 동난포의 개수가 많은 다낭성 난소증후군 환자에서는 여러 개의 난포가 자라는 현상도 발생한다.

이 항에스트로겐 제제 연구의 시작점은 letrozole과 마찬가지로 호르몬의존성 유방암의 치료였으며, 유사한 경우로 호르몬의존성 전립선암의 치료제에서 다모증 치료의 힌트를 얻었던 사실을 고려하면, 이들 약제의 공통분모는 "호르몬 길항 작용"을 이용한 치료에서 착안했다는 점이다. 약 80%에서 배란효과를 보이나 35~40%만 임신으로 이어지며 20~25%는 클로미펜에 반응하지 않는 것으로 보고된다. 비만이나 인슐린 저항, 고안드로겐혈증 등이 클로미펜 저항성과 연관된 인자로 알려져 있다.

클로미펜의 항에스트로겐 효과는 말초조직에도 작용하여 자궁경관점액이 감소하고 자궁내막이 얇아질 수 있으며, 이 현상이 임신을 방해하는 요인으로 작용한다고 여겨진다. 경관점액의 감소는 약 15%에서 발생하며 인공수정(intrauterine insemination, IUI)을 시행하는 적응증이 된다. 초음파상 배란기의 자궁내막이 8 mm 미만인 경우 임신에 나쁜 예후로 간주하며, 이는 클로미펜의 용량이나 사용기간과는 무관하고, 첫 주기에서 내막이 얇은 경우 대개 다음 주기도 비슷할 확률이 높으므로 다른 약제로 변경할 것을 권한다. 클로미펜은 반감기가 길고(5~7일) 그 대사산물의 축적 효과로 인해 다음 주기까지 영향(carry over effect)을 줄 수 있다(Adashi, 1984).

## 2) 부작용

열성 홍조가 가장 불편한 부작용이며, 시각 증상(scintillating scotoma)이 나타날 수 있는데 뇌하수체의 반응으로 시각교차(optic chiasm)를 누르는 효과 때문에 발생한다고 추정된다.

배란 유도에 반응하는 경우 복통(배란통), 월경통, 유방 압통 등이 동반될 수 있다. 다낭성 난소증후군 환자는 배란 관련 증상에 익숙하지 않으므로 흔히 동반되는 증상을 미리 설명하는 것이 필요하며, 대부분 그 정도가 심하지 않아 약을 중단할 정도는 아니다. 간혹 일시적인 난소 낭종이 생기면 없어질 때까지 복용을 중단한다.

선천성 기형의 빈도는 증가하지 않으며, 다태 임신의 빈도는 약 4~8%로 증가한다. 대부분 쌍태임신이며, 초음파검사로 둘 이상의 난포가 보일 경우 임신 시도를 중단하는 방법으로 예방이 가능하다.

## 3) 용량 및 용법

클로미펜은 보통 생리 3~5일째 시작하여 5일간 복용하는 것이 일반적이나 다낭성 난소증후군 환자의 무배란 주기에서는 특정 시점에 국한할 필요는 없다. 초기 용량은 일일 50 mg이며 반응이 없을 경우 50 mg씩 증량하여 최대 일일 200~250 mg까지 시도한다. 국내에서는 첫 주기부터 100 mg으로 시작하는 방법도 많이 쓰이고 있다. 클로미펜으로 유도된 임신의 약 75%가 석 달 내에 이루어지며, 통상 최대 5~6주기 정도까지는 주기당 임신율이 유지된다.

처방하기 전 초음파검사로 난소 낭종의 가능성을 확인하고, 임신초기 복용의 가능성을 배제하기 위하여 임신반응검사를 시행하는 것을 권장한다.

클로미펜 복용 주기의 생리 12~14일째 혹은 마지막 복용일로부터 6~7일 후 초음파 모니터를 시작하는 것이 적절하다. 혈중 황체호르몬(progesterone)의 측정이나 기초체온으로도 배란 여부를 확인할 수 있으나, 초음파검사가 보편화된 현재로서는, 특히 클로미펜을 복용하는 첫 주기에는 초음파검사로 배란 및 자궁내막의 발달을 확인하고 임신 시도의 타이밍을 결정하는 것이 유리하다.

난포가 일정한 크기에 도달하면 hCG (5,000~10,000 IU)로 배란을 유발(trigger)할 수 있으나 임신율 상승의 효과는 없으며(Agarwal 등, 1995), 임신 시도나 인공수정의 타이밍을 정하는 용도로 유용하다.

이전에는 배란유도에 실패하면 용량을 높여 다시 복용하기 전 외부 황체호르몬 투여로 월경을 유도(progesterone withdrawal bleeding, PWDB)하는 것이 일반적이었으나, PWDB 없이 바로 클로미펜의 용량을 올려 복용하는 "stair-step protocol"을 사용하여 배란에 도달하는 기간이 단축되었다는 발표가 있었으며(Hurst 등, 2009), 이러한 내용 등을 근거로 클로미펜 복용 전 PWDB이 꼭 필요한 과정인지에 대한 의문이 제기되었다. 이후의 연구에서는 PWDB 없이 배란을 유도한 군에서 임신율이 더 높았다고 하여(Diamond 등, 2012), 투여된 황체호르몬으로 인해 자궁내막의 발달이나 수용성이 감소하게 될 가능성을 의심하고 있다(Dong 등, 2013).

비만한 여성이 체중감량을 하면 배란 확률을 높일 수 있으나(Legro 등, 2015), 체중감량을 위해 불임 치료를 미루게 되면 결과적으로 누적 출생률이 적어진다는 보고도 있으므로(Mutsaerts 등, 2016), 적절한 용량의 배란유도제 사용과 생활습관 교정을 병행하여 진행해야 한다.


## 3. 방향화효소 억제제(aromatase inhibitor: letrozole)


### 1) 작용기전 및 효과

방향화효소(aromatase)는 안드로스텐디온(androstenedione)을 에스트로겐으로 전환시키는 효소로, 그 작용을 억제하면 에스트로겐이 감소하게 되고, 그로 인해 뇌하수체에서 일시적으로 난포자극호르몬(FSH) 상승이 유발되어 배란유도를 촉진하게 된다. Letrozole은 가장 많이 쓰이는 방향화효소 억제제(aromatase inhibitor)로 폐경후 유방암 환자의 치료에 쓰이는 약제였으며, 배란유도의 목적으로 처음 사용된 이후(Mitwally 등, 2001), 클로미펜과는 다른 작용기전으로 인해 배란유도 및 임신시도에 유리한 점이 관찰되어 현재는 배란유도 및 보조생식술에서 널리 사용되고 있다.

클로미펜과는 달리 말초조직에서 에스트로겐 수용체를 차단하는 효과가 없으므로 자궁내막이나 자궁경관점액에 악영향을 주지 않는다. 반감기가 45시간으로 짧아 10일 후에는 혈중에서 검출되지 않으며, 빠른 대사로 인해 난자 혹은 배아가 약물에 노출될 가능성이 최소화되어 기형 유발의 가능성이 적다. 또한 짧은 반감기로 인해 에스트로겐이 신속하게 다시 상승, 정상적인 음성 되먹이기가 작동하여 더 이상의 난포가 동원되는 것을 막는 역할을 하므로 다태 임신이 감소하며, 특히 다낭성 난소증후군 환자에서 한 개의 난포만 배란시키는 것을 목표로 할 때 그 쓰임새가 크다.

이러한 작용기전의 차이로 인해 예상되는 장점들은 이후 이루어진 여러 연구들에서 수치로 확인된 바 있다. 초기 연구들은 주로 클로미펜에 반응이 없거나 임신에 실패한 경우에 사용하였으나, 최근 축적된 연구 결과는 letrozole을 다낭성 난소증후군 환자의 배란유도에 있어 일차 약제로 고려하는 것을 지지하고 있다. 26개의 무작위대조군 임상시험을 메타분석한 코크란 리뷰는 클로미펜에 비해 letrozole 사용군에서 임신율과 출생률이 높고, 다태 임신은 적다고 보고하였다(Franik 등, 2015). Legro 등(2014)은 750명의 다낭성 난소증후군 환자를 대상으로 한 대규모 무작위대조임상시험에서 letrozole과 클로미펜의 효과를 직접 비교하였으며, letrozole 사용군이 배란이 더 잘되고(88.5% vs. 76.6%), 임신율(31.3% vs. 21.5%)과 출생률(27.5% vs. 19.5%)이 높으며, 다태 임신율(3.2% vs. 7.4%)은 낮고, 기형 발생의 차이는 없었다고 보고하여, 배란유도제로서 letrozole을 우선적으로 선택하는 근거를 제시하였다.

## 2) 용량 및 용법

일일 2.5 mg의 용량을 생리 3일째부터 5일간 복용하는 것이 가장 흔히 사용되는 용법이며, 일일 5 mg이나 7.5 mg을 복용 시 2.5 mg에 비해 난포의 개수가 많고 임신율은 높거나 비슷하였다(Al Fadhli 등, 2006; Badawy 등, 2007). Letrozole을 생식샘자극호르몬(gonadotropin)과 병행하는 경우 용량간 임신율의 차이는 없었으며, 5mg을 복용한 군에서 2.5 mg에 비해 생식샘자극호르몬의 용량이 적었다(Noriega-Portella 등, 2008). 그 외 한 번 복용하거나(20 mg single dose) 용량을 증가(step up regimen), 혹은 길게 투여(extended protocol)하는 등의 다양한 용법이 있다(Mitwally 등, 2005; Mitwally 등, 2008; Badawy 등, 2009).

## 3) 부작용

열성 홍조, 두통, 다리경련 등이 있다. 용량과 무관하게 발생하며, 단기간 복용하는 불임 환자에서는 크게 문제되지 않는다.

2005년 미국생식의학회(ASRM) 학술대회에서 letrozole 배란유도로 출생한 신생아에서 심장 및 골격계 기형이 증가했다는 초록 발표가 있었다(Biljan 등, 2005). 후향적 연구로, 대조군의 조건이 동일하지 않은 등 연구 설계 측면에서 여러 문제가 있다는 비판 의견이 많았음에도 불구하고, 제조사인 노바티스는 letrozole을 가임기 여성에게 혹은 배란유도 목적으로 처방하는 것을 금지하는 경고문을 발표하게 되었다(Klement 등, 2015). 이후에 발표된 여러 연구에서는 letrozole 사용으로 인해 태아 기형의 확률이 증가하지 않는다고 보고되고 있으며(Diamond 등, 2015; Wang 등,

2017), 많은 나라에서 오프 라벨로 처방하고 있다.

## 4. 생식샘자극호르몬(gonadotropins)

다낭성 난소증후군 환자에서 클로미펜이나 letrozole을 사용하였으나 배란 혹은 임신되지 않는 경우 이차적으로 선택하는 약제이다. 1960년대 후반부터 사용되었으며 높은 임신 성공률을 보이나 난소과자극증후군과 다태 임신 등의 부작용에 주의해야 하며 증상의 정도는 난포의 개수에 비례하는 양상을 보인다. 다태 임신은 난포가 둘일 때 12%, 셋일 때 20%, 그 이상에서는 50%의 확률로 발생하므로, 셋 이상의 난포가 보이면 그 주기의 임신 시도를 보류하는 것이 좋다. 이상적으로는 한 개의 난포만 자라도록 조절함으로써 건강한 단태임신을 유도하고 난소과자극증후군의 위험성을 줄이는 것이 목표이다.

### 1) 배란주기에서 생식샘자극호르몬의 역할

난포자극호르몬과 황체형성호르몬은 뇌하수체에서 분비되는 생식샘자극호르몬으로, 시상하부의 GnRH 작용에 의해 분비되며, 난소에서 일어나는 난포의 동원과 성장, 배란을 조율하고, 그 과정에서 생성되는 호르몬에 의해 다시 피드백을 받는 복잡한 기전을 가지고 있다.

난포자극호르몬은 황체기-난포기로 이어지는 이행기에 상승하기 시작하여 난포를 동원하고 성숙시키는 작용을 한다. 난포자극호르몬의 수용체는 과립막세포(granulosa cell)에, 황체형성호르몬의 수용체는 난포막세포(theca cell)에 존재하며, 황체형성호르몬의 작용에 의해 안드로겐이 생성되고, 과립막세포로 이동한 안드로겐이 방향화효소에 의해 에스트로겐으로 바뀌는 과정은 난포자극호르몬의 영향 하에 진행된다(two cell two gonadotropin theory). 난포기에 증가하는 에스트로겐은 난포자극호르몬에 음성 되먹이기 기전을 발휘하여 우성 난포로 한 개만 선택되도록 작용한다. 난포기 후기에 이르러 에스트로겐의 되먹이기는 반대 방향으로 전환되어 난포자극호르몬과 황체형성호르몬이 급상승(preovulatory peak)하게 되고, 황체형성호르몬 급증(LH surge)으로 인해 과립막세포의 증식이 멈추고 황체가 형성되며 난자의 감수분열을 유도하여 배란이 일어난다.

### 2) 제형의 변화

1964년 폐경 여성의 소변에서 추출된 사람폐경생식샘자극호르몬(human menopausal gonadotropin, HMG)은 난포자극호르몬과 황체형성호르몬이 거의 동량으로, 3:1의 생화학적 활성(bioactivity)을 보였다. 이후 황체형성호르몬을 감소시킨(60:1) 정제소변난포자극호르몬(purified urinary

FSH)이 등장하였으며, 고순도소변난포자극호르몬(highly purified urinary FSH, hp-FSH)은 황체형성호르몬이 0.1 IU 이하로, 불순 단백 성분이 5% 미만으로 감소하여, 피하 주사로 투여가 가능해졌다. 1990년대 중반 이후 난포자극호르몬은 유전자 재조합 방식으로 제조되어(recombinant FSH), 원료의 수급이나 배치(batch)간의 변수가 감소하고, 불순 단백이 없어 다양한 형태의 제형으로 자가주사가 가능해져 현재 가장 널리 쓰이고 있다.

## 3) 용량 및 용법

75 IU로 시작하여 7일마다 75 IU씩 증량하는 방법(conventional low dose step-up regimen)을 시도하였을 때, 다수의 난포가 성장하는 경향을 보여 다태 임신(34%)과 중증 난소과자극증후군 의 빈도(4.6%)가 매우 높은 것으로 보고되었다(Hamilton-Fairley 등, 1990).

현재는 37.5~50(최대 75) IU로 14일간 용량 변동 없이 투여하고 이후 반응에 따라 소량(25~37.5 IU)씩 증량하되 변경된 용량은 최소 7일을 유지하는 방법(chronic low dose step-up regimen)이 더 흔히 쓰인다. 대부분(90%)의 환자에서 초기 용량 변동 없이 14~16일 내로 난포가 성숙하였고, 주기당 임신율은 20% 정도이다. 약 70%의 주기에서 단일 배란을 보여 난소과자극증후군의 빈도가 극히 드물고(0.14%) 다태 임신의 빈도는 5.7%로, 이전의 방법에 비해 부작용의 위험성이 유의하게 감소한 것이 주목할 만한 점이다(Homburg 등, 1999).

150 IU를 초기 용량으로 시작하여 난포크기가 10 mm에 도달하면 37.5 IU씩 3일 간격으로 줄이는 방법(step-down protocol)은 월경주기의 호르몬 패턴을 모방한 용법으로, 먼저 자라는 난포가 난포자극호르몬에 더 민감해지고 그 외 난포들은 이후 낮아진 난포자극호르몬에 반응하지 못하게 되는 원리에 착안하였으나, 실제로 단일 배란의 확률은 step-up regimen에 비해 떨어지는 것으로 보고되었다(Christin-Maitre 등, 2003).

## 5. 메트포민(metformin)

메트포민은 제2형 당뇨병의 치료에 70여년간 처방되고 있는 경구용 혈당강하제로 다낭성 난소증후군 환자에서 가장 널리 사용되는 인슐린 감수성 개선제이다.

인슐린 저항성은 다낭성 난소증후군 환자에서 흔한 소견으로 비만하지 않은 환자의 75%, 과체중 인 환자의 95%에서 관찰된다(Stepto 등, 2013). Velasquez 등(1994)은 다낭성 난소증후군 환자에게 메트포민을 사용하여 각종 대사지표가 호전되고 배란주기도 회복되는 것을 확인하였으며, 이후로 메트포민은 다낭성 난소증후군 환자에서 가장 널리 쓰이는 오프 라벨 약제가 되었다.

## 1) 작용기전

메트포민의 혈당 강하 기전은 당이 간에서 생성되는 작용(gluconeogenesis) 및 장에서 흡수되는 과정을 저하시키고, 말초조직에서 당 흡수 활용을 증가시켜 인슐린 감수성을 개선하는 역할을 한다.

다낭성 난소증후군 환자에게 메트포민을 투여하면 인슐린이 감소하여 혈중 유리 테스토스테론이 떨어지게 되고 이는 비만한 환자뿐 아니라 마른 다낭성 난소증후군 환자에서도 확인되었다 (Nestler 등, 1997). 다낭성 난소증후군 환자에서 혈중 인슐린 수치의 감소는 인슐린유사성장인자 결합단백-3(Insulin-like growth factor binding protein-3, IGFBP-3의 증가와 연관되어 IGF-I의 가용성이 감소함으로써 난소 내 안드로겐 생성 환경을 조절하는 기전으로 작용한다. 또한 메트포민은 난소와 부신 혹은 황체형성호르몬 박동(LH pulse)에 직접적으로 작용하여 안드로겐을 저하시키는 작용도 있다(Mansfield 등, 2003; Palomba 등, 2009).

## 2) 용량 및 용법

속방정(immediate release: 500 mg, 850 mg, 1,000 mg)과 서방정(extended release: 1,000 mg, 2,000 mg)의 두 가지 제형이 있으며, 일일 1,500~2,000 mg의 용량을 2~3회로 나누어 복용하는 것이 일반적이다.

당뇨병 환자에서 혈당 및 당화혈색소를 낮추는 최대 효과는 일일 2,000 mg인 것으로 연구되었으나 다낭성 난소증후군 환자에서는 확실히 정해져 있지 않다. 메트포민의 배란유도 효과는 신체질량지수(BMI)가 낮고 인슐린 저항이 높을 때 가장 효과적인 것으로 알려져(Palomba 등, 2009), 그에 따라 용량을 조절할 필요성이 제기되고 있다.

## 3) 부작용

오심, 구토, 설사 등의 소화기 증상이 가장 흔한 부작용으로 20~30%에서 보고된다. 첫 복용 시에 흔하고 용량에 비례하므로 낮은 용량으로 시작하여 점차적으로 증량하는 것을 권한다. 500 mg을 저녁식사와 함께 복용하는 것을 시작으로 3~4일 간격으로 500 mg씩 증량하여 최대 1,000 mg을 일일 2회까지 복용한다. 서방정 형태로 복용하면 혈중 수치가 천천히 증가하므로 부작용이 적다. 젖산산증(lactic acidosis)은 드물게(5/100,000) 발생하나 치사율이 50%에 이르는 심각한 부작용이다. 혈중 메트포민의 농도는 최대 용량으로 복용해도 5 g/ml 미만을 유지하는 경우가 대부분이나, 신장에서 배설되는 특성상 신장기능이 떨어지는 경우에는 복용량을 조절하거나 중단해야 하며, 그 외에도 간 혹은 심부전이 있을 때 증가하므로 동반질환이 있는 경우 주의해야 한다. 다낭성 난소증후군 환자에서 사용시에는 보고된 바 없다.

미국 식품의약국(U.S. Food and Drug Administration, FDA) 임신 카테고리 B등급으로, 임신당뇨병 혹은 임신한 제2형 당뇨병 환자에서 단독으로 혹은 인슐린과 병행 사용시 태아에 미치는 부작용은 거의 없는 것으로 알려져 있으나, 임상적으로는 다낭성 난소증후군 환자가 메트포민 복용 중 임신된 경우 복용을 중단하는 경우가 일반적인 듯하다.

### 4) 효능 및 효과

다낭성 난소증후군 환자에서 메트포민을 사용하면 배란이 개선되고 정상 월경주기를 회복하는 효과가 있다는 점에는 대체로 이견이 없었으나(Kashyap 등, 2004), 임신 결과가 향상되는지에 대해서는 뚜렷한 결론이 없거나 부정적인 경우가 많았다. 배란유도의 목적으로 단독으로 쓰이기보다, 클로미펜에 효과가 없거나 혹은 클로미펜과 병합요법으로 사용하였을 때 임신 결과가 좋은 것으로 보고되었다(Palomba 등, 2009).

최근 Morley 등(2017)은 48개의 무작위대조군 임상시험을 메타 분석하여, 다낭성 난소증후군 환자에서 메트포민이 배란 및 임신에 미치는 영향에 대해 정리하였다. 메트포민 단독 투여 시 위약에 비하여 배란(OR 2.55, 95% CI 1.81~3.59)과 임신율(OR 1.93, 95% CI 1.42~2.64)이 개선되었으며, 클로미펜과 병행 시 클로미펜 단독 사용에 비해 배란(OR 1.57, 95% CI 1.28~1.92) 및 임신율(OR 1.59, 95% CI 1.27~1.99)이 호전된 결과를 보였으나, 부작용 발생은 클로미펜 단독 복용 시보다 증가하였다(OR 3.97, 95% CI 2.59~6.08). 비만한 환자군(BMI)30)에서는 배란율과 임신율, 출생률 모두 클로미펜이 메트포민에 비해 우수한 효과를 보였다.

생식샘자극호르몬과 병행하는 경우 메트포민으로 인해 배란이나 임신율의 상승은 없었으나, 우성 난포의 수가 적어서 주기 취소율이 적었으며(De Leo 등, 1999), 보조생식술을 위한 과배란유도와 병행 시 난소과자극증후군의 위험성이 감소하였다(Costello 등, 2006).

### 6. 난소 천공술(laparoscopic ovarian drilling, LOD)

다낭성난소 증후군 환자에서 일부 난소 조직을 수술적으로 제거하여 배란을 유도하려는 초기 시도는 침습적인 과정, 부작용에 대한 우려 및 배란유도제의 도입으로 한동안 환영받지 못하였으나, 1984년 Gjonnaess가 복강경을 이용하여 난소 조직을 제거하는 방법을 제안한 이후(laparoscopic ovarian drilling, LOD), 클로미펜에 반응하지 않는 다낭성 난소증후군 환자에서 생식샘자극호르몬의 대안으로 고려하게 되었다.

## 1) 작용기전 및 방법

난소 피질의 난포 및 기질의 용적이 감소함으로써 안드로겐과 인히빈이 감소하고, 그로 인해 난포자극호르몬이 상승하여 난포의 성장을 촉진하는 과정으로 자연스러운 단일 배란이 일어난다.

배란 효과를 보이는 최소한의 천공이 어느 정도인지에 대해서는 많은 논의가 있어 왔다. 수술 후 유착 및 난소기능 저하의 위험성을 최소화하기 위하여, 40W로 4초씩 4개의 천공(rule of 4: 난소당 640J)이 제안되어 사용되었고(Armar 등, 1990), 이후 Amer 등(2003)도 난소당 600J(30W, 5초, 4개)의 용량으로 67%의 배란 및 임신율을 보고하였다. 난소의 용적에 따라 에너지 용량을 조절하려는 시도에서는(Zakherah 등, 2011) 과거 문헌으로부터 난소 용적당 에너지 용량의 평균값을 계산하여(60J/cc) 이를 적용한 결과, 일정한 용량으로 천공술을 시행한 군에 비해 배란 및 임신율이 높았다고 보고하였다.

난소 천공술을 양쪽 난소에 시행(bilateral LOD)하지 않고 한쪽 난소에만 시행(unilateral LOD)하여도 배란율이나 임신율, 출생률 및 유산율에 차이가 없다고 하여(Farquhar 등, 2012), 한쪽 및 양쪽 난소에 다양한 용량으로 난소 천공술을 시행한 효과를 비교하는 연구가 이어지고 있다(Sunj 등, 2013; Rezk 등, 2016).

## 2) 부작용

전신 마취 및 복강경과 관련된 수술적 위험도가 증가할 수 있다.

난소 천공술 이후에 발생하는 주변 유착에 대해 보고한 16개 논문의 자료를 분석한 결과, 유착의 발생은 0~100%(평균 35.5%)에서 보이는 반면, 임신율은 35~87%(평균 64.3%)로 유착이 임신율에 큰 영향을 주지 않는 것으로 보인다(Api, 2014). 천공술 시행 전 난소를 주위 장기와 닿지 않게 들어올리고 시술 후 식염수로 세척하여 온도를 낮추는 방법을 권하고 있다(Kaur 등, 2013).

AMH 수치가 난소 천공술 이후에 감소하며(Amer 등, 2017), 그 정도는 양쪽 난소를 시술하였을 때 더 크다는 점에서 난소 조직의 파괴로 인한 기능 저하에 대한 우려는 간과할 수 없는 부분이나, AMH수치의 감소를 난소 기능의 저하가 아닌 정상화(normalization)로 해석해야 한다는 의견도 있다(Sunj 등, 2014; Rezk 등, 2016). 난소 용적 대비 조절된 용량으로 한쪽 난소에 천공술을 시행할 경우 난소 기능의 심각한 저하를 초래하지 않을 것으로 생각되며 장기적인 추적검사가 필요하다.

## 3) 효과 및 적응증

최근 Farquhar 등(2012)은 25개의 무작위대조군 임상시험을 분석한 코크란 리뷰에서 클로미펜에 반응하지 않는 다낭성 난소증후군 환자를 대상으로 난소 천공술과 다른 약제를 사용한 결과를 비교하였다. 난소 천공술을 시행한 군에서 배란 또는 임신율, 출생률과 유산율 등의 지표가 여러 약제를 병행하여 사용한 군에 비해 의미 있는 차이가 보이지 않았으며, 다태 임신율은 생식샘자극호르몬을 사용한 군에 비해 낮은 것으로 보고되었다.

난소 천공술에 반응하지 않는 경우가 30% 정도에서 보고되고 있으며, 이를 예측하는 인자로서 신체질량지수 25 이상, 불임 기간 3년 이상, 기초 황체형성호르몬(basal LH)이 10 IU/L 이하, 심한 고안드로겐혈증, AMH가 7.7 ng/ml 이상인 경우 등이 있다(Abu Hashim, 2015).

따라서 난소 천공술은 클로미펜에 반응하지 않는 다낭성 난소증후군 환자에서 이차적으로 고려할 수 있는 방법이며, 다른 약물적 요법을 우선적으로 선택하는 것이 일반적이나, 지역적 특성이나 병원의 환경, 비용 및 환자가 처한 상황에 따라 개별화하여야 한다. 다른 이유로 복강경 수술이 필요한 경우 병행하여 시도할 수 있다.

## 7. 결론

다낭성 난소증후군 환자에서 letrozole이 우선적인 배란유도제로 추천되고 있으나, 클로미펜 또한 비교적 안전하고 효과적으로 사용할 수 있는 약이다. Letrozole은 자궁내막이나 자궁경관점액에 미치는 항에스트로겐 효과가 없으며 주로 단일 난포의 성장을 유도하므로 다낭성 난소증후군 환자의 배란유도 시에 우선적으로 추천된다.

비용과 부작용에 대한 충분한 상담 후 숙련된 전문가의 초음파 모니터가 가능하다면 생식샘자극호르몬을 일차적으로 선택하는 것도 가능하나, 주로 경구용 약제로 배란유도에 실패한 경우 단독으로 혹은 메트포민과 함께 이차적으로 고려할 수 있다. 둘 이하의 난포가 보일 때만 임신을 시도하여 다태 임신 및 난소과자극증후군 등의 부작용을 최소화할 수 있다. 생식샘자극호르몬의 종류나 제형에 따른 임신율은 유사하므로 주변 상황에 맞게 효율적인 선택을 한다. 메트포민은 다낭성 난소증후군 환자의 불임치료에 오프 라벨로 쓰이는 인슐린 감수성 개선제로 그 효과나 용법에 대해서 아직까지 자료가 충분치 않다. 다낭성 난소증후군 환자에서 배란유도와 임신율 향상의 목적으로 단독으로 쓰일 수 있으나 그 효과는 클로미펜에 비해 낮으며, 클로미펜 저항성을 보이는 환자에서 병행 사용하면 효과가 상승한다. 생식샘자극호르몬으로 배란유도 시에 메트포민을 병행하여 치료기간 및 용량을 줄일 수 있으며, 보조생식술을 위한 과배란유도 시에는 난소과자극증후군의 위험성을 감소시킨다. 난소 천공술은 클로미펜에 반응하지 않는 다낭성 난소증후군 환자에서 이차적으로 고려할 수 있는 방법이며, 다른 약물적 요법을 우선적으로 선택하는 것이 일반적이다.

## 참고문헌

- Abu Hashim H. Predictors of success of laparoscopic ovarian drilling in women with polycystic ovary syndrome: an evidence-based approach. Arch Gynecol Obstet 2015; 291: 11-8.

- Adashi EY. Clomiphene citrate: mechanism(s) and site(s) of action-a hypothesis revisited. Fertil Steril 1984; 42: 331-44.

- Adashi EY. Clomiphene citrate at 50: the dawning of assisted reproduction. Fertil Steril 2017; 108: 592-3.

- Agarwal SK, Buyalos RP. Corpus luteum function and pregnancy rates with clomiphene citrate therapy: comparison of human chorionic gonadotrophin-induced versus spontaneous ovulation. Hum Reprod 1995; 10; 328-31.

- Al Fadhli R, Sylvestre C, Buckett W, et al. A randomized trial of superovulation with two different doses of letrozole. Feril Steril 2006; 85; 161-4.

- Amer SA, Li TC, Cooke ID. A prospective dose-finding study of the amount of thermal energy required for laparoscopic ovarian diathermy. Hum Reprod 2003; 18: 1693-8.

- Amer SA, Shamy TTE, James C, et al. The impact of laparoscopic ovarian drilling on AMH and ovarian reserve: a meta-analysis. Reproduction 2017; 154: R13-R21.

- Api M. Adhesions after laparoscopic ovarian drilling in the treatment of women with polycystic ovary syndrome: should it be a concern? J Minim Invasive Surg Sci 2014; 3: e10729.

- Armar NA, McGarrigle HH, Honour J, et al. Laparoscopic ovarian diathermy in the management of anovulatory infertility in women with polycystic ovaries: endocrine changes and clinical outcome. Fertil Steril 1990; 53: 45-9.

- Badawy A, Metwally M, Fawzy M. Randomized controlled trial of three doses letrozole for ovulation induction in patients with unexplained infertility. Reprod Biomed Online 2007; 14: 559-62.

- Badawy A, Mosbah A, Tharwat A, et al. Extended letrozole therapy for ovulation induction in clomiphene-resistant women with polycystic ovary syndrome: a novel protocol. Fertil Steril 2009; 92: 236-9.

- Biljan M, Hemmings R, Brassard N. The outcome of 150 babies following the treatment with letrozole or letrozole and gonadotropins. Fertil Steril 2005; 84(supp.1): p.O-231, Abstract 1033.

- Christin-Maitre S, Hugues JN. A comparative randomized multicentric study comparing the step-up versus step-down protocol in polycystic ovary syndrome. Hum Reprod 2003; 18: 1626-31.

- Costello MF, Chapman M, Conway U. A systematic review and meta-analysis of randomized controlled trials on metformin co-administration during gonadotrophin ovulation induction or IVF in women with polycystic ovary syndrome Hum Reprod 2006; 21: 1387-99.

- De Leo V, la Marca A, Ditto A, et al. Effects of metformin on gonadotropin-induced ovulation in women with polycystic ovary syndrome. Fertil Steril 1999; 72: 282-5.

- Diamond MP, Kruger M, Santoro N, et al. Endometrial shedding effect on conception and live birth in women with polycystic ovary syndrome. Obstet Gynecol 2012; 119: 902-8.

- Diamond MP, Legro RS, Coutifaris C, et al. Letrozole, gonadotropin, or clomiphene for unexplained infertility. N Engl J Med 2015; 373: 1230-40.

- Dong X, Zheng Y, Liao X, et al. Does progesterone-induced endometrial withdrawal bleed before ovulation induction have negative effects on IUI outcomes in patients with polycystic ovary syndrome? Int J Clin Exp Patho 2013; 6: 1157-63.

- Farquhar C, Brown J, Marjoribanks J. Laparoscopic drilling by diathermy or laser for ovulation induction in anovulatory polycystic ovary syndrome. Cochrane Database Syst Rev 2012; 6: CD001122.

- Franik S, Jan AM, Kremer J, et al. Aromatase inhibitors for subfertile women with polycystic ovary syndrome: summary of a Cochrane review. Fertil Steril 2015; 103: 353-5.

- Gjonnaess H. Polycystic ovarian syndrome treated by ovarian electrocautery through the laparoscope. Fertil Steril 1984; 41: 20-5.

- Hamilton-Fairley D, Franks S. Common problems in induction of ovulation. Baillieres Clin Obstet Gynaecol 1990; 4: 609-25.

- Homburg R, Howles C. Low-dose FSH therapy for anovulatory infertility associated with polycystic ovary syndrome: rational, results, reflections refinements. Hum Reprod Update 1999; 5: 493-9.

- Hurst BS, Hickman JM, Matthews ML, et al. Novel clomiphene "stair-step" protocol reduces time to ovulation in women with polycystic ovarian syndrome. Am J Obstet Gynecol 2009; 200: 510.e1-4.

- Kashyap S, Wells G, Rosenwaks Z. Insulin-sensitizing agents as primary therapy for patients with polycystic ovarian syndrome Hum Reprod 2004; 19: 2474-83.

- Kaur M, Pranesh G, Mittal M, et al. Outcome of laparoscopic ovarian drilling in patients of clomiphene resistant polycystic ovary syndrome in a tertiary care center. Int J Infertil Fetal Med 2013; 4: 39-44.

- Klement AH, Casper RF. The use of aromatase inhibitors for ovulation induction. Curr Opin Obstet Gynecol 2015; 27: 206-9.

- Legro RS, Brzyski RG, Diamond MP, et al. Letrozole versus clomiphene for infertility in the polycystic ovary syndrome. N Engl J Med 2014; 371: 119-29.

- Legro RS, Dodson WC, Kris-Etherton PM, et al. Randomized controlled trial of preconception interventions in infertile women with polycystic ovary syndrome. J Clin Endocrinol Metab 2015; 100: 4048-58.

- Mansfield R, Galea R, Brincat M, et al. Metformin has direct effects on human ovarian steroidogenesis. Fertil Steril 2003; 79: 956-62.

- Mitwally MF. Casper RF. Use of an aromatase inhibitor for induction of ovulation in patients with an inadequate response to clomiphene citrate. Fertil Steril 2001; 75: 305-9.

- Mitwally MF, Casper RF. Single-dose administration of an aromatase inhibitor for ovarian stimulation. Fertil Steril 2005; 83: 229-31.

- Mitwally MF, Said T, Galal A, et al. Letrozole step-up protocol: a successful superovulation protocol. Fertil Steril 2008; 89: S23-4.

- Morley LC, Tang T, Yasmin E, et al. Insulin-sensitising drugs (metformin, rosiglitazone, pioglitazone, D-chiro-inositol) for women with polycystic ovary syndrome, oligo amenorrhoea and subfertility. Cochrane Database Syst Rev 2017; 11: CD003053.

- Mutsaerts MA, Van Oers, AM, Groen H, et al. Randomized trial of a lifestyle program in obese infertile women. N Engl J Med 2016; 374: 1942-53.

- Nestler JE, Jakubowicz DJ. Lean women with polycystic ovary syndrome respond to insulin reduction with decreases in ovarian P450c17α activity and serum androgens. J Clin Endocrinol Metabol 1997; 82: 4075-9.

- Noriega-Portella L, Noriega-Hoces L, Delgado A, et al. Effect of letozole at 2.5mg or 5.0mg/day on ovarian simulation with gonadotropins in women undergoing intrauterine insemination. Fertil Steril 2008; 90: 1818-25.

- Palomba S1, Falbo A, Zullo F, et al. Evidence-based and potential benefits of metformin in the polycystic ovary syndrome: a comprehensive review. Endocr Rev 2009; 30: 1-50.

- Palomba S, Pasquali R, Orio F Jr, et al., Clomiphene citrate, metformin or both as first-step approach in treating anovulatory infertility in patients with polycystic ovary syndrome (PCOS): a systematic review of head-to-head randomized controlled studies and meta-analysis. Clin Endocrinol 2009; 70: 311-21.

- Rezk M, Sayyed T, Saleh S. Impact of unilateral versus bilateral laparoscopic ovarian drilling on ovarian reserve and pregnancy rate: a randomized clinical trial. Gynecol Endocrinol. 2016; 32: 399-402.

- Stepto NK., Cassar S, Joham AE, et al., Women with polycystic ovary syndrome have intrinsic insulin resistance on euglycaemic hyperinsulaemic clamp. Hum Reprod 2013; 28: 777-84.

- Sunj M, Canic T, Baldani DP, et al. Does unilateral laparoscopic diathermy adjusted to ovarian volume increase the chances of ovulation in women with polycystic ovary syndrome? Hum Reprod 2013; 28: 2417-24.

- Sunj M, Kasum M, Canic T, et al. Assessment of ovarian reserve after unilateral diathermy with thermal doses adjusted to ovarian volume. Gynecol Endocrinol 2014; 30: 785-8.

- Teede HJ, Misso ML, Costello MF, et al. Recommendations from the international evidence-based guideline for the assessment and management of polycystic ovary syndrome. Hum Reprod 2018; 33: 1602-18.

- Velazquez EM, Mendoza S, Hamer T, et al. Metformin therapy in polycystic ovary syndrome reduces hyperinsulinemia, insulin resistance, hyperandrogenemia, and systolic blood pressure, while facilitating normal menses and pregnancy. Metabolism 1994; 43: 647-54.

- Wang R., Kim BV, van Wely M, et al. Treatment strategies for women with WHO group II anovulation: systematic review and network meta-analysis. BMJ 2017; 356: j138.

- Zakherah MS, Kamal MM, Hamed HO. Laparoscopic ovarian drilling in polycystic ovary syndrome: efficacy of adjusted thermal dose based on ovarian volume. Fertil Steril 2011; 95: 1115-8.

다낭성 난소증후군 환자에서 배란유도, 인공수정시술 후에도
임신이 되지 않거나 다른 요인으로 인해 체외수정시술이 필요한 경우
체외수정시술을 시행하게 된다. 일반적으로 체외수정시술을 위해서는
과배란유도를 하게 되는데 다낭성 난소증후군에서는 난소 과자극증후군의 위험성이
높기 때문에 이를 고려하여 과배란유도를 진행하여야 한다.
성숙한 난자를 채취하기 위해 hCG 시동을 하게 되는데 이 때에도
난소 과자극증후군 위험도를 낮추기 위해 여러 가지 방법을 사용할 수 있다.
또한 보조요법으로 메트포민을 사용하거나 배아를 모두 냉동하여 다음 주기에
이식을 진행하는 방법을 사용하기도 한다. 다낭성 난소증후군에서의
미성숙난자 체외성숙 요법은 기존의 체외수정시술에서 발생하는 고가의 비용과
부작용을 최소화할 수 있으나 아직까지는 일반적인 체외수정시술을
완전히 대체하지 못하고 있는데, 표준화된 미성숙난자 체외성숙 프로토콜 정립과
FSH 시동, hCG 시동, 신선 혹은 냉동 배아 이식 선택 등에 대한 연구가 필요하다.

# 체외수정시술

허창영, 채수진, 구연희

# 1. 일반적인 체외수정시술(conventional In vitro fertilization)

다낭성 난소증후군 환자에서 배란유도, 인공수정시술 후에도 임신이 되지 않거나 다른 요인으로 인해 체외수정시술이 필요한 경우 체외수정시술을 시행하게 된다. 일반적으로 체외수정시술을 위해서는 과배란유도를 하게 되는데 다낭성 난소증후군에서는 난소 과자극증후군(ovarian hyperstimulation syndrome, OHSS)의 위험성이 높기 때문에 이를 고려하여 과배란유도를 진행하여야 한다. 성숙한 난자를 채취하기 위해 hCG 시동(priming)을 하게 되는데 이 때에도 난소 과자극증후군 위험도를 낮추기 위해 여러 가지 방법을 사용할 수 있다. 또한 보조요법으로 메트포민을 사용하거나 배아를 모두 냉동하여 다음 주기에 이식을 진행하는 방법을 사용하기도 한다. 이 장에서는 다낭성 난소증후군 환자에서 체외수정시술을 할 때 고려할 여러 가지 내용에 대해 살펴보고자 한다.

## 1) 과배란유도(controlled ovarian hyperstimulation)

### (1) 과배란유도 프로토콜(controlled ovarian hyperstimulation protocol)

과배란유도를 하는 경우 여러 가지 과배란유도 프로토콜이 사용된다. 그 중 가장 널리 사용되는 두 가지 종류 프로토콜은 long GnRH agonist 프로토콜과 GnRH antagonist 프로토콜이다. 두 프로토콜을 비교한 연구들에서 GnRH antagonist 프로토콜을 사용할 경우 사용한 생식샘자극호르몬(gonadotropin) 용량이 적었으며(Hwang 등, 2004; Kurzawa 등, 2008; Tehraninejad 등, 2010; Lainas 등, 2010; Haydardedeoglu 등, 2012) 기간도 long GnRH agonist 프로토콜에 비해 짧았다(Bahceci 등, 2005; Lainas 등, 2007; Kurzawa 등, 2008; Tehraninejad 등, 2010; Lainas 등 2010; Haydardedeoglu 등, 2012). 난소 과자극증후군의 발생률도 낮은 것으로 보고되었다(Tehraninejad 등, 2010; Lainas 등, 2007). 이러한 연구들에서 두 프로토콜 사이에 임상적 임신율(clinical pregnancy rate)나 유산율, 채취된 난자 수, 주기 취소율, 다태임신 빈도는 차이가 나지 않았다. 두 프로토콜을 비교한 메타분석에서(Lambalk 등, 2017) 생아출생률(live birth rate)은 차이가 나지 않았으나 (3개 무작위 대조시험(RCT), RR 0.90, 95% CI 0.69~1.19, 363 여성) 난소 과자극증후군 위험도는 통계적으로 유의한 감소를 보였다(9개 무작위 대조시험(RCT), RR 0.53, 95% CI 0.30~0.95, 1294 여성). 따라서 환자의 상황에 따라 두 가지 프로토콜을 모두 사용할 수 있으나 되도록 GnRH antagonist 프로토콜을 사용하는 것이 생식샘자극호르몬(gonadotropin) 투여 용량이나 기간, 난소 과자극증후군 위험도를 낮춰줄 것으로 생각된다.

### (2) 생식샘자극호르몬(gonadotropin) 제제의 선택

과배란유도를 위해 사용되는 재조합형 난포자극호르몬(recombinant FSH, rFSH) 제제와 소변 추출 난포자극호르몬(urinary FSH, uFSH) 제제를 비교한 연구(Figen Turkcapar 등, 2013)에서 uFSH

를 사용한 경우 혈중 에스트라디올 최고 농도가 더 높았으나 rFSH를 사용한 경우 채취된 난자 수가 더 많고 과배란유도 기간이 짧았다. 그러나 생식샘자극호르몬(gonadotropin) 총 사용량, 난소과자극증후군 발생률, 임상적 임신율(clinical pregnancy rate), take home baby rate는 차이가 없었다. 따라서 현재까지는 rFSH와 uFSH 중 어느 것이 더 좋다고 확정할 수 없으므로 두 가지 제제 모두 사용 가능하다.

　　과배란유도를 할 때 35세 이상이면서 GnRH antagonist 프로토콜을 사용하거나 특수한 경우 황체형성호르몬 보충(luteinizing hormone supplementation)을 고려하기도 한다. 그러나 현재까지 어떤 경우에 외부 황체형성호르몬 보충이 필요한지, 외부 황체형성호르몬 보충의 효과가 있는지에 대한 합의가 이루어지지 않았으며 다낭성 난소증후군 환자의 경우 내인성 황체형성호르몬 수치가 높기 때문에 외부 황체형성호르몬 보충을 일반화하여 사용할 필요는 없을 것으로 보인다. 난포자극호르몬만 투여하는 방법과 황체형성호르몬 보충을 추가한 방법 두 가지를 비교한 연구에서 생식보조술 결과는 차이가 없는 것으로 보고 하였다(van Wely 등, 2011; Schwarze 등, 2016). 아직까지 외부 황체형성호르몬 보충이 필요한지 여부에 대해서는 확정된 바 없으며 추가적인 연구가 필요할 것으로 보인다(Teede 등, 2018).

## 2) 난자 성숙을 유도하기 위한 hCG 시동(priming) 방법

다낭성 난소증후군 환자에서 체외수정시술을 하는 경우 난소 과자극증후군의 위험도를 낮추기 위해 최종적인 난자 성숙을 위한 방법으로 최소 용량의 인간 융모생식샘자극호르몬(human chorionic gonadotropin, hCG)을 사용하는 것이 가장 권장된다(Teede 등, 2018). 난소 과자극증후군 위험도가 높거나 배아를 모두 냉동할 계획인 경우 GnRH antagonist 프로토콜을 사용한다면 GnRH agonist를 이용해 triggering 할 수 있다. 이에 대해 Cochrane review에서 배란유도를 위해 GnRH agonist를 사용한 경우와 hCG를 사용한 경우를 비교한 17개의 RCT를 조사한 연구(Youssef 등, 2014)에서 GnRH agonist를 사용한 경우 난소 과자극증후군 발생률이 낮았으나(OR 0.15, 95% CI 0.05~0.47; 8개 무작위 대조시험(RCT), 989 여성, $I^2$ = 42%) 생아출생률이 낮아졌다(OR 0.47, 95% CI 0.31~0.70; 5개 무작위 대조시험(RCT), 532 여성, $I^2$ = 56%). 또한 임신이 12주 이상 지속되는 임신유지율이 낮아지고(OR 0.70, 95% CI 0.54~0.91; 11개 연구, 1198 여성, $I^2$ = 59%) 유산율이 높아졌다(OR 1.74, 95% CI 1.10~2.75; 11개 무작위 대조시험(RCT), 1198 여성, $I^2$ = 1%). 따라서 신선배아이식을 해당 주기에 할 계획이 없거나 난자공여, 혹은 가임력 보존을 위해 배아를 냉동하는 경우 GnRH agonist를 이용한 triggering을 고려해볼 수 있다.

　　난소 과자극증후군 위험도가 높은 환자군에서 신선배아이식을 해당 주기에 시행하는 경우 GnRH agonist를 이용하여 trigger 후 황체기 보강을 위해 1500 IU의 hCG를 투여하는 경우와 낮은 용량의 hCG로 trigger하는 경우를 비교한 연구(Humaidan 등, 2013)에서 임신율과 난소 과자극증후군 발생률이 비슷하였다. 난소 과자극증후군 위험도를 낮추기 위해 사용되는 코스팅(coasting) 방법과 GnRH agonist triggering을 비교한 연구에서는 신선배아이식을 한 경우 GnRH agonist triggering을 했을 때 난소 과자극위험도는 낮아지고 임신유지율과 채취된 난자 수는 높았다(Di-Luigi 등, 2010). 배아를 모두 냉동하였을 경우에도 GnRH agonist 배란유도를 했을 때 낮은 배아의 질 혹은 난소 과자극증후군 위험도 때문에 주기를 취소하는 빈도가 더 낮았고 임상적 임신율은 더 높았다(Herrero 등, 2011). 난소 과자극증후군을 예방하기 위해 cabergoline이나 알부민을 사용하는 것에 대해서는 적절한 연구가 이루어지지 않아 현재까지는 낮은 용량 hCG를 사용하거나 GnRH agonist 배란유도를 하는 것이 좋을 것으로 보인다.

### 3) 보조요법

다낭성 난소증후군 환자에서 배란을 돕고 임신율을 높이기 위해 메트포민을 사용하기도 한다. 체외수정시술의 보조요법으로도 사용할 수 있는데 이론적으로 메트포민은 과배란유도 기간 중 혈중 에스트라디올 농도를 낮추고 혈관내피성장인자(vascular endothelial growth factor)의 생성을 낮춘다. 이 두 가지는 모두 난소 과자극증후군의 병태생리에 중요한 기전으로 메트포민은 이를 통해 임신율을 높이고 난소 과자극증후군의 위험도를 낮출 것으로 생각된다.

여섯 개의 무작위 대조시험(Fedorcsak 등, 2003; Kjotrod 등, 2004; Onalan 등, 2005; Tang 등, 2006; Palomba 등, 2011)에서 메트포민은 난소 과자극증후군 발생률을 낮추고, 임상적 임신율, 생아출생률을 높이고 주기취소율을 낮추는 것으로 보고하였다. 과배란유도 시 생식샘자극호르몬(gonadotropin) 사용량, 과배란유도 기간, 유산율, 채취된 난자 수, 다태임신율은 차이가 없었다. 그러나 또 다른 메타분석에서는 메트포민 보조요법을 사용한 경우 생아출생률, 유산율, 채취된 난자 수, 과배란유도 기간, 주기취소율은 차이가 없다고 하였으며 임상적 임신율은 증가하고 난소 과자극증후군 위험도는 감소하는 것으로 보고하였다(Tso 등, 2014). 따라서 long GnRH agonist protocol에서 과배란유도 하기 전이나 하는 동안 메트포민 보조요법을 추가할 수 있으며 이는 임상적 임신율을 높이고 난소 과자극증후군 위험도를 낮출 것으로 생각된다.

다낭성 난소증후군 환자에서 과배란유도를 위해 long GnRH agonist 프로토콜을 사용하는 경우 메트포민은 GnRH agonist를 사용하는 날부터 시작할 수 있으며 하루 용량은 1000 mg에서 2550 mg을 사용할 수 있다. 임신이 확인되거나 월경이 시작될 경우 메트포민을 사용해야 하는 다른 적응증이 없다면 사용을 중단하며 메트포민의 부작용도 고려하여야 한다.

### 4) 전체 배아 냉동(freeze-all strategy)

난소 과자극증후군을 예방하기 위해 배아를 모두 냉동하는 전체 배아 냉동 전략을 사용할 수 있다. 배아를 모두 냉동한 주기와 신선배아이식을 시행한 주기를 비교한 Cochrane 메타분석에서 전체 배아 냉동을 사용한 경우 난소 과자극증후군 위험도는 낮아지고(2 RCT, OR 0.24, 95% CI 0.15~0.38, 1633 여성) 누적 생아출생률(cumulative live birth rate)나 임신유지율은 차이가 없는 것으로 보고하였다(2 RCT, OR 1.05, 95% CI 0.64~1.73)(Wong, 등, 2017). 이후 보고된 무작위 대조연구에서 배아를 모두 냉동한 경우 난소 과자극증후군 위험도는 낮아지고 생아출생률은 차이가 없었다는 보고도 있었으나(Shi 등, 2018) 또 다른 무작위 대조연구에서는 생아출생률이나 난소 과자극증후군 위험도 모두 두 군에서 차이가 없었다는 보고도 있었다(Vuong 등, 2018). 다낭성 난소증후군 환자의 경우 난소 과자극증후군 위험도가 높으므로 전체 배아 냉동을 사용하는 것도 고려해 볼 수 있다.

## 2. 미성숙난자 체외성숙(in vitro maturation, IVM)

현재 시행되고 있는 일반적인 체외수정시술은 GnRH agonist 혹은 GnRH antagonist로 뇌하수체를 억제시키고 생식샘자극호르몬 주사를 투여해서 다수의 난포를 성장시켜 시행하는 방법이다. 이러한 생식샘자극호르몬 주사는 고가의 비용이 들고 주사 투여 중에 초음파 검사와 혈액 검사를 자주 시행해야 하며, 복부불편감, 유방통, 감정 기복과 같은 부작용이 동반될 수 있다. 특히 다낭성 난소증후군 환자에서는 때로는 생명을 위협할 수 있는 생식샘자극호르몬 주사의 부작용인 난소 과자극증후군이 발생할 위험성이 높다.

미성숙 난자 체외성숙(in vitro maturation, IVM)은 자극하지 않은(non-stimulated) 혹은 최소한으로 자극된(stimulated) 난소에서 채취된 미성숙 난자를 체외(in vitro)에서 전기(prophase) I에서 중기(metaphase) II 단계로 성숙시키는 보조생식술로, 기존의 체외수정시술에서 발생하는 고가의 비용과 부작용을 최소화할 수 있다(De vos 등, 2016).

난포로부터 분리된 미성숙 난자가 자연적으로 성숙되는 현상은 Pincus 등(1935)이 동물 실험을 통해 증명했고, 이후 Edwards(1965)는 인간에서 채취된 미성숙 난자가 체외 성숙되는 것을 처음으로 발표하였다.

이후 IVM 요법은 수의학에서 많이 적용되고 발전되었는데, Cha 등(1991)이 부인과 수술 중 난소에서 채취한 미성숙 난자(공여난자)를 이용해 인간에서 첫 번째 임신을 보고하였다. 이후 Trounson 등(1994)은 다낭성 난소증후군 환자에서 미성숙 난자를 이용한 첫 번째 IVM 요법 임신을 보고하였지만, 이후 새로운 약제와 다양한 과배란 요법이 개발되면서 상대적으로 임신율이 낮은(다낭성 난소증후군 환자 대상 임신율 27.1%) IVM 요법은 큰 주목을 받지 못했다(Cha 등, 2000). 하지만 최근 다양한 IVM 프로토콜의 개발과 배양 기술의 발전으로 일반적인 체외수정시술과 비슷한 임신 성공률이 보고되어, IVM 요법은 새롭게 각광받고 있으며, 특히 난소 과자극증후군 위험성이 높은 다낭성 난소/다낭성 난소증후군 환자 군에서 일반적인 체외수정시술을 대체할 수 있는 방법으로 주목 받고 있다.

## 1) 적응증

IVM 요법은 PCO/PCOS 환자에서 난소 과자극증후군 위험성이 없어 우선적으로 사용될 수 있고, 생식샘자극호르몬 주사를 투여하지 않거나 혹은 최소한으로 사용하기 때문에 에스트라디올 농도가 높게 노출되는 것이 부적절한 유방암 환자나 혈전성향(thrombophilia) 환자 군에서도 안전하게 사용될 수 있는 방법이다.

또한 IVM 요법은 난포자극호르몬 약물저항(FSH resistant) 환자나 황체형성호르몬 수용체결함(LH receptor defect) 환자, 백혈병과 에스트로겐 영향을 받는(estrogen sensitive) 종양 환자에서 가임력 보존을 위해 난자 냉동을 하는 경우, 중증 자궁내막증 환자에서 수술 전 과배란 요법이 부담되는 경우, 정상 난소 반응을 보이지만 난자와 배아의 질이 양호하지 못한 경우, 그리고 과배란 요법을 기피하는 난자 공여자에서도 사용될 수 있다(Juliana 등, 2018).

## 2) 미성숙난자 체외성숙 프로토콜(IVM protocol)

월경 2일째 기본 호르몬 검사(예를 들어 E2 ≤250 pmol/l, P4 ≤3.5 nmol/l, FSH ≤10 I U/l, LH ≤ 10 IU/l이면 기저 상태로 시작 가능)와 초음파 검사(동난포숫자(AFC) 측정, 난소 낭종 여부 확인)를 시행하며, 무월경인 경우에 피임약이나 프로게스테론 약제로 월경을 유발시킨 후에 시작할 수 있다. 이후 생식샘자극호르몬 주사(FSH 혹은 HMG)를 100~150 IU 정도로 3~6일간 투여할 수 있는데(FSH 시동(priming)), 프로토콜에 따라 이러한 생식샘자극호르몬 주사를 투여하지 않는 방법도 있다. 이후 월경 6일째에 초음파 검사를 다시 시행해서 난포 크기와 내막 두께를 측정하며, 난포 크기가 10 mm에 이르면 72시간 내에 난자 채취를 시행한다. 난자 채취 전 hCG 혹은 GnRH ago-nist를 35~38시간 전에 투여하는 방법도 있다(hCG 시동(priming))(Walls 등, 2012; Son 등, 2005; Chian 등, 2000).

난자 채취는 16~20 gauge 주사침으로 시행하며 단일관(single lumen) 혹은 이중관(double lu-men) 주사침을 사용한다. 난자 채취 시 압력은 일반적으로 75~100 mmHg로 낮추어 난자 손상을 줄이는데, 연구자에 따라 압력을 175 mmHg까지 높여 채취하는 보고도 있고, 난포세척(flushing)을 여러 번 시행하여 채취 난자의 회수율을 높이는 방법을 사용하기도 한다(Trounson 등, 1994; Chian 등, 1999; Mikkelsen 등, 1999; De Vos 등, 2011; Walls 등, 2015).

자궁내막의 준비는 난자 채취 2일 전부터 혹은 채취 당일부터 시작하는데 estradiol valerate 를 하루에 6~10 mg을 투여하며, 황체기 보충(luteal support)을 위한 프로게스테론 약제는 난자 채취 당일 혹은 그 다음 날부터 사용한다. 이식 당일의 내막 두께가 6~7 mm가 되지 않으면 이식을 취소하고 배아를 냉동하게 된다(Son 등, 2005; Walls 등, 2015).

### (1) 프로토콜의 종류

#### ① Unstimulated IVM cycles without hCG priming

IVM 요법의 초창기에는 호르몬 주사를 투여하지 않고 미성숙 난자를 채취하여 시도했었는데, 이 방법은 일반적인 체외수정시술에 비해 임신 성공률이 현저히 낮았다(Cha 등, 2000). 이후 IVM 요법의 성공률을 높이기 위해 FSH 시동과 hCG 시동과 같은 방법들이 개발되었고, 이후 다양한 프로토콜 개발과 배양 기술의 발전으로 난자 성숙률, 수정률, 착상률이 향상되었다(Mikkelsen 등, 2001; Chian 등, 1999).

#### ② FSH priming IVM cycles (75~150 IU/day for 3days from MCD #3)

난포자극호르몬은 난포세포더미(cumulus cells)에 작용하여 스테로이드 생산을 유도하고 난자의 RNA와 단백질 생성에 기여한다. 따라서 난포 내의 FSH 농도가 높아질수록 체내 난자의 성숙을 완성시키는 긍정적인 신호 역할을 한다고 알려져 있다(Gomez 등, 1993).

따라서 미성숙 난자 채취 전에 FSH를 투여하면 미성숙 난자의 수와 난자의 성숙도, 그리고 배아 발달에 긍정적인 영향을 줄 수 있다는 가정 하에, Schramm 등(1994)은 벵골 원숭이(rhesus monkey)를 대상으로 6~7일간 FSH 시동을 해서 난자의 성숙도와 수정률이 현저히 높아지는 것을 관찰하였다. 하지만 이후 인간에서의 연구는 반대의 결과가 나왔는데, Suikkari 등(2000)은 37.5 IU 난포자극호르몬을 황체기부터 우성난포가 10 mm 크기가 될 때까지 투여를 해서 평균 11.5개의 난자를 채취하였지만 한 명도 임신에 성공하지 못했다고 발표하였다.

또한 Trounson 등(1998)도 난포자극호르몬 150 IU로 1~3일간 투여했을 때에 채취 난자 수, 성숙률, 수정률, 배아 발달에 있어서 차이가 나지 않았다고 보고하였다.

Mikkelsen 등(1999)은 정상 배란 환자를 대상으로 난포자극호르몬 150 IU를 3일간 투여하였는데, 채취 난자 수, 난자의 성숙률, 배아 발달에 긍정적인 영향을 주지 않는다고 발표하였다. 하지만 2001년 다낭성 난소증후군 환자를 대상으로 같은 연구를 시행했을 때에는 난자의 성숙률 (59% vs. 44%)과 임신율(29% vs. 0%)이 유의하게 차이가 났다고 발표하였다(Mikkelsen 등, 2001). 이렇듯 IVM 요법에서 난포자극호르몬을 투여하면 체내에서 난자가 성숙되지 않고 채취 시에 미성숙 난자만 채취가 되고, 이후 체외 환경에서 난자의 성숙도와 착상률이 높아질 수 있다고 주장하였다.

최근 연구에 따르면 월경 2일째부터 FSH 시동을 3일간 시행하고 이후 자궁내막과 난포 크기를 측정하여 (hCG 시동없이) 난자 채취를 하고, 난자 채취하기 2일전부터 estradiol valerate로 자궁내막을 준비(6~9 mg/day)시키는 조정 프로토콜을 사용하면, 특히 포배기 배아로 이식하는 방법으로 착상률이 43~44%로 향상되었다고 한다(Junk 등, 2012; Walls 등, 2012).

③ hCG priming IVM cycles(10,000 IU~20,000 IU hCG)

Chian 등은 미성숙 난자 채취 36시간 전에 hCG 10,000IU를 투여함으로써 2~8 mm 크기의 작은 난포에서도 성숙 난자(MII)가 약 20% 채취되고, 체외(in vitro) 환경에서 난자의 성숙과정이 촉진되며, hCG 투여로 자궁내막에도 직간접적으로 좋은 영향을 주어, 임신율이 40% 정도로 높아졌다고 보고하였다(Chian 등, 1999 & 2000).

하지만 hCG 시동은 채취 전 난자가 체내에서 감수분열이 시작되게 하여, 난자 채취 시에 여러 성숙 단계를 가진 난자(배아소포(GV), MI, MII)가 채취되기 때문에 난자의 성숙과 수정을 동시에 시행하지 못하는 단점이 있고, 적세포-난모세포 결합체(cumulus oocyte complex, COC)에서의 틈새이음(gap junction)을 닫히게 만들어 난자와 체세포 간의 중요한 신호 교환에 지장을 주게 되어 난자 성숙과 배아 발달에 좋지 않은 영향을 주게 되는 결과를 가져온다는 주장이 있다(Albuz 등, 2010).

또한 2016년 Cochrane 리뷰는 IVM 요법에서 hCG 시동의 효과에 대해 분석을 하였는데, 임신율과 유산율에 hCG 시동이 긍정적인 효과를 주지 않는다고 발표하였고, 다만 제한된 수의 연구로 분석하였기 때문에 유의한 결과로 판단할 수 없다고 보고하였다(Reavey 등, 2016). 또한 최근 연구 결과에 따르면 hCG 시동 IVM으로 임신율이 높아지지 않으므로 더 이상 IVM 요법에 hCG 시동은 적절하지 않다는 주장도 있다. 이렇듯 hCG 시동으로 in vivo 상에서 성숙된 난자가 채취되는 방법은 임신율 향상에 도움이 되지 않을뿐더러, 진정한 의미에서의 IVM이 아니기 때문에 IVM 요법에서 제외시켜야 한다는 주장이 있다(Coticchio 등, 2016; Juliana 등, 2018;).

④ FSH and hCG priming IVM cycles

채취 난자 수의 증가와 미성숙 난자의 성숙을 위해 'FSH 시동'과 'hCG 시동'을 동시에 시행하는 방법도 제시되었다. 하지만 Lin 등(2013)은 다낭성 난소증후군 환자에서 hCG 시동+FSH 시동을 시행한 군과 hCG 시동만 시행한 군을 비교했을 때에, FSH 시동을 추가했다고 해서 난자의 성숙률, 착상률, 임신율이 높아지지 않았다고 발표하였다.

⑤ IVM cycles converted from conventional IVF (rescue procedure)

일반적인 체외수정시술 진행 중에 많은 수의 난포가 형성되어 난소 과자증후군 가능성이 높은 상황에서, 난포 크기 14 mm 이하에서 일찍 hCG로 배란유도를 하고 난자 채취를 하는 방법도 소개되었는데, 일부에서는 이 방법을 "rescue IVM"이라고 표현한다(고식적 IVF 시도 중에 과배란 요법으로 난포 성장이 되지 않아 과배란을 중단하고 hCG 배란유도 후 IVM 요법으로 변경하는 방법도 recue IVM이라고 표현하기도 한다)(Rose 등, 2014).

### 3) 수정 방법

미성숙 난자의 수정 방법은 수정 전 오랜 배양 시간으로 인해 투명대(zona pellucida)의 경화와 변성이 발생한다고 알려져 있어, IVM 초기부터 세포질내정자주입(ICSI) 로만 진행하였다(Mikkelsen 등, 2000; Child 등, 2001).

하지만 Soderstrom-Anttila 등(2005)이 자연수정(IVF) 방법으로도 ICSI와 비슷한 성적을 나타낸다고 보고하였는데, 다낭성 난소증후군 환자와 정상 배란 환자 239 IVM 주기에서 122 IVF-IVM 주기와 117 세포질내정자주입(ICSI)-IVM 주기로 나누어 비교하였을 때에, 성숙률과 수정률은 IVF에서 62.6%, 37.7%였고, ICSI에서는 53.9%, 69.3%로 ICSI에서 다소 높았지만 착상률과 임신율은 IVF군에서 더 높다고 보고하였다. 또한 Walls 등(2012)은 IVM주기에서 IVF와 ICSI 군을 비교했는데, 72 IVM-IVF 주기와 78 IVM-ICSI 주기를 비교했을 때에 포배기 배아 발달 비율은 IVM-IVF 주기에서 더 높았고, 성숙률은 비슷하여 IVM-IVF 방법이 양호한 질의 배아를 획득하는 방법일 수 있고 따라서 자연수정(IVF)을 통해서도 다낭성 난소증후군의 IVM에서 만족할 만한 임신율을 기대할 수 있다고 보고하였다.

### 4) 미성숙난자 체외성숙 배양 기술의 발달

성숙한 난자의 감수분열의 재개는 난자 채취 전에 투여하는 hCG 혹은 황체형성호르몬에 의해 유발된다. 난자는 투명대(zona pellucida)라고 하는 당단백(glycoprotein)의 두터운 막으로 둘러싸여 있다. 또한 이 zona는 특수한 과립막세포로 둘러싸여 있는데, 난자의 영양분 공급원이 되는 적세포-난모세포 결합체를 형성하게 된다. 난자의 성숙은 핵과 세포질의 성숙 과정을 의미하는데, 반드시 동시에 일어나야 하는 과정은 아니다. 핵의 성숙은 감수분열의 재개를 의미하고 전기(prophase) 난자에서 중기(metaphase) II(MII) 난자로의 변화 과정이다(Mikkelsen 등, 2005). 이러한 감수분열의 재개 이후에 핵을 둘러싼 막이 분해되는데, 이 과정이 GV breakdown (GVBD)이다. 난자의 수정과 이후 정상적인 발달 과정을 위해 세포질의 성숙도 핵의 성숙만큼 중요한 과정이라고 볼 수 있다(Eppig 등, 1996).

채취된 미성숙 난자는 이러한 성숙 과정이 중단된 상태이고, 아무리 잘 갖추어진 배양 환경도 체내 난포 내에서보다 난자의 영양분 공급이나 성숙에 완벽하다고 할 수 없다.

IVM 배양액은 일반적으로 기본배양액에 첨가된 호르몬 및 단백질로 구성되어 있다. 기본적인 배양액은 상용화된 용액과 포배기로부터 정제된 배양액이 있는데 두 배양액의 임상적인 차이는 없는 것으로 보고되고 있다(Junk 등, 2012; Pongsuthirak 등, 2015).

감수분열의 재개를 위해 FSH, hCG 혹은 LH를 배양액에 첨가하는 것은 난자 배양의 최종 단계에서 중요한 역할을 한다고 알려져 있다.

단백질로는 자가 모체 혈청(autologous maternal serum), 인간 혈청 알부민(human serum al-bumin, HSA), 인간 난포액(human follicular fluid, HFF) 등이 있는데, HFF와 모체 혈청은 오염원이 될 가능성이 있어 대부분 HSA를 선호하는 경향이 있다.

또 다른 배양액 첨가물에 대해서 많은 연구가 있지만 아직은 실험 단계이고 일반화되어 있지는 않다. 예를 들어 insulin-like growth factor (IGF-I)는 동물 실험에서 적세포 확장(cumulus cell expansion)을 증진시키고, recombinant epidermal growth factor도 배양 환경에 긍정적인 영향을 준다고 알려져 있다(Gomez 등, 1993; Son 등, 2006). 또한 amphiregulin과 epiregulin도 난자의 성숙과 배아 발달에 좋은 효과가 있다는 발표가 있었다(Ben-Ami 등, 2010). 최근에는 oocyte-secreted factors BMP-15와 GDF9과 heterodimer인 cumulin이 동물 실험에서 난자의 성숙을 향상시킨다는 보고가 있었다(Mottershead 등, 2015).

또한 난자의 감수분열의 재개와 일시 중단을 위해 cyclic adenosine monophosphate/cyclic guanosine monophosphate (cAMP/cGMP) 농도를 일정하게 유지시켜주는 시스템을 추가한 성숙 과정 또는 IVM 과정이 주목 받고 있는데, 이는 세포질이 성숙되는 시간 동안 핵의 성숙을 늦추는 효과가 있다고 알려져 있다(Botigelli 등, 2017).

## 5) 미성숙난자 체외성숙 성공 예측 인자

Tannus 등(2018)은 다낭성 난소증후군 환자에서 IVM 요법을 통한 생아출생(live birth)을 예측하는 가장 중요한 인자는 짧은 난임 기간, 다수의 채취 난자 수, 다수의 배아 분할세포 수, 그리고 질 좋은 배아라고 보고하였다. Walls 등(2015)은 환자 연령이 36세 이상일 때에 다낭성 난소증후군 환자의 IVM 성공률이 낮아진다고 보고하였다.

또한 Seok 등(2016)은 AMH(anti-Mullerian hormone)와 동난포 숫자(antral follicle count, AFC)가 중요한 예측 인자인데 AMH 농도가 8.5 ng/mL 이상일 때에 IVM 임신 성공률이 일반적인 체외수정시술에서의 성공률과 차이가 없었고, AMH와 동난포 숫자(antral follicle count, AFC)는 적세포 난모세포 결합체 수에 독립적인 예측 인자이며 채취된 적세포-난모세포 결합체 수가 8개 이상일 때에 임신 성공률이 높아진다고 보고하였다.

## 6) 미성숙난자 체외성숙 요법의 한계 및 발전

다낭성 난소/다낭성 난소증후군 환자에서 IVM 요법이 여러 가지 장점이 있음에도 확산되지 못한 가장 큰 이유는 일반적인 체외수정시술에 비해 임신 성공률이 낮았기 때문이다. 따라서 초기에는 착상률을 높이기 위해 많은 수의 배아를 이식했으며(환자당 평균 6.3개 배아 이식, 착상률 6.9%, Cha 등, 2000), 임신 성공률이 낮은 이유는 미성숙 난자의 성숙률이 낮고 자궁내막 수용성이 떨어지기 때문이라 할 수 있다(Cha 등, 2000; Tan 등, 2002).

미성숙 난자 채취는 일반적으로 우성 난포 크기가 10~14 mm가 되기 전에 시행되므로 일반적인 체외수정시술에 비해 낮은 에스트라디올 농도에 노출이 되어 내막 발달이 불완전할 수 있다. 이러한 이유로 IVM 요법에서 이식 당일의 내막 두께와 임신율 간에 상관 관계가 있다는 보고가 있다. 따라서 IVM 주기에서 내막 발달이 불완전한 신선 주기에 이식하지 않고, 냉동 배아 이식으로 시행하면 착상률이 높아진다는 연구 결과도 있다(Junk 등, 2012; Walls 등, 2015).

또한 낮은 착상률은 난자의 성숙 저하와도 관련이 있는데, 일반적으로 핵의 성숙은 제 1 극체(first polar body)의 돌출(extrusion)로 확인할 수 있고, 난자 채취 후 24~48시간에 핵의 성숙은 완성되지만, 같은 시간 동안에 세포질의 성숙은 진행되는지 정확히 판단하기 어렵다. 이러한 불완전하고 동시성이 없는 핵과 세포질의 성숙이 IVM 착상률 저하의 주요 원인으로 지목되고 있다. 이러한 문제를 해결하기 위해 다양한 배양 방법이 소개되고 있는데, 난자의 감수분열의 재개와 일시 중단을 위해 cyclic adenosine monophosphate/cyclic guanosine monophosphate (cAMP/cGMP) 농도를 일정하게 유지시켜주는 과정을 난자의 성숙과정에 적용하여 세포질이 성숙되는 시간 동안 핵의 성숙을 늦추는 방법도 제시되고 있다(Botigelli 등, 2017).

또한 아직 논란의 여지가 있지만 IVM 초기에 일반적으로 사용했던 hCG 시동 방법도 임신율 저하의 원인으로 설명하는 연구자도 있는데, hCG 시동이 난자의 감수분열을 조기에 재개하는 효과가 있어 난포기가 짧아져서 황체기 내막 발달에 좋지 않은 영향을 주기 때문이라고 설명하고 있다(Juliana 등, 2018).

다낭성 난소/다낭성 난소증후군 환자에서의 IVM 성적은 초기에 임신율이 이식당 23–35%였고, 착상률은 7~12% 정도로 보고되었다(Cha 등, 2000; Chian 등, 2000; Child 등, 2001). 당시의 모든 연구자들은 hCG 시동 방법을 주로 사용하였고, 이식 배아 수도 3–4개, 많게는 6개까지 늘렸다. 하지만 Söderström–Anttila 등(2005)은 다낭성 난소증후군 환자에서 hCG 시동을 하지 않고 이식 배아 수도 2개 이하로 제한했지만 임신율은 42%, 착상률은 35%로 보고하였고, 특히 세포질내 정자주입에서보다 자연수정 시에 착상률이 더 높았다고 발표하였다.

이후 De Vos 등(2011)은 월경 3일째부터 3~4일간 FSH 시동을 시행한 (hCG 시동은 하지 않은) 주기에 난자 채취를 시행하고, 착상을 위한 내막 발달이 불완전할 것이라는 판단 하에 신선 주기에 이식을 하지 않고, 이후 냉동 배아 이식(주로 포배기 단일 배아 이식)으로 시도하면 일반적인 체외수정시술과 비슷한 임신율을 나타낸다고 발표하였다.

IVM 요법 초기의 결과를 보면, 2002년 Child 등이 다낭성 난소증후군 환자에서 IVM과 IVF의 성적을 비교하였는데, 생아출생률은 IVM에서 15.9%, IVF에서 26.2%로 보고하였고, 착상률은 9.5%, 17.1%로 IVF에 비해 IVM에서의 성적은 현저히 낮았다(Child 등, 2002).

하지만 Tannus 등(2018)은 IVM 요법으로 임상임신율이 44.7% 생아출생률이 34.6%였고 대부분이 단일 배아 이식이었다고 보고하였다. 또한 Wall 등(2015)은 다낭성 난소증후군 환자를 대상으로 IVM과 일반적인 IVF/ICSI 요법을 시행하여 신선주기와 냉동배아 이식주기 임신율을 비교하였는데, 신선주기의 임상임신율과 자연유산율은 동일하였지만 생아출생률은 일반적인 IVF군에 비해 IVM군에서 낮았고(18.8 vs. 31.0%, p=0.021), 냉동배아 이식주기에서는 두 군간에 임상임신율과 생아출생률의 유의한 차이가 나지 않았다고 보고하였다. 다만 누적 생아출생률은 일반적인 IVF군에서 더 높게 보고하였다(41% vs. 55%). 그 원인으로 MII 난자의 수가 IVM 요법에서 더 적었기 때문이었다고 설명하였고, 다만 MII 난자당 배아 발달은 차이가 없었고, 배아 착상 능력도 냉동 배아 이식 주기에서 비슷하였다고 보고하였다. 따라서 MII 난자로의 성숙률 향상이 임신율 향상에 중요한 요인이 될 수 있다고 설명하였다.

## 7) 미성숙난자 체외성숙 요법의 안전성

IVM 요법의 가장 중요한 측면은 신생아 건강과 이후 성장과 발달 장애 여부이다. 일반적인 체외수정시술로 태어난 신생아에서 선천성 기형과 대사성 장애의 위험성이 증가한다는 보고가 있었고, 아직은 IVM 요법으로 태어난 아이들의 연구가 많지 않아 증거가 제한적이지만 현재까지의 연구 결과로는 일반적인 체외수정시술과 차이가 없는 것으로 알려져 있다(Hansen 등, 2013; Hart 등, 2013; Roesner 등, 2017).

최근에는 후성유전학적인 장애(epigenetic defect)에 관한 연구도 있었는데, Pliushch 등은 11명의 IVM 시술 환자와 19명의 IVF 시술 환자에서 융모막 생검과 제대혈을 통해 15개의 성장에 중요한 유전자와 2개의 메틸화에 기여하는 반복 인자(repetitive elements for methylation levels)를 분석하여 IVM 요법이 메틸화 패턴에 영향이 적었다고 발표하였다(Pliushch 등, 2015).

또한 Kuhtz 등(2014)도 유전체각인 오류(imprinting errors)와 관련된 3개의 모성 메틸화 유전자와 1개의 부성 메틸화 유전자를 체내 성숙한 난자와 비교 분석하여 메틸화 패턴에 차이가 없었다고 발표하였다. 이러한 연구는 IVM 요법이 후성유전학적인 영향이 적다는 것을 보여주고 있다.

Junk 등(2012)은 28명의 IVM 시술 환자에서 선천성 기형이 없었다고 발표하였고, Mikkelsen 등(2005)은 46명의 IVM으로 태어난 아이들에서 염색체 이상은 없었고, 한 명만 연구개열이 있었고, 사산이 있었지만 IVM 시술과는 관련이 없었다고 발표하였다.

산과적인 합병증을 비교 분석하기 위해서 조산율과 영아 출생 체중이 중요한데, 일반적인 체외수정시술과 비교해서 차이가 없는 것으로 알려져 있다. 다만 IVM 요법으로 조산률이 다소 낮아진다는 보고도 있다(Walls 등, 2015). Folix-L'Helias 등(2014)은 프랑스에서 IVM 요법과 표준적인 ICSI 요법으로 출생한 아이들을 비교해서 2년간 추적 조사했는데, 남아의 평균 신장과 체중은 두 군간에 차이가 없었고, 다만 여아는 IVM 군에서 다소 평균 체중이 더 나가는 것으로 보고하였다. Fadini 등(2012)은 IVM 요법으로 출생한 아이들의 출생 체중이 더 높다고 발표하였는데, 자연 임신으로 출생한 영아에 비해 평균 체중이 더 높은 것은 다낭성 난소증후군 환자에서 임신성 당뇨의 위험성이 높았기 때문이라고 설명하고 있다. 또한 Soderstrom-Anttila 등(2005)은 일반 산모와 비교하여 평균 임신 나이와 출생 체중이 IVM 요법에서와 차이가 없었다고 발표하였다.

영유아 성장 발달에 대해서 최근에 시행된 전향적 연구에서 (IVM, IVF, ICSI 주기 비교) 모든 군에서 Bayley 발달점수(Bayley's developmental scores)가 차이가 없었다고 보고하였다(Roesner 등, 2017). 또 다른 2년간 추적 관찰한 연구에서도 Bayley 지표를 사용해서 성장과 발달에 차이가 없었으며 신경 정신학적인 점수도 정상으로 판정하였다. 또한 다낭성 난소증후군 환자에서 시행한 IVM으로 출생한 영유아와 자연 임신으로 출생한 영유아를 Bayley 지표로 6~24개월 사이에 비교하였는데, 정신과적, 정신운동 발달 장애 차이는 없는 것으로 발표하였다(Shu-Chi 등, 2006).

결론적으로 IVM 요법이 현재까지의 연구 결과로는 안전하다고 판단되지만, 이러한 연구들의 표본 크기가 작아서 향후 대단위 연구가 더 필요할 것으로 생각된다.

## 8) 결론

다낭성 난소/ 다낭성 난소증후군에서의 IVM 요법은 아직까지는 일반적인 체외수정시술을 완전히 대체하진 못하고 있으며, 용어와 프로토콜의 표준화와 개발이 더 이루어져야 한다. 현재까지 가장 성적이 높고 일반적으로 행하고 있는 프로토콜은 FSH±hCG 시동이며, GV 난자만 채취되는 경우에 최상의 성적을 기대할 수 있다. 핵 성숙과 세포질 성숙은 동시에 진행되는 과정은 아니며 세포질 성숙 과정은 향후 더 연구가 진행되어야 한다.

IVM 요법에서 후성유전학적 변화에 대한 영향은 아직까지 미미하며, 일반적인 체외수정시술과 비교하여 유의한 차이가 나지 않는다. 세포질 성숙을 위한 배양 기술의 발전이 IVM 요법 시술 성적을 향상시키고 있다. 최근의 다낭성 난소증후군 환자를 대상으로 한 메타분석(+FSH, −FSH, +hCG, −hCG 시동)에서 IVM 요법은 IVF 요법보다 더 바람직한 시술 방법이 될 수 있다고 보고하였다(Siristatidis 등, 2015). 이렇듯 IVM 요법은 특히 다낭성 난소증후군 환자에서 난소 과자극증후군 위험성이 없고 더욱 경제적이며 주사에 대한 부작용을 최소화할 수 있으므로 보다 환자 친화적인 방법이지만, 향후 표준화된 IVM 프로토콜 정립과 FSH 시동, hCG 시동, 신선 혹은 냉동 배아 이식 선택 등에 대한 연구가 필요할 것으로 생각된다.

## 참고문헌

- Albuz FK, Sasseville M, Lane M, et al. Simulated physiological oocyte maturation (SPOM): a novel in vitro maturation system that substantially improves embryo yield and pregnancy outcomes. Hum Reprod 2010; 25: 2999-3011.

- Bahceci M, uluq U, Ben-Shlomo I, et al. Use of a GnRH antagonist in controlled ovarian hyperstimulation for assisted conception in women with polycystic ovary disease: a randomized, prospective, pilot study. J Reprod Med 2005; 50: 84-90.

- Ben-Ami I, Komsky A, Bern O et al. In vitromaturation of human germinal vesicle-stage oocytes: role of epidermal growth factor-like growth factors in the culture medium. Hum Reprod 2010; 26: 76-81.

- Botigelli RC, Razza EM, Pioltine EM et al. New approaches regarding the in vitro maturation of oocytes: manipulating cyclic nucleotides and their partners in crime. JBRA Assist Reprod 2017; 21: 35-44.

- Cha KY, Han SY, Chung HM, et al. Pregnancies and deliveries after in vitro maturation culture followed by in vitro fertilization and embryo transfer without stimulation in women with polycystic ovary syndrome. Fertil Steril 2000; 73: 978-83.

- Cha KY, Koo JJ, Ko JJ, et al. Pregnancy after in vitro fertilization of human follicular oocytes collected from nonstimulated cycle, their culture in vitro and their transfer in a donor oocyte program. Fertil Steril 1991; 55: 109-13.

- Chian RC, Buckett WM, Too LL, et al. Pregnancies resulting from in vitro matured oocytes retrieved from patients with polycystic ovary syndrome after priming with human chorionic gonadotropin. Fertil Steril 1999; 72: 639-42.

- Chian RC, Buckett WM, Tulandi, T et al. Prospective randomized study of human chorionic gonadotrophin priming before immature oocyte retrieval from unstimulated women with polycystic ovarian syndrome. Hum Reprod 2000; 15: 165-70.

- Child TJ, Abdul-Jalil AK, Gulekli B, et al. In vitro maturation and fertilization of oocytes from unstimulated normal ovaries, polycystic ovaries, and women with polycystic ovary syndrome. Fertil Steril 2001; 76: 936-42.

- Coticchio G. IVM in need of clear definitions. Hum Reprod 2016; 31: 1387-9.

- De Vos M, Ortega-Hrepich C, Albuz FK, et al. Clinical outcome of non-hCG-primed oocyte in vitro maturation treatment in patients with polycystic ovaries and polycystic ovary syndrome. Fertil Steril 2011; 96: 860-4.

- De Vos M, Smitz J, Thompson JG, et al. The definition of IVM is clear-variations need defining. Hum Reprod 2016; 31: 2411-5.

- DiLuigi AJ, Engmann L, Schmidt DW, et al. Gonadotropin-releasing hormone agonist to induce final oocyte maturation prevents the development of ovarian hyperstimulation syndrome in high-risk patients and leads to improved clinical outcomes compared with coasting. Fertil Steril 2010; 94: 1111-4.

- Edwards RG. Maturation in vitro of human ovarian oöcytes. Lancet 1965; 286: 926-9.

- Edwards RG, Bavister BD, Steptoe PC. Early stages of fertilization in vitro of human oocytes matured in vitro. Nature 1969; 221: 632-5.

- Eppig JJ, O'Brien M, Wigglesworth K. Mammalian oocyte growth and development in vitro. Mol Reprod Dev 1996; 44: 260-73.

- Fadini R, Mignini Renzini M, Guarnieri T, et al. Comparison of the obstetric and perinatal outcomes of children conceived from in vitro or in vivo matured oocytes in in vitro maturation treatments with births from conventional ICSI cycles. Hum Reprod 2012; 27: 3601-8.

- Fedorcsak P, Dale PO, Storeng R, et al. The effect of metformin on ovarian stimulation and in vitro fertilization in insulin-resistant women with polycystic ovary syndrome: an open-label randomized cross-over trial. Gynecol Endocrinol 2003; 17: 207-14.

- Figen Turkcapar A, Seckin B, Onalan G, et al. Human Menopausal Gonadotropin versus Recombinant FSH in Polycystic Ovary Syndrome Patients Undergoing In Vitro Fertilization. Int J Fertil Steril 2013; 6: 238-43.

- Foix-L'Hélias L, Grynberg M, Ducot B, et al. Growth development of French children born after in vitro maturation. PLoS One 2014; 9: e89713.

- Ge HS, Huang XF, Zhang W et al. Exposure to human chorionic gonadotropin during in vitro maturation does not improve the maturation rate and developmental potential of immature oocytes from patients with polycystic ovary syndrome. Fertil Steril 2008; 89: 98-103.

- Gomez E, Tarin JJ, Pellicer A. Oocyte maturation in humans: the role of gonadotropins and growth factors.

Fertil Steril 1993; 60: 40-6.

- Hansen M, Kurinczuk JJ, Milne E et al. Assisted reproductive technology and birth defects: a systematic review and meta-analysis. Hum Reprod Update. 2013; 19: 330-53.

- Hart R, Norman RJ. The longer-term health outcomes for children born as a result of IVF treatment. Part II-mental health and development outcomes. Hum Reprod Update 2013; 19: 244-50.

- Hatirnaz S, Ata B, Hatinaz ES, et al. Oocyte in vitro maturation:A systematic review. Turk J Obstet Gynecol 2018; 15: 112-25.

- Haydardedeoglu B, Kilicdaq EB, Parlakqumus AH, et al. IVF/ICSI outcomes of the OCP plus GnRH agonist protocol versus the OCP plus GnRH antagonist fixed protocol in women with PCOS: a randomized trial. Arch Gynecol Obstet 2012; 286: 763-9.

- Herrero L, Pareja S, Losada C, et al. Avoiding the use of human chorionic gonadotropin combined with oocyte vitrification and GnRH agonist triggering versus coasting: a new strategy to avoid ovarian hyperstimulation syndrome. Fertil Steril 2011; 95: 1137-40.

- Humaidan P, Polyzos NP, Alsbjerg B, et al. GnRHa trigger and individualized luteal phase hCG support according to ovarian response to stimulation: two prospective randomized controlled multi-centre studies in IVF patients. Hum Reprod 2013; 28: 2511-21.

- Hwang JL, Seow KM, Lin YH, et al. Ovarian stimulation by concomitant administration of cetrorelix acetate and HMG following Diane-35 pre-treatment for patients with polycystic ovary syndrome: a prospective randomized study. Hum Reprod 2004; 19: 1993-2000.

- Juliana S, Walls ML, Hart R. The place of in vitro maturation in PCO/PCOS. Int J Endocrinol 2018; 2018: 5750298.

- Junk SM, Yeap D. Improved implantation and ongoing pregnancy rates after single embryo transfer with an optimized prtocol for in vitro oocyte maturation in women with polycystic ovaries and polycystic ovary syndrome. Fertil Steril 2012; 98: 888-92.

- Kjotrod SB, von During V, Carlsen SM. Metformin treatment before IVF/ICSI in women with polycystic ovary syndrome; a prospective, randomized, double blind study. Hum Reprod 2004; 19: 1315-22.

- Kurzawa R, Ciepiela P, Baczkowski Y, et al. Comparison of embryological and clinical outcome in GnRH antagonist vs. GnRH agonist protocols for in vitro fertilization in PCOS non-obese patients. A prospective randomized study. J Assist Reprod Genet 2008; 25: 365-74.

- Lainas TG, Petsas GK, Zorzovilis IZ, et al. Initiation of GnRH antagonist on Day 1 of stimulation as compared to the long agonist protocol in PCOS patients. A randomized controlled trial: effect on hormonal levels and follicular development. Hum Reprod 2007; 22: 1540-6.

- Lainas TG, Sfontouris IA, Zorzovilis IZ, et al. Flexible GnRH antagonist protocol versus GnRH agonist long protocol in patients with polycystic ovary syndrome treated for IVF: a prospective randomised controlled trial (RCT). Hum Reprod 2010; 25: 683-9.

- Lambalk CB, Banga FR, Huirne JA, et al. GnRH antagonist versus long agonist protocols in IVF: a systematic review and meta-analysis accounting for patient type. Hum Reprod Update 2017; 23: 560-79.

- Li HJ, Sutton-McDowall ML, Wang X, et al. Extending prematuration with cAMP modulators enhances the cumulus contribution to oocyte antioxidant defence and oocyte quality via gap junctions. Hum Reprod 2016; 31: 810-21.

- Lin YH, Hwang JL, Huang LW, et al. Combination of FSH priming and hCG priming for in-vitro maturation of human oocytes. Hum Reprod 2003; 18: 1632-6.

- Mikkelsen AL. Strategies in human in-vitro maturation and their clinical outcome. Reprod BioMed Online 2005; 10: 593-9.

- Mikkelsen AL, Lindenberg S. Benefit of FSH priming of women with PCOS to the in vitro maturation procedure and the outcome: a randomized prospective study. Reproduction 2001; 122: 587-92.

- Mikkelsen AL, Smith SD, Lindenberg S. In-vitro maturation of human oocytes from regularly menstruating women may be successful without follicle stimulating hormone priming. Hum Reprod 1999; 14: 1847-51.

- Mottershead DG, Sugimura S, al-Musawi SL et al. Cumulin, an oocyte-secreted heterodimer of the transforming growth factor-$\beta$ family, is a potent activator of granulosa cells and improves ocyte quality. J Biol Chem 2015; 290: 24007-20.

- Onalan G, Pabuccu R, Goktolqa U, et al. Metformin treatment in patients with polycystic ovary syndrome undergoing in vitro fertilization: a prospective randomized trial. Fertil Steril 2005; 84: 798-801.

- Palomba S, Falbo A, Carrillo L, et al. Metformin reduces risk of ovarian hyperstimulation syndrome in patients with polycystic ovary syndrome during gonadotropin-stimulated in vitro fertilization cycles: a randomized, controlled trial. Fertil Steril 2011; 96: 1384-90.
- Pincus G, Saunders B. The comparative behaviours of mammalian eggs in vitro and in vivo. VI. The maturation of human ovarian ova. Anat Rec 1939; 75: 537-45.
- Pliushch G, Schneider E, Schneider, T, et al. In vitro maturation of oocytes is not associated with altered deoxyribonucleic acid methylation patterns in children from in vitro fertilization or intracytoplasmic sperm injection. Fertil Steril 2015; 103: 720-7.
- Pongsuthirak P, Songveeratham S, Vutyavanich T. Comparison of blastocyst and Sage media for in vitro maturation of human immature oocytes. Reprod Sci 2015; 22: 343-6.
- Reavey J, Vincent K, Child T, et al. Human chorionic gonadotrophin priming for fertility treatment with in vitro maturation. Cochrane Database of Syst Rev 2016; 11: CD008720.
- Roesner S, von Wolff M, Elsaesser M et al. Two-year development of children conceived by IVM: a prospective controlled single-blinded study. Hum Reprod 2017; 32: 1341-50.
- Rose BI. A new treatment to avoid severe ovarian hyperstimulation utilizing insights from in vitro maturation therapy. J Assist Reprod Genet 2014; 31: 195-8.
- Schramm RD, Bavister BD. Follicle-stimulating hormone priming of rhesus monkeys enhances meiotic and developmental competence of oocytes matured in vitro. Biol Reprod 1994; 51: 904-12.
- Schwarze JE, Crosby JA, Zegers-Hochschild F. Addition of neither recombinant nor urinary luteinizing hormone was associated with an improvement in the outcome of autologous in vitro fertilization/intracytoplasmatic sperm injection cycles under regular clinical settings: a multicenter observational analysis. Fertil Steril 2016; 106: 1714-7.
- Seok HH, Song H, Lyu SW, et al. Application of serum anti-Müllerian hormone levels in selecting patients with polycystic ovary syndrome for in vitro maturation treatment. Clin Exp Reprod Med 2016; 43: 126-32.
- Shi Y, Sun Y, Hao C, et al. Transfer of Fresh versus Frozen Embryos in Ovulatory Women. N Engl J Med 2018; 378: 126-36.
- Shu-Chi M, Jiann-Loung H, Yu-Hung L, et al. Growth and development of children conceived by in-vitro maturation of human oocytes. Early Hum Dev 2006; 82: 677-82.
- Siristatidis C, Sergentanis TN, Vogiatzi P, et al. In vitro maturation in women with vs. without polycystic ovarian syndrome: a systematic review and meta-analysis. PloS One 2015; 10: e0134696.
- Söderström-Anttila V, Mäkinen S, Tuuri T, et al. Favourable pregnancy results with insemination of in vitro matured oocytes from unstimulated patients. Hum Reprod 2005; 20: 1534-40.
- Son WY, Lee SY, Lim JH. Fertilization, cleavage and blastocyst development according to the maturation timing of oocytes in in vitro maturation cycles. Hum Reprod 2005; 20: 3204-7.
- Son WY, Yoon SH, Lim JH. Effect of gonadotrophin priming on in-vitro maturation of oocytes collected from women at risk of OHSS. Reprod BioMed Online 2006; 13: 340-8.
- Suikkari AM, Tulppala M, Tuuri T, et al. Luteal phase start of low-dose FSH priming of follicles results in an efficient recovery, maturation and fertilization of immature human oocytes. Hum Reprod 2000; 15: 747-51.
- Tan SL, Child TJ. In-vitro maturation of oocytes from unstimulated polycystic ovaries. Reprod Biomed Online 2002; 4: 18-23.
- Tang T, Glanville J, Orsi N, et al. The use of metformin for women with PCOS undergoing IVF treatment. Hum Reprod 2006; 21: 1416-25.
- Tannus S, Hatirnaz S, Tan J, et al. Predictive factors for live birth after in vitro maturation of oocytes in women with polycystic ovary syndrome. Arch Gynecol Obstet 2018; 297: 199-204.
- Teede HJ, Misso ML, Costello MF, et al. Recommendations from the international evidence-based guideline for the assessment and management of polycystic ovary syndrome. Hum Reprod 2018; 33: 1602-18.
- Tehraninejad ES, Nasiri R, Rashidi B, et al. Comparison of GnRH antagonist with long GnRH agonist protocol after OCP pretreatment in PCOs patients. Arch Gynecol Obstet, 2010; 282: 319-25.
- Trounson A, Anderiesz C, Jones GM, et al. Oocyte maturation. Hum Reprod 1998; 13 suppl 3: 52-62.
- Trounson A, Wood C, Kausche A. In vitro maturation and the fertilization and developmental competence of oocytes recovered from untreated polycystic ovarian patients. Fertil Steril 1994; 62: 353-62.
- Tso LO, Costello MF, Albuquerque LE, et al. Metformin treatment before and during IVF or ICSI in women

with polycystic ovary syndrome. Cochrane Database Syst Rev 2014; 11: CD006105.

- van Wely M, Kwan I, Burt AL, et al. Recombinant versus urinary gonadotrophin for ovarian stimulation in assisted reproductive technology cycles. Cochrane Database Syst Rev 2011; 2: CD005354.

- Vuong LN, Dang VQ, Ho TM, et al. IVF Transfer of Fresh or Frozen Embryos in Women without Polycystic Ovaries. N Engl J Med 2018; 378: 137-47. Walls ML, Hunter T, Ryan JP et al. In vitromaturation as an alternative to standard in vitro fertilization for patients diagnosed with polycystic ovaries: a comparative analysis of fresh, frozen and cumulative cycle outcomes. Hum Reprod 2015; 30: 88-96.

- Walls ML, Junk S, Ryan JP, et al. IVF versus ICSI for the fertilization of in-vitro matured human oocytes. Reprod BioMed Online 2012; 25: 603-7.

- Walls ML, Ryan JP, Keelan JA, et al. In vitro maturation is associated with increased early embryo arrest without impairing morphokinetic development of useable embryos progressing to blastocysts. Hum Reprod 2015; 30: 1842-9.

- Wong KM, van Wely M, Mol F, et al. Fresh versus frozen embryo transfers in assisted reproduction. The Cochrane database Syst Rev 2017; 3: CD011184.

- Youssef MA, Van der Veen F, Al-Inany HG, et al. Gonadotropin-releasing hormone agonist versus HCG for oocyte triggering in antagonist-assisted reproductive technology. Cochrane Database Syst Rev 2014; 10: CD008046.

다낭성 난소증후군 여성은 임신이 된 후에도
전자간증, 임신당뇨병과 같은 임신과 관련된 합병증이 일반 여성보다 높은 빈도로
발생하며, 다낭성 난소증후군인 여성에서 태어난 아이들은
신생아 중환자실 입원 비율 및 주산기 사망률이 높은 것으로 보고되고 있다.
따라서 다낭성 난소증후군 여성은 임신 전부터 적절하고 세심한
의학적 관리를 받는 것이 매우 중요하며, 출산 후에도 포도당불내성 여부와
제2형 당뇨를 선별하기 위해 75g 2시간 경구 포도당내성검사는 필요하다.

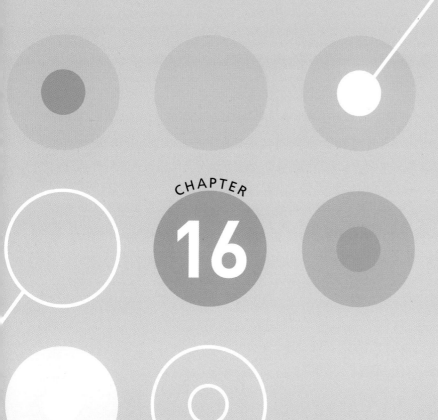

CHAPTER

# 16

# 다낭성
# 난소증후군과
# 임신

홍준석

다낭성 난소증후군은 가임기 여성에서 흔한 내분비 질환 중 하나로 (Knochenhauer 등, 1998; Dunaif and Thomas, 2001), 한국의 가임기 여성에서의 유병률은 4~6%로 보고되고 있다(Byun 등, 2005; Sung 등, 2010). 다낭성 난소증후군은 무월경, 희발월경 등으로 불임의 원인이 되기도 하고(De Groot 등, 2011; Wild 등, 2011; Shin 등, 2005), 다낭성 난소증후군 여성은 임신이 된 후에도 전자간증, 임신당뇨병과 같은 임신과 관련된 합병증이 일반 여성보다 높은 빈도로 발생하며(Homburg 등, 2006; Boomsma 등, 2008) 다낭성 난소증후군인 여성에서 태어난 아이들은 신생아 중환자실 입원 비율 및 주산기 사망률이 높은 것으로 보고되고 있다(Doherty 등, 2015). 따라서 다낭성 난소증후군 여성은 임신 전부터 적절하고 세심한 의학적 관리를 받는 것이 매우 중요하다.

## 1. 다낭성 난소증후군 여성의 산전관리(preconceptional counselling)

체중 감량은 다낭성 난소증후군 여성의 배란과 생식능력을 향상시킨다. 한 연구에 따르면 과체중이거나 비만이 동반된 다낭성 난소증후군 환자에서 5~10% 정도의 체중 감소만으로도 배란 및 임신율을 증가시킬 수 있었다(Moran 등, 2011). 또한 체중 감량 후 임신을 하게 되면 대사이상으로 인한 임신 합병증들을 감소시킬 수 있었다(Norman 등, 2002; Pasquali 등, 2006; Domecq 등, 2013). 따라서 임신 전 체중 감량은 다낭성 난소증후군 여성의 산전관리의 가장 중요한 첫 단계이다.

인슐린 저항성은 다낭성 난소증후군의 중요한 병태생리이므로(Nestler 등, 2000), 포도당불내성과 제2형 당뇨병을 다낭성 난소증후군 환자에서 어렵지 않게 찾아볼 수 있다. 따라서 임신을 준비할 때 포도당불내성이나 당뇨를 진단하기 위해 경구포도당내성검사를 받는 것이 권장된다(Teede 등, 2018).

## 2. 다낭성 난소증후군 산모의 임신합병증 및 임신 중 관리

다낭성 난소증후군 여성은 그 자체로도 대사이상과 관련된 합병증의 위험이 높아지지만 비만이 동반된 경우가 많기 때문에 이로 인하여 더욱 다양한 임신 중 합병증이 발생할 수 있다. 하지만 많은 연구들이 소규모의 인구를 대상으로 진행되었고, 메타분석 논문들 역시 신체질량지수를 비롯한 다른 교란변수들에 대한 보정이 이루어지지 않은 경우가 많아 다낭성 난소증후군과 임신합병증과의 관련성을 정확히 파악하기에는 한계가 있다.

## 1) 유산

다낭성 난소증후군인 여성에서 유산의 빈도에 대해서는 현재까지의 연구 결과로는 명확하지 않다.

일부 연구에서는 다낭성 난소증후군 여성에서 유산 비율이 높게는 40%까지 보고되었다(Jakubowicz 등, 2002). Wang 등(2001)에 의하면 체외수정 시술을 받은 여성에서 다낭성 난소증후군이 없는 경우에는 18%에서 유산이 되었고, 다낭성 난소증후군이 있는 경우에는 28%에서 유산이 있어 유의하게 높은 결과를 보였다(Wang 등, 2001). 그러나 유산과 연관된 위험인자들을 분석할 때 신체질량지수 등을 보정하면 다낭성 난소증후군이 독립적인 위험인자가 되지는 않는다는 연구결과들이 많이 보고되고 있다(Hart 등, 2015, Joham 등, 2014a). 또한, 한 메타분석에서 비만한 다낭성 난소증후군 여성이 비만하지 않은 다낭성 난소증후군 여성에 비해 유산의 위험성이 3.05배 높은 것으로 보고하고 있다(Mulders 등, 2003). 응고장애가 동반된 다낭성 난소증후군 환자에서 저용량 헤파린을 사용한 경우 유산을 감소시켰다는 소규모 연구가 보고되었다(Tamidi 등, 2009).

## 2) 임신당뇨병

다낭성 난소증후군의 중요한 병태생리 중의 하나가 인슐린 저항이고(Nestler, 2000), 임신 자체가 인슐린 저항을 증가시키기 때문에, 다낭성 난소증후군을 가진 산모에서 임신당뇨병의 위험은 2~4배 정도 증가한다.

최근의 후향적 연구들에 따른 다낭성 난소증후군 환자가 임신을 하였을 때 임신당뇨병을 진단받는 유병율은 약 15에서 20% 정도이다(Vanky 등, 2010; deWilde 등, 2014; Palomba 등, 2014). Mikola 등(2001)에 의하면 다낭성 난소증후군 여성에서는 20%(20/99), 다낭성 난소증후군이 없는 여성에서는 8.9%(66/737)에서 임신당뇨병이 발생하였고, 다른 연구에서도 다낭성 난소증후군 여성의 임신당뇨병의 위험성이 일반 여성에 비해 2~3배 정도 증가하였다(Weerakiet 등, 2004). 최근에 Boomsma 등(2006)이 발표한 메타 분석연구에서 다낭성 난소증후군을 가진 여성에서 임신당뇨병의 발생률이 3배 정도 유의하게 높음을 확인하였고, 비만과 고혈압 등을 포함한 중요한 교란요인들을 매칭한 5개의 연구만을 포함하여 하위집단 분석을 하였을 때도 다낭성 난소증후군은 여전히 임신당뇨병의 위험성을 3~4배 정도 높임을 보였다. 또한 최근에 시행된 대규모 코호트 연구에서도 다낭성 난소증후군이 나이, 신체질량지수, 고혈압, 흡연 등을 보정하였음에도 임신당뇨병의 단독적 위험인자임을 보였다(OR 2.1, 95%CI 1.1~3.9) (Joham 등, 2014b).

현재 임신당뇨병의 선별 검사는 모든 산모에서 임신 24~28주에 시행하고 있다(ACOG Practice Bulletin, 2018). 그러나 임신당뇨병의 고위험 군에서는 임신 초기에라도 임신당뇨병 선별 검사를 추가로 실시하고 있다. 신체질량지수가 23 이상이면서 다낭성 난소증후군이 있는 산모는 임신당뇨병 고위험군에 속하므로 이에 해당하는 여성은 임신 확인 후 첫 병원 내원 시 임신당뇨병 선별 검사를 시행할 것을 권고해야 한다(American diabetic association, 2018). 또한 임신 초기에 실시한 임신당뇨병 선별 검사에서 정상 판정이 나온 경우라도 임신 24~28주에 다시 임신당뇨병 선별 검사를 반복해서 실시해야 한다.

### 3) 임신 중 고혈압과 전자간증

다낭성 난소증후군을 가진 여성은 임신 관련 고혈압이 발생할 위험도가 증가한다. 전자간증을 포함한 임신 중 고혈압과 다낭성 난소증후군의 관련성에 대한 메타분석 연구에서 다낭성 난소증후군을 가진 여성에서 임신 관련 고혈압이 생길 위험도가 대략 3배 높다고 보고된 바 있고(Boomsma 등, 2006), 2011년에 스웨덴에서 시행한 대규모 코호트 연구에서 3,787명의 다낭성 난소증후군 환자와 1,191,336명의 대조군을 비교하였을 때 여러 위험 인자를 보정한 후에도 전자간증의 위험도가 1.45배 증가하는 것을 보였다(Roos 등, 2011).

전자간증의 병태생리가 완전히 밝혀지지는 않았지만, 저용량 아스피린의 항혈전작용과 항염증 작용이 전자간증의 예방에 도움이 되는 것으로 생각되고 있다(Fantasia, 2018). LeFevre 등(2014)의 연구를 바탕으로 2016년 미국산부인과학회에서는 전자간증 과거력, 만성 고혈압, 당뇨병, 신장 질환, 다태아, 자가면역질환 과거력 중 하나의 위험 인자만 있더라도 임신 12주에서 28주까지 매일 81 mg의 저용량 아스피린을 복용할 것을 권고하고 있다(LeFevre, 2014). 그러나 다낭성 난소증후군 환자는 비록 전자간증의 위험도가 높지만 현재의 권고안 대로 다낭성 난소증후군만으로는 전자간증을 예방하기 위해 저용량 아스피린 복용을 권고하지는 않는다.

### 4) 조산

지금까지의 다낭성 난소증후군과 조산의 관계를 보려는 연구들에서 아쉬운 점은 조산의 원인(조기 양막파수, 자궁경부무력증 등)을 계층화하지 않았던 것과 자연적인 조기진통인지 촉발된 조기진통인지를 구별하지 않았다는 점이다. 따라서 다낭성 난소증후군 환자가 임신한 경우 조기진통, 혹은 조기 양막파수의 위험이 증가하는지는 확실하지 않다.

Boomsma 등의 메타 분석에서는 다낭성 난소증후군 환자에서 조산의 위험성이 통계적으로 유의하게 높게 나왔지만(OR 1.75, 95% CI 1.16~2.62) 분만 주수를 비교하였을 때는 매우 근소한 차이를 보였다(-0.13주; 95%CI -0.43~0.18) (Boomsma 등, 2006). Wang 등(2013)의 220명의 다낭성 난소증후군 여성과 652명의 대조군을 대상으로 임신 방법(난소 자극, 인공수정 여부 등), 임신 당시 나이(30세 이하와 초과), 신체질량지수(24 미만과 이상), 포도당불내성 상태에 대하여 계층 분석을 시행한 연구에서는 인공수정과 난소 자극을 시행한 다낭성 난소증후군 환자에서 조산의 발생이 더 많았고(28.1% vs. 5.2%), 자연 임신한 다낭성 난소증후군 환자에서는 조산의 발생 차이가 없었다(Wang 등, 2013).

### 5) 메트포민 복용과 임신합병증

여러 관찰연구와 소규모 무작위 대조군 연구(randomized controlled trial)에서 메트포민을 임신 중 복용하는 것이 임신 합병증을 감소시킨다는 보고가 있다(Vanky 등, 2004; Glueck 등, 2008; Nawaz 등, 2008; Khattab 등, 2011).

최근 시행된 메타분석에서 메트포민을 복용한 것이 유산을 0.19배(95% CI 0.12~0.28), 조산을 0.37배 (95% CI 0.20~0.68), 임신당뇨병을 0.35배 (95% CI 0.19~0.65), 임신 중 고혈압을 0.22 (0.13~0.38)배 낮추는 것으로 보고하였다(Zeng 등, 2016). 하지만 아직까지 자궁내 환경에서 메트포민의 노출이 어떤 영향을 주는지, 특히 배아기와 태아기 때 어떻게 영향을 미칠 수 있는지에 대해 아직 잘 알려지지 않았다. 메트포민의 기전으로는 태반과 자궁내 혈관형성을 촉진하고, 자궁내막의 두께를 향상시키며, 응고기능과 면역조절 기능을 개선할 것으로 추측하고 있다(Palomba 등, 2009; Han 등, 2011). 현재 임신한 여성에서 메트포민 사용 및 용량에 대한 권고안은 없으며 이에 대한 연구가 계속 진행되어야 할 것이다(Kumar 등, 2012).

## 3. 다낭성 난소증후군 임산부의 출생아 합병증

### 1) 선천기형

다낭성 난소증후군 여성에서 태어난 신생아들에서 선천기형(특히 심기형, 생식기형) 비율이 1.2배 정도 증가된다는 보고가 있었는데(Dohert 등, 2015), 이와 같은 결과는 산모의 임신 초반기에 고혈당, 비만 등이 간접적으로 영향을 미쳤을 가능성이 있다.

### 2) 신생아 합병증

다낭성 난소증후군 여성은 임신합병증의 위험성이 높고 비만을 동반하는 경우가 많기 때문에 신생아 이환률과 사망률도 증가한다.

Boomsma 등(2006)의 메타분석에 의하면 다낭성 난소증후군 여성에서 출생한 신생아들이 신생아중환자실에서 치료를 받는 비율도 약 2배 증가하는 경향이 있고, 주산기 사망율이 증가하는 소견을 보였다(Boomsma 등, 2006; Doherty 등, 2015; Kjerulff 등, 2011). 2011년에 Roos 등이 시행한 대규모 코호트 연구에서는 태변흡입(meconium aspiration)의 위험성이 다낭성 난소증후군 여성에서 출생한 신생아에서 더 높게 나타났다(OR 2.02, 95% CI 1.13~3.61) (Roos 등, 2011).

### 3) 출생체중

산모의 다낭성 난소증후군과 신생아의 출생체중과의 관련성은 아직 확인되지 않다. Boomsma 등(2006)이 시행한 메타분석에서 다낭성 난소증후군 여성이 출산한 신생아와 대조군 사이에 출생체중의 유의미한 차이는 없었고, 임신 나이보다 작은 영아의 출생률도 차이를 보이지 않았다(Boomsma 등, 2006). 최근에 시행된 신생아의 출생체중애 대한 메타분석 결과에서는 다낭성 난소증후군 여성에게 태어난 신생아에서 임신나이보다 작은 영아의 위험성은 유의하게 높고, 임신나이보다 큰 영아에 대한 위험성은 유의하지 않음을 보였다(Kjerulff 등, 2011).

### 4) 유아기 및 학령기 합병증

소규모 연구의 한계 때문에 다낭성 난소증후군에서 태어난 아이들의 장기 예후에 대해서는 아직 확실하게 밝혀진 것이 없다. 그러나 일부 장기 추적관찰 연구에서 다낭성 난소증후군 여성에서 출생한 신생아는 유아기나 학령기에 다양한 질병에 취약하다는 결과들이 보고되었다. 일반적으로 내분비, 심질환 등의 위험성이 높은 것으로 알려져 있다(Kent 등, 2008; Battaglia 등, 2009).

다낭성 난소증후군 산모에서 태어난 아이들은 학령기에 병원에 입원하게 되는 비율이 높았다는 연구도 있는데, 감염질환은 1.3배, 내분비질환은 1.4배, 정신발달관련 질환은 1.7배, 호흡계통 질환 1.3배, 근골격계통 질환 1.3배 정도로 보고하였다(Boomsma 등, 2006; Doherty 등, 2015). 하지만 현재까지 이러한 연구들은 대부분 소규모의 연구들이기 때문에 정확한 장기 예후에 대해서는 불명확하다. 다만, 다낭성 난소증후군 여성에서 비만과 임신 중 과도한 체중 증가는 자손의 비만과 과체중, 심질환등에 영향을 미칠 것으로 생각된다(Reynolds 등, 2013; Palomba 등, 2014; Sridhar 등, 2014).

## 4. 출산 후 관리

일반적으로 출산 후 체중 감량은 혈당 수치 호전, 특히 공복 및 식후 2시간에 측정한 혈당 수치 호전과 연관이 있는 것으로 알려져 있다(Liu 등, 2014; Ehrlich 등, 2014). 이는 다낭성 난소증후군에서도 다르지 않는데, Wang 등(2015)은 다낭성 난소증후군에 취약한 유전자를 가진 여성에서 산

후 체중 감량이 혈당 수치 호전과 연관이 있음을 보고하였다.

Endocrine Society Clinical practice guideline에서는 75 g 2시간 포도당내성검사는 포도당불내성(impaired glucose tolerance) 여부와 제2형 당뇨를 선별하기 위해 필요하며 3~5년마다 재검하도록 하였고, 만일 중심성 비만 또는 상당한 체중 증가가 있고/있거나 현성 당뇨병으로 진행할 증상들이 있을 때에는 더 자주 검사하는 것을 권장하고 있다(Legro 등, 2013).

## 참고문헌

- ACOG Practice bulletin 2018. No. 190: Gestational diabetes mellitus. Obstet Gynecol 131, e49-e64.
- ACOG Practice bulletin 2019. No. 202: Gestational hypertension and preeclampsia. Obstet Gynecol 133, e1-e25.
- American Diabetes A. 2. Classification and diagnosis of diabetes: Standards of medical care in diabetes-2018. Diabetes care 2018;41(Suppl 1): S13-S27.
- Battaglia C, Mancini F, Cianciosi A, et al. Cardiovascular risk in normal weight, eumenorrheic, nonhirsute daughters of patients with polycystic ovary syndrome: a pilot study. Fertil Steril 2009; 92: 240-9.
- Boomsma CM, Eijkemans MJ, Hughes EG, et al. A meta-analysis of pregnancy outcomes in women with polycystic ovary syndrome. Hum Reprod Update 2006; 12: 673-83.
- Boomsma CM, Fauser BC, Macklon NS. Pregnancy complications in women with polycystic ovary syndrome. Semin Reprod Med 2008; 26: 72-84.
- Byun EK, Kim HJ, Oh J-Y, Hong YS, et al. The prevalence of polycystic ovary syndrome in college students from Seoul. J Kor Soc Endocrinol 2005; 20: 120-6.
- de Groot PC, Dekkers OM, Romijn JA, et al. PCOS, coronary heart disease, stroke and the influence of obesity: a systematic review and meta-analysis. Hum Reprod Update 2011; 17: 495-500.
- de Wilde MA, Veltman-Verhulst SM, Goverde AJ, et al. Preconception predictors of gestational diabetes: a multicentre prospective cohort study on the predominant complication of pregnancy in polycystic ovary syndrome. Hum Reprod 2014; 29: 1327-36.
- Doherty DA, Newnham JP, Bower C, et al. Implications of polycystic ovary syndrome for pregnancy and for the health of offspring. Obstet Gynecol 2015; 125: 1397-406.
- Domecq JP, Prutsky G, Mullan RJ, et al. Lifestyle modification programs in polycystic ovary syndrome: systematic review and meta-analysis. J Clin Endocrinol Metab 2013; 98: 4655-63.
- Dunaif A, Thomas A. Current concepts in the polycystic ovary syndrome. Annu Rev Med 2001; 52: 401-19.
- Ehrlich S, Hedderson M, Quesenberry C, Jr, et al. Post-partum weight loss and glucose metabolism in women with gestational diabetes: the DEBI Study Diabet Med. 2014; 31: 862-7.
- Glueck CJ, Pranikoff J, Aregawi D, et al. Prevention of gestational diabetes by metformin plus diet in patients with polycystic ovary syndrome. Fertil Steril 2008; 89: 625-34.
- Han AR, Kim HO, Cha SW, et al. Adverse pregnancy outcomes with assisted reproductive technology in non-obese women with polycystic ovary syndrome: a case-control study. Clin Exp Reprod Med 2011; 38: 103-8.
- Hart R, Doherty DA. The potential implications of a PCOS diagnosis on a woman's long-term health using data linkage. J Clin Endocrinol Metab 2015; 100: 911-9.
- Homburg R. Pregnancy complications in PCOS. Best Pract Res Clin Endocrinol Metab 2006; 20: 281-92.
- Jakubowicz DJ, Iuorno MJ, Jakubowicz S, et al. Effects of metformin on early pregnancy loss in the polycystic ovary syndrome. J Clin Endocrinol Metab 2002; 87: 524-9.
- Joham AE, Boyle JA, Ranasinha S, et al. Contraception use and pregnancy outcomes in women with polycystic ovary syndrome: data from the Australian Longitudinal Study on Women's Health. Hum Reprod 2014; 29: 802-8.
- Joham AE, Ranasinha S, Zoungas S, et al. Gestational diabetes and type 2 diabetes in reproductive-aged

women with polycystic ovary syndrome. J Clin Endocrinol Metab 2014; 99: E447-52.

- Kent SC, Gnatuk CL, Kunselman AR, et al. Hyperandrogenism and hyperinsulinism in children of women with polycystic ovary syndrome: a controlled study. J Clin Endocrinol Metab 2008; 93: 1662-9.

- Khattab S, Mohsen IA, Aboul Foutouh I, et al. Can metformin reduce the incidence of gestational diabetes mellitus in pregnant women with polycystic ovary syndrome? Prospective cohort study. Gynecol Endocrinol 2011; 27: 789-93.

- Kjerulff LE, Sanchez-Ramos L, Duffy D. Pregnancy outcomes in women with polycystic ovary syndrome: a metaanalysis. Am J Obstet Gynecol 2011; 204: 558 e1-6.

- Knochenhauer ES, Key TJ, Kahsar-Miller M, et al. Prevalence of the polycystic ovary syndrome in unselected black and white women of the southeastern United States: a prospective study. J Clin Endocrinol Metab 1998; 83: 3078-82.

- Kumar P, Khan K. Effects of metformin use in pregnant patients with polycystic ovary syndrome. J Hum Reprod Sci 2012; 5: 166-9.

- LeFevre ML, Force USPST. Low-dose aspirin use for the prevention of morbidity and mortality from preeclampsia: U.S. Preventive Services Task Force recommendation statement. Ann Intern Med 2014; 161: 819-26.

- Legro RS, Arslanian SA, Ehrmann DA, et al. Diagnosis and treatment of polycystic ovary syndrome: An Endocrine Society clinical practice guideline. J Clin Endocrinol Metab 2013; 98: 4565-92.

- Liu H, Zhang C, Zhang S, et al. Prepregnancy body mass index and weight change on postpartum diabetes risk among gestational diabetes women. Obesity (Silver Spring). 2014; 22: 1560-7.

- Mikola M, Hiilesmaa V, Halttunen M, et al. Obstetric outcome in women with polycystic ovarian syndrome. Hum Reprod 2001; 16: 226-9.

- Moran LJ, Hutchison SK, Norman RJ, et al. Lifestyle changes in women with polycystic ovary syndrome. Cochrane Database Syst Rev 2011(2):CD007506.

- Mulders AG, Laven JS, Eijkemans MJ, et al. Patient predictors for outcome of gonadotrophin ovulation induction in women with normogonadotrophic anovulatory infertility: a meta-analysis. Hum Reprod Update 2003; 9: 429-49.

- Nawaz FH, Khalid R, Naru T, et al. Does continuous use of metformin throughout pregnancy improve pregnancy outcomes in women with polycystic ovarian syndrome? J Obstet Gynaecol Res 2008; 34: 832-7.

- Nestler JE. Insulin resistance and the polycystic ovary syndrome: recent advances. Curr Opin Endocrinol Diabetes Obes 2000; 7: 345-9.

- Norman RJ, Davies MJ, Lord J, et al. The role of lifestyle modification in polycystic ovary syndrome. Trends Endocrinol Metab 2002; 13: 251-7.

- Palomba S, Falbo A, Chiossi G, et al. Low-grade chronic inflammation in pregnant women with polycystic ovary syndrome: a prospective controlled clinical study. J Clin Endocrinol Metab 2014; 99: 2942-51.

- Palomba S, Falbo A, Chiossi G, et al. Lipid profile in nonobese pregnant women with polycystic ovary syndrome: a prospective controlled clinical study. Steroids 2014; 88: 36-43.

- Pasquali R, Gambineri A, Pagotto U. The impact of obesity on reproduction in women with polycystic ovary syndrome. BJOG. 2006; 113: 1148-59.

- Ramidi G, Khan N, Glueck CJ, et al. Goldenberg N. Enoxaparin-metformin and enoxaparin alone may safely reduce pregnancy loss. Transl Res 2009; 153: 33-43.

- Reynolds RM, Allan KM, Raja EA, et al. Maternal obesity during pregnancy and premature mortality from cardiovascular event in adult offspring: follow-up of 1, 323, 275 person years. BMJ. 2013; 347: f4539.

- Roos N, Kieler H, Sahlin L, et al. Risk of adverse pregnancy outcomes in women with polycystic ovary syndrome: population-based cohort study. BMJ 2011; 343: d6309.

- Shin SY, Lee YY, Yang SY, et al. Characteristics of menstruation-related problems for adolescents and premarital women in Korea. Eur J Obstet Gynecol Reprod Biol 2005; 121: 236-42.

- Sridhar SB, Darbinian J, Ehrlich SF, et al. Maternal gestational weight gain and offspring risk for childhood overweight or obesity. Am J Obstet Gynecol 2014; 211: 259 e1-8.

- Sung YA, Kim DS, Yoo SJ, et al. The prevalence and phenotypes of polycystic ovary syndrome in Korean women. Abstracts of the 12th European Congress of Endocrinology, Apr 24-28, 2010, Praque, Czech Republic. 2010; 22: P486.

- Teede HJ, Misso ML, Costello MF, et al. Recommendations from the international evidence-based guideline for the assessment and management of polycystic ovary syndrome. Fertil Steril 2018; 110: 364-79.
- Wang T, Leng J, Li N, et al. Genetic Predisposition to Polycystic Ovary Syndrome, Postpartum Weight Reduction, and Glycemic Changes: A Longitudinal Study in Women With Prior Gestational Diabetes. J Clin Endocrinol Metab 2015; 100: E1560-7.
- Vanky E, Salvesen KA, Heimstad R, et al. Metformin reduces pregnancy complications without affecting androgen levels in pregnant polycystic ovary syndrome women: results of a randomized study. Hum Reprod 2004; 19: 1734-40.
- Vanky E, Stridsklev S, Heimstad R, et al. Metformin versus placebo from first trimester to delivery in polycystic ovary syndrome: a randomized, controlled multicenter study. J Clin Endocrinol Metab 2010 95: E448-55.
- Wang JX, Davies MJ, Norman RJ. Polycystic ovarian syndrome and the risk of spontaneous abortion following assisted reproductive technology treatment. Hum Reprod 2001; 16: 2606-9.
- Wang Y, Zhao X, Zhao H, et al. Risks for gestational diabetes mellitus and pregnancy-induced hypertension are increased in polycystic ovary syndrome. Biomed Res Int 2013; 2013: 182582.
- Weerakiet S, Srisombut C, Rojanasakul A, et al. Prevalence of gestational diabetes mellitus and pregnancy outcomes in Asian women with polycystic ovary syndrome. Gynecol Endocrinol. 2004; 19: 134-40.
- Wild RA, Rizzo M, Clifton S, et al. Lipid levels in polycystic ovary syndrome: systematic review and meta-analysis. Fertil Steril 2011; 95:1073-9 e1-11.
- Zeng XL, Zhang YF, Tian Q, et al. Effects of metformin on pregnancy outcomes in women with polycystic ovary syndrome: A meta-analysis. Medicine (Baltimore). 2016; 95: e4526.

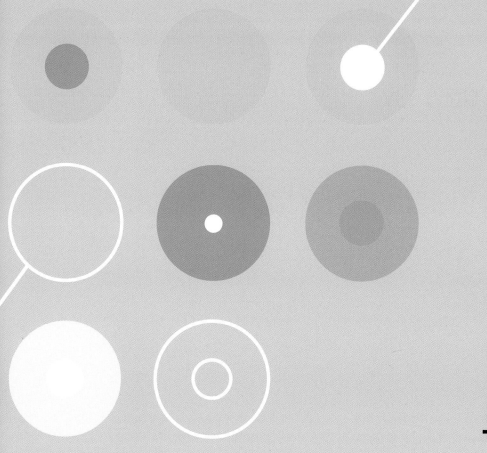

부록

# 의료인을 위한 Q & A

김진주

**1** 다낭성 난소증후군 진단 시 남성호르몬은 어떤 항목을 측정하며 그 참고치는 어떻게 되나요?

다낭성 난소증후군에서 생화학적 남성호르몬 과다는 어떤 식으로든 테스토스테론이 상승해있다는 것을 보이는 것입니다. 결국 진단에 사용될 수 있는 혈중 남성호르몬 검사는 총 테스토스테론, 유리 테스토스테론, 유리 테스토스테론 계산치, 유리 안드로겐 지수, 혹은 생체이용가능 테스토스테론 계산치 등이 있습니다. 이중 어떤 것이 가장 적절한 평가법인지 아직 명확한 기준이 없으나 주요 기관에서는 총 테스토스테론보다는 유리 테스토스테론 부분을 정확하게 평가할 것을 권하고 있습니다.

**2** 복합 경구피임제를 어떤 약으로 어느 정도 기간으로 사용하시나요?

다낭성 난소증후군 여성에서 경구피임제를 투여할 때 효과 및 부작용 측면에서 어떤 제형이 보다 우월한지에 대해서는 아직 정해진 바가 없습니다. 2018년 국제근거중심지침에서도 현재 주로 사용하고 있는 에티닐에스트라디올 20~30 ug에서는 약제에 따른 차이는 없으며 효과가 있는 가장 낮은 용량을 사용하라고 권하고 있습니다. 남성형다모증 치료용으로 승인되어 있는 35 ug 에티닐에스트라디올 + cyproterone acetate 제형은 부작용으로 인해 더 이상 일차 제제는 아닙니다. 사용기간에 대해서는 명확한 기준은 없으나 남성형다모증 치료 목적이라면 최소한 6개월 이상은 사용할 것을 권하고 있습니다.

**3** 경구포도당내성검사를 모든 환자들에서 해야 하나요?

2014년 미국내분비학회 가이드라인에서는 청소년이건 성인이건 다낭성 난소증후군으로 진단 시에는 모두에게 경구포도당내성검사를 실시할 것을 권하고 있습니다. 2018년 국제근거중심지침에서는 과체중 이상(아시아인에서 신체질량지수 $\geq 23$ kg/m$^2$), 공복혈당장애, 포도당불내성, 임신당뇨병, 제2형 당뇨병의 가족력, 고혈압 등의 병력이 있는 경우에는 경구포도당내성검사를 실시할 것을 권하고 있습니다.

#### 4 자궁내막 생검은 어떤 환자들에서 해야 하나요?

다낭성 난소증후군 환자들에서 자궁내막암 위험도가 증가한다는 것은 주지의 사실입니다. 현재 적절한 내막 생검 기준은 없으며 미국 내분비학회 및 2018년 국제근거중심지침 공히 그렇다고 해서 일상초음파선별을 실시하는 것에 대해서는 반대한다고 하고 있습니다. 자궁내막 생검 실시여부는 무월경의 기간, 비정상질출혈 유무, 초음파상 자궁내막의 두께 및 모양, 환자의 연령, 체중 과다 여부 등을 종합하여 결정할 것을 현재 권하고 있습니다. 내막 보호를 위한 적절한 소퇴성 출혈(withdrawal bleeding) 간격에 대한 명확한 근거는 없으나 실질적으로는 경구피임제나 프로게스 토겐 제제를 90일 이상의 주기를 가진 여성에서는 사용할 것을 권하고 있습니다.

#### 5 인슐린 민감제를 실제로 어떤 환자들에게 사용하시나요?

미국 내분비학회 지침에서는 불규칙한 월경을 동반한 다낭성 난소증후군 환자에서 복합 경구피 임제를 사용할 수 없는 경우에 2차 치료제로 메트포민 사용을 고려할 수 있다고 기술하고 있습니 다. 제 2형 당뇨나 포도당불내성이 있는 다낭성 난소증후군 여성이 생활습관 교정에 실패한 경우 역시 메트포민 사용을 권합니다. 2018년 국제근거중심지침에서는 체중, 호르몬, 대사이상 개선을 위해 생활습관개선과 함께 성인 환자에서 메트포민 사용을 권할 수 있고, 특히 신체질량 지수 25 $kg/m^2$ 이상의 성인환자에서는 메트포민을 사용해야 한다고 권하고 있습니다. 메트포민은 청소년 환자에서도 사용 가능합니다. 메트포민 사용으로 가장 이득을 볼 수 있는 환자군은 대사적 고위 험군, 즉 당뇨의 위험인자가 있거나 포도당불내성이 있는 군입니다. 결론적으로 대사이상이 있는 군은 생활습관 교정과 함께 1차적으로 사용하면 이득이 크고, 복합 경구피임제를 사용할 수 없는 경우 2차 약제로도 사용 가능합니다.

# 일반인을 위한 Q & A

황규리, 이다용

**1** 월경이 불규칙해서 검색을 해보니 다낭성 난소증후군일 때 월경이 불규칙하다고 합니다. 그럼 저는 다낭성 난소증후군인가요?

다낭성 난소증후군일 때 나타날 수 있는 증상들은 다음과 같습니다.
- 월경을 자주 거르거나 몇 달에 한 번씩 한다
- 정상 월경주기와는 다르게 한 달에 두 세 번씩 부정기적인 출혈이 있다
- 예전에 비해 체중이 증가한다
- 여드름이 난다
- 수염이 난다
- 허벅지에 털이 굵어졌다
- 음모가 많아지고 배꼽 부위에까지도 털이 있다
- 머리 숱이 적어지고 탈모가 심해진다

하지만 해당 증상이 생겼다고 모두 다낭성 난소증후군은 아니며 진단을 위해서는 골반초음파나 남성호르몬 검사 등이 필요할 수 있으므로 가까운 산부인과를 방문하는 것을 권유 드립니다.

**2** 다낭성 난소증후군이라고 들었는데 월경 불순 외에는 지금 당장 불편한 점은 없어요. 장기적으로 주의해야 할 사항이 있나요?

다낭성 난소증후군 환자는 향후 포도당불내성 및 제2형 당뇨병의 유병율이 증가하는 것으로 보고되어 있습니다. 따라서 이의 조기 발견을 위해 정기적인 경구포도당내성 검사가 필요합니다.
또한 다낭성 난소증후군이 있을 때에는 대사증후군의 발생 빈도가 높고 영구적인 성인병인 당뇨, 이상지질혈증으로 발전할 위험성이 높으므로 관련 선별 검사와 함께 운동과 식이요법을 동반한 생활습관 개선을 포함한 꾸준한 관리가 필요합니다.
또한 장기적인 무배란은 에스트로겐 단독 분비 기간을 증가시켜서 자궁내막증식증 혹은 자궁내막암의 발생위험을 증가시키게 되므로 월경 주기도 관리가 필요합니다.

**3** 다낭성 난소증후군이 있는데 최근 여드름이 나고, 털이 굵어지는 증상이 심해졌어요. 어떻게 관리해야 하나요?

고안드로겐증으로 인한 위와 같은 증상이 의심되는 경우에 운동과 식이요법을 통한 체중 조절로도 치료 효과가 부족할 경우에는 복합경구피임제를 복용할 수 있습니다. 여드름의 경우 경구피임제의 효과가 좋은 편이나 다모증의 치료에는 효과가 적어서 중증도 이상의 심한 낭성 여드름, 남성형 탈모, 다모증 등의 증상에는 복합 경구피임제와 함께 항안드로겐 약물을 같이 복용해야 할 수 있습니다.

**4** 다낭성 난소증후군으로 진단 받았는데 불임의 원인이라고 들었어요, 그럼 저는 임신이 어려운가요?

다낭성 난소증후군이 있더라도 임신이 불가능한 것은 아닙니다. 하지만 다낭성 난소증후군은 만성적으로 무배란을 유발하므로 불임, 난임의 주요한 원인 중 하나가 됩니다.
따라서 1년 이상 임신을 시도하여도 임신이 되지 않거나, 본인이 35세 이상이라면 기다리지 말고 빠른 시일 내에 불임, 난임 전문병원을 방문하여 전문의와 상담을 하시는 것을 권유 드립니다.

**5** 다낭성 난소증후군으로 진단받아 배란유도제 복용으로 임신에 성공했어요. 이후에 주의해야 할 사항이 있나요?

다낭성 난소증후군은 착상 과정에도 영향을 미치므로 유산의 위험성이 높아집니다. 임신이 유지되더라도 임신당뇨병, 임신성 고혈압의 확률이 증가하기 때문에 산과 전문의를 통한 주의 깊은 경과 관찰이 필요합니다.

# 국내 연구자들이 발표한 다낭성 난소증후군 연구 논문들

## SCI(E) 발표목록

Kim J, Choi SY, Park B, Park HE, Lee H, Kim MJ, Kim SM, Hwang KR, Choi YM. Arterial stiffness measured by cardio-ankle vascular index in Korean women with polycystic ovary syndrome.J Obstet Gynaecol 2019;15:1-6.

Lee MH, Yoon JA, Kim HR, Kim YS, Lyu SW, Lee BS, Song H, Choi DH. Hyperandrogenic Milieu Dysregulates the Expression of Insulin Signaling Factors and Glucose Transporters in the Endometrium of Patients With Polycystic Ovary Syndrome. Reprod Sci 2019;Mar 4 [Epub ahead of print]

Kim EJ, Jang M, Choi JH, Park KS, Cho IH. An Improved Dehydroepiandrosterone-Induced Rat Model of Polycystic Ovary Syndrome (PCOS): Post-pubertal Improve PCOS's Features. Front Endocrinol (Lausanne) 2018;9:735.

Kim SH, Liu M, Jin HS, Park S. High Genetic Risk Scores of ASIC2, MACROD2, CHRM3, and C2orf83 Genetic Variants Associated with Polycystic Ovary Syndrome Impair Insulin Sensitivity and Interact with Energy Intake in Korean Women. Gynecol Obstet Invest 2018;19:1-12.

Shin JJ, Park KE, Choi YM, Kim HO, Choi DH, Lee WS, Cho JH. Early gonadotropin-releasing hormone antagonist protocol in women with polycystic ovary syndrome: A preliminary randomized trial. Clin Exp Reprod Med 2018;45:135-42.

Kim JY, Tfayli H, Michaliszyn SF, Arslanian S. Impaired Lipolysis, Diminished Fat Oxidation, and Metabolic Inflexibility in Obese Girls With Polycystic Ovary Syndrome. J Clin Endocrinol Metab 2018;103:546-554.

Ji HR, Woo HL, Park YJ, Hwang DS, Lee JM, Lee CH, Jang JB, Park KS. Characteristics of heart rate variability in women with polycystic ovary syndrome: A retrospective cross-sectional study. Medicine (Baltimore) 2018;97(38):e12510.

Lee JY, Tae JC, Kim CH, Hwang D, Kim KC, Suh CS, Kim SH. Expression of the genes for peroxisome proliferator-activated receptor-$\gamma$, cyclooxygenase-2, and proinflammatory cytokines in granulosa cells from women with polycystic ovary syndrome. Clin Exp Reprod Med 2017;44:146-51.

Kim HJ, Adams JM, Gudmundsson JA, Arason G, Pau CT, Welt CK. Polycystic ovary morphology: age-based ultrasound criteria. Fertil Steril 2017;108:548-53.

Ara J, Nuwormegbe SA, Sajo MEJ, Kim SK, Shim KY, Lee KJ. Potential therapeutic effect of alkaline reduced water in polycystic ovarian syndrome. Med Hypotheses 2017;104:36-9.

Kim JJ, Choi YM, Hong MA, Chae SJ, Hwang K, Yoon SH, Ku SY, Suh CS, Kim SH. FSH receptor gene p. Thr307Ala and p. Asn680Ser polymorphisms are associated with the risk of polycystic ovary syndrome J Assist Reprod Genet 2017;34:1087-93.

Kim JJ, Kim D, Yim JY, Kang JH, Han KH, Kim SM, Hwang KR, Ku SY, Suh CS, Kim SH, Choi YM. Polycystic ovary syndrome with hyperandrogenism as a risk factor for non-obese non-alcoholic fatty liver disease Aliment Pharmacol Ther 2017;45:1403-12.

Han YS, Lee AR, Song HK, Choi JI, Kim JH, Kim MR, Kim MJ. Ovarian Volume in Korean Women with Polycystic Ovary Syndrome and Its Related Factors. J Menopausal Med 2017;23:25-31.

Roh EY, Yoon JH, Song EY, Kim JJ, Hwang KR, Seo SH, Shin S. Single nucleotide polymorphisms in the TGF-β1 gene are associated with polycystic ovary syndrome susceptibility and characteristics: a study in Korean women. J Assist Reprod Genet 2017;34:139-147.

Lim JJ, Lima PDA, Salehi R, Lee DR, Tsang BK. Regulation of androgen receptor signaling by ubiquitination during folliculogenesis and its possible dysregulation in polycystic ovarian syndrome. Sci Rep 2017;7:10272.

Hong SH, Sung YA, Hong YS, Jeong K, Chung H, Lee H. Polycystic ovary morphology is associated with insulin resistance in women with polycystic ovary syndrome. Clin Endocrinol (Oxf) 2017;87:375-380.

Song DK, Hong YS, Sung YA, Lee H. Insulin resistance according to β-cell function in women with polycystic ovary syndrome and normal glucose tolerance. PLoS One 2017;12(5):e0178120.

Song DK, Oh JY, Lee H, Sung YA. Differentiation between polycystic ovary syndrome and polycystic ovarian morphology by means of an anti-Müllerian hormone cutoff value. Korean J Intern Med 2017;32:690-698.

Song DK, Sung YA, Lee H. The Role of Serum MicroRNA-6767-5p as a Biomarker for the Diagnosis of Polycystic Ovary Syndrome. PLoS One 2016;11(9):e0163756.

Hwang YI, Cha SW, Song IO, Yang KM, Min EG, Kim HO. Fertility of patients with polycystic ovary syndrome undergoing in vitro fertilization by age. Int J Gynaecol Obstet 2016;135:91-5.

Seok HH, Song H, Lyu SW, Kim YS, Lee DR, Lee WS, Yoon TK. Application of serum anti-Müllerian hormone levels in selecting patients with polycystic ovary syndrome for in vitro maturation treatment. Clin Exp Reprod Med 2016;43:126-32.

Kim J, Mersereau JE, Khankari N, Bradshaw PT, McCullough LE, Cleveland R, Shantakumar S, Teitelbuam SL, Neugut AI, Senie RT, Gammon MD.Polycystic ovarian syndrome (PCOS), related symptoms/sequelae, and breast cancer risk in a population-based case-control study. Cancer Causes Control 2016;27:403-14.

Song do K, Lee H, Sung YA, Oh JY. Triglycerides to High-Density Lipoprotein Cholesterol Ratio Can Predict Impaired Glucose Tolerance in Young Women with Polycystic Ovary Syndrome. Yonsei Med J 2016;57(6):1404-11.

Jeong K, Park SJ, Jeon JH, Lee SR, Chung HW. Predictive markers for abnormal glucose intolerance in women with polycystic ovary syndrome. Minerva Med 2016;107:185-93.

Lee H, Oh JY, Sung YA, Chung HW. A genetic risk score is associated with polycystic ovary syndrome-related traits. Hum Reprod 2016;31:209-15.

Park JH, Li L, Choi JW, Baek KH1. The Association of -429T>C and -374T>A Polymorphisms in the RAGE Gene with Polycystic Ovary Syndrome. Int J Med Sci 2016;13:451-6.

Bae SA, Joo JK, Choi JR, Kim SS, Lee KS. Clinical outcomes of three- or five-day treatment with clomiphene citrate combined with gonadotropins and a timed intercourse cycle in polycystic ovary syndrome patients. Clin Exp Reprod Med 2015;42:106-10.

Hong JS, Kwon HH, Park SY, Jung JY, Yoon JY, Min S, Choi YM, Suh DH. Cutaneous manifestations of the subtypes of polycystic ovary syndrome in Korean patients. J Eur Acad Dermatol Venereol 2015;29:42-7.

Shim U, Kim HN, Lee H, Oh JY, Sung YA, Kim HL. Pathway Analysis Based on a Genome-Wide Association Study of Polycystic Ovary Syndrome. PLoS One 2015;10:e0136609.

Seo Y, Jeong EG, Kim ES. Cushing's syndrome with adrenal suppression and masked hyperandrogenism by high-dose medroxyprogesterone acetate for treatment of endometrial cancer in a young woman with polycystic ovarian syndrome. Endocrine 2015;50:519-21.

Jin CH, Yuk JS, Choi KM, Yi KW, Kim T, Hur JY, Shin JH. Body fat distribution and its associated factors in Korean women with polycystic ovary syndrome. J Obstet Gynaecol Res 2015;41:1577-83.

Lee H, Oh JY, Sung YA, Chung H, Kim HL, Kim GS, Cho YS, Kim JT. Genome-wide association study identified new susceptibility loci for polycystic ovary syndrome. Hum Reprod 2015;30:723-31.

Li L, Ryoo JE, Lee KJ, Choi BC, Baek KH. Genetic variation in the Mcp-1 gene promoter associated with the risk of polycystic ovary syndrome. PLoS One 2015;10:e0123045.

Park SY, Cho YJ, Lee SR, Chung H, Jeong K. Triglyceride is a useful surrogate marker for insulin resistance in Korean women with polycystic ovary syndrome. Yonsei Med J 2015;56:785-92.

Li L, Yun JH, Ryoo JE, Lee KJ, Choi BC, Baek KH. 54G/C polymorphism of SREBF-1 gene is associated with polycystic ovary syndrome. Eur J Obstet Gynecol Reprod Biol 2015;188:95-9.

Park JH, Li L, Baek KH. Study of the association of the T869C polymorphism of the transforming growth factor-$\beta$1 gene with polycystic ovary syndrome. Mol Med Rep 2015;12:4560-4565.

Woo HY, Kim KH, Lee ST, Kwon MJ, Park H. Associations of single nucleotide polymorphisms related to insulin resistance with polycystic ovary syndrome. Ann Clin Lab Sci 2014;44:277-82.

Kim JW, Kang KM, Yoon TK, Shim SH, Lee WS. Study of circulating hepcidin in association with iron excess, metabolic syndrome, and BMP-6 expression in granulosa cells in women with polycystic ovary syndrome. Fertil Steril 2014;102:548-554.e2.

Shin SH, Kim YM, Kim HY, Lee YJ, Nam SO. Idiopathic intracranial hypertension associated with polycystic ovarian syndrome. Pediatr Int 2014;56:411-3.

Kim JJ, Choi YM, Chae SJ, Hwang KR, Yoon SH, Kim MJ, Kim SM, Ku SY, Kim SH, Kim JG. Vitamin D deficiency in women with polycystic ovary syndrome. Clin Exp Reprod Med 2014;41:80-5.

Kim MJ, Lim NK, Choi YM, Kim JJ, Hwang KR, Chae SJ, Park CW, Choi DS, Kang BM, Lee BS, Kim T, Park HY. Prevalence of metabolic syndrome is higher among non-obese PCOS women with hyperandrogenism and menstrual irregularity in Korea. PLoS One 2014;9:e99252.

Kim JJ, Choi YM, Hong MA, Kim JM, Hwang SS, Lee GH, Chae SJ, Hwang KR, Yoon SH, Kim SH. Gene dose effect between a fat mass and obesity-associated polymorphism and body mass index was observed in Korean women with polycystic ovary syndrome but not in control women Fertil Steril 2014;102:1143-1148.e2.

Kim JJ, Hwang KR, Choi YM, Moon SY, Chae SJ, Park CW, Kim HO, Choi DS, Kwon HC, Kang BM, Lee BS, Cho SH, Kim TJ, Kim T, Kim MJ, Park HY. Complete phenotypic and metabolic profiles of a large consecutive cohort of untreated Korean women with polycystic ovary syndrome. Fertil Steril 2014;101:1424-30.

Song DK, Lee H, Oh JY, Hong YS, Sung YA. FTO Gene Variants Are Associated with PCOS Susceptibility and Hyperandrogenemia in Young Korean Women. Diabetes Metab J 2014;38:302-10.

Lee YH, Song GG. Plasminogen activator inhibitor-1 4G/5G and the MTHFR 677C/T polymorphisms and susceptibility to polycystic ovary syndrome: a meta-analysis. Eur J Obstet Gynecol Reprod Biol 2014;175:8-14.

Hwang YI, Sung NY, Koo HS, Cha SH, Park CW, Kim JY, Yang KM, Song IO, Koong MK, Kang IS, Kim HO. Can high serum anti-Müllerian hormone levels predict the phenotypes of polycystic ovary syndrome (PCOS) and metabolic disturbances in PCOS patients? Clin Exp Reprod Med 2013;40:135-40.

Kim MK, Park EA, Kim HJ, Choi WY, Cho JH, Lee WS, Cha KY, Kim YS, Lee DR, Yoon TK. Does supplementation of in-vitro culture medium with melatonin improve IVF outcome in PCOS? Reprod Biomed Online 2013;26:22-9.

Hwang KR, Choi YM, Kim JJ, Chae SJ, Park KE, Jeon HW, Ku SY, Kim SH, Kim JG, Moon SY. Effects of insulin-sensitizing agents and insulin resistance in women with polycystic ovary syndrome. Clin Exp Reprod Med 2013;40:100-5

Kim JJ, Chae SJ, Choi YM, Hwang SS, Hwang KR, Song SH, Yoon SH, Kim SM, Ku SY, Kim SH, Kim JG, Moon SY. Atherogenic changes in low-density lipoprotein particle profiles were not observed in non-obese women with polycystic ovary syndrome. Hum Reprod 2013;28:1354-1360.

Kim HO. The Author Response: Serum anti-Müllerian hormone levels and phenotypes of polycystic ovary syndrome. Clin Exp Reprod Med 2013;40:178.

Kim JY, Yi G, Kim YR, Chung JY, Ahn JH, Uhm YK, Jee BC, Suh CS, Kim SH. Association between serum anti-Müllerian hormone level and ovarian response to mild stimulation in normoovulatory women and anovulatory women with polycystic ovary syndrome. Clin Exp Reprod Med 2013;40:95-9.

Son KH, Lim NK, Chung HW, Jeong K, Pyun WB, Lee JY, Kim MJ, Park HY. Association between fasting blood glucose and carotid intima-media thickness of polycystic ovary syndrome patients with normal glucose tolerance. Diabetes Care 2013;36:e66-7.

Lee H, Oh JY, Sung YA. Adipokines, insulin-like growth factor binding protein-3 levels, and insulin sensitivity in women with polycystic ovary syndrome. Korean J Intern Med 2013;28:456-63.

Li L, Lee KJ, Choi BC, Baek KH. Relationship between leptin receptor and polycystic ovary syndrome. Gene 2013;527:71-4.

Oh JY, Sung YA, Lee HJ. The visceral adiposity index as a predictor of insulin resistance in young women with polycystic ovary syndrome. Obesity (Silver Spring) 2013;21:1690-4.

Lee H, Oh JY, Sung YA, Chung H. Is insulin resistance an intrinsic defect in asian polycystic ovary syndrome? Yonsei Med J 2013;54:609-14.

Choi YS, Yang HI, Cho S, Jung JA, Jeon YE, Kim HY, Seo SK, Lee BS. Serum asymmetric dimethylarginine, apelin, and tumor necrosis factor-a levels in non-obese women with polycystic ovary syndrome Steroids 2012;77:1352-8.

Hwang JY, Lee EJ, Jin Go M, Sung YA, Lee HJ, Heon Kwak S, Jang HC, Soo Park K, Lee HJ, Byul Jang H, Song J, Park KH, Kim HL, Cho MC, Lee JY. Genome-wide association study identifies GYS2 as a novel genetic factor for polycystic ovary syndrome through obesity-related condition. J Hum Genet 2012;57:660-4.

Woo HY, Kim KH, Rhee EJ, Park H, Lee MK. Differences of the association of anti-Müllerian hormone with clinical or biochemical characteristics between women with and without polycystic ovary syndrome. Endocr J 2012;59:781-90.

Lee HJ1, Ku SY, Kim SH, Choi YM, Kim JG, Moon SY. A comparative study on the impact of fresh variables on the success of frozen-thawed embryo transfer cycles using 2PN sibling embryos in women with/without polycystic ovary syndrome. Gynecol Endocrinol 2012;28:351-5.

Kim JJ, Choi YM, Cho YM, Jung HS, Chae SJ, Hwang KR, Hwang SS, Ku SY, Kim SH, Kim JG, Moon SY. Prevalence of elevated glycated hemoglobin in women with polycystic ovary syndrome: according to the recently defined criteria Hum Reprod 2012;27:1439-44.

Kim JJ, Choi YM, Cho YM, Hong MA, Chae SJ, Hwang KR, Hwang SS, Yoon SH, Moon SY. Polycystic ovary syndrome is not associated with polymorphisms of the TCF7L2, CDKAL1, HHEX, KCNJ11, FTO and SLC30A8 genes. Cinical Endocrinol 2012;77:439-45.

Choi JH, Rhee EJ, Kim KH, Woo HY, Lee WY, Sung KC. Plasma omentin-1 levels are reduced in non-obese women with normal glucose tolerance and polycystic ovary syndrome. Eur J Endocrinol 2011;165:789-96.

Jung JH, Park HT, Kim T, Jeong MJ, Lim SC, Nah SY, Cho IH, Park SH, Kang SS, Moon CJ, Kim JC, Kim SH, Bae CS. Therapeutic Effect of Korean Red Ginseng Extract on Infertility Caused by Polycystic Ovaries. J Ginseng Res 2011;35:250-5.

Kim JJ, Chae SJ, Choi YM, Hwang SS, Hwang KR, Kim SM, Yoon SH, Moo SY. Assessment of hirsutism among Korean women: results of a randomly selected sample of women seeking pre-employment physical check-up. Hum Reprod 2011;26:214-20.

Kim JJ, Hwang KR, Shin S, Yoon JH, Kim BJ, Choi YM, Roh EY. Association of polycystic ovarian syndrome with human leukocyte antigen polymorphism in Korean women. APMIS 2011;119:618-25.

Kwon H, Choi DH, Bae JH, Kim JH, Kim YS. mRNA expression pattern of insulin-like growth factor components of granulosa cells and cumulus cells in women with and without polycystic ovary syndrome according to oocyte maturity. Fertil Steril 2010;94:2417-20.

Kim YJ, Ku SY, Jee BC, Suh CS, Kim SH, Choi YM, Kim JG, Moon SY. A comparative study on the outcomes of in vitro fertilization between women with polycystic ovary syndrome and those with sonographic polycystic ovary-only in GnRH antagonist cycles. Arch Gynecol Obstet 2010;282:199-205.

Kim CH, Jeon GH, Kim SR, Kim SH, Chae HD, Kang BM. Effects of pioglitazone on ovarian stromal blood flow, ovarian stimulation, and in vitro fertilization outcome in patients with polycystic ovary syndrome. Fertil Steril 2010;94:236-41.

Park HT, Cho GJ, Ahn KH, Shin JH, Kim YT, Hur JY, Kim SH, Lee KW, Kim T. Association of insulin resistance with anti-Mullerian hormone levels in women without polycystic ovary syndrome. Clin Endocrinol (Oxf) 2010;72:26-31.

Chae SJ, Kim JJ, Choi YM, Kim JM, Cho YM, Moon SY. Peroxisome Proliferator-Activated Receptor-gamma and Its Coactivator-1alpha Gene Polymorphisms in Korean Women with Polycystic Ovary Syndrome. Gynecol Obstet Invest 2010;70:1-7.

Kim JJ, Choi YM, Choung SH, Yoon SH, Lee GH, Moon SY. Estrogen receptor beta gene +1730 G/A polymorphism in women with polycystic ovary syndrome. Fertil Steril 2010;93:1942-1947.

Lee H, Oh JY, Sung YA, Chung H, Cho WY. The prevalence and risk factors for glucose intolerance in young Korean women with polycystic ovary syndrome. Endocrine 2009;36(2):326-32.

Lee JY, Lee WJ, Hur SE, Lee CM, Sung YA, Chung HW. 111/121 diplotype of Calpain-10 is associated with the risk of polycystic ovary syndrome in Korean women. Fertil Steril 2009;92:830-3.

Kim JY, Song H, Kim H, Kang HJ, Jun JH, Hong SR, Koong MK, Kim IS. Transcriptional profiling with a pathway-oriented analysis identifies dysregulated molecular phenotypes in the endometrium of patients with polycystic ovary syndrome. J Clin Endocrinol Metab 2009;94:1416-26.

Kim JJ, Choi YM, Hong MA, Hwang SS, Yoon SH, Chae SJ, Jee BC, Ku SY, Kim JG, Moon SY. Phosphatidylinositol 3-kinase p85 $\alpha$ regulatory subunit gene Met326Ile polymorphism in women with polycystic ovary syndrome. Hum Reprod 2009;24:1184-1190.

Park JM, Lee EJ, Ramakrishna S, Cha DH, Baek KH. Association study for single nucleotide polymorphisms in the CYP17A1 gene and polycystic ovary syndrome Int J Mol Med 2008;22:249-54.

Lee EJ, Oh B, Lee JY, Kimm K, Park JM, Baek KH. Association study between single nucleotide polymorphisms in the VEGF gene and polycystic ovary syndrome. Fertil Steril 2008;89:1751-9.

Lee EJ, Oh B, Lee JY, Kimm K, Lee SH, Baek KH. A novel single nucleotide polymorphism of INSR gene for polycystic ovary syndrome. Fertil Steril 2008;89:1213-20.

Chae SJ, Kim JJ, Choi YM, Hwang KR, Jee BC, Ku SY, Suh CS, Kim SH, Kim JG, Moon SY. Clinical and biochemical characteristics of polycystic ovary syndrome in Korean women. Hum Reprod 2008;23:1924-31.

Kim JJ, Choung SH, Choi YM, Yoon SH, Kim SH, Moon SY. Androgen receptor gene CAG repeat polymorphism in women with polycystic ovary syndrome. Fertil Steril 2008;90::2318-2323.

## 비SCI(E), 국내학술지 발표목록

Kim JJ, Choi YM, Hong MA, Kim MJ, Chae SJ, Kim SM, et al. Serum visfatin levels in non-obese women with polycystic ovary syndrome and matched controls. Obstet Gynecol Sci. 2018;61:253-60.

Shin JJ, Park KE, Choi YM, Kim HO, Choi DH, Lee WS, et al. Early gonadotropin-releasing hormone antagonist protocol in women with polycystic ovary syndrome: A preliminary randomized trial. Clin Exp Reprod Med. 2018;45:135-42.

Lee JY, Tae JC, Kim CH, Hwang D, Kim KC, Suh CS, et al. Expression of the genes for peroxisome proliferator-activated receptor-gamma, cyclooxygenase-2, and proinflammatory cytokines in granulosa cells from women with polycystic ovary syndrome. Clin Exp Reprod Med. 2017;44:146-51.

Song DK, Oh JY, Lee H, Sung YA. Differentiation between polycystic ovary syndrome and polycystic ovarian morphology by means of an anti-Müllerian hormone cutoff value. Korean J Intern Med. 2017;32:690-698

Han YS, Lee AR, Song HK, Choi JI, Kim JH, Kim MR, et al. Ovarian Volume in Korean Women with Polycystic Ovary Syndrome and Its Related Factors. J Menopausal Med. 2017;23:25-31.

Park CH, Chun S. Association between serum gonadotropin level and insulin resistance-related parameters in Korean women with polycystic ovary syndrome. Obstet Gynecol Sci. 2016 59:498-505

Seok HH, Song H, Lyu SW, Kim YS, Lee DR, Lee WS, et al. Application of serum anti-Mullerian hormone levels in selecting patients with polycystic ovary syndrome for in vitro maturation treatment. Clin Exp Reprod Med. 2016;43:126-32.

Song do K, Lee H, Sung YA, Oh JY. Triglycerides to High-Density Lipoprotein Cholesterol Ratio Can Predict Impaired Glucose Tolerance in Young Women with Polycystic Ovary Syndrome. Yonsei Med J. 2016;57:1404-11.

Nam H, Kim CH, Cha MY, Kim JM, Kang BM, Yoo HW. Polycystic ovary syndrome woman with heterozygous androgen receptor gene mutation who gave birth to a child with androgen insensitivity syndrome. Obstet Gynecol Sci. 2015;58:179-82.

Bae SA, Joo JK, Choi JR, Kim SS, Lee KS. Clinical outcomes of three- or five-day treatment with clomiphene citrate combined with gonadotropins and a timed intercourse cycle in polycystic ovary syndrome patients. Clin Exp Reprod Med. 2015;42:106-10.

Lee DE, Park SY, Lee SR, Jeong K, Chung HW. Diagnostic Usefulness of Transrectal Ultrasound Compared with Transvaginal Ultrasound Assessment in Young Korean Women with Polycystic Ovary Syndrome. J Menopausal Med. 2015;21:149-54.

Han Y, Kim HS, Lee HJ, Oh JY, Sung YA. Metabolic effects of polycystic ovary syndrome in adolescents. Ann Pediatr Endocrinol Metab. 2015;20:136-42.

Lee H. Recent Treatment Strategies for Polycystic Ovary Syndrome. J Korean Diabetes. 2015;16:194-197.

Lee H, Sung YA. Epidemiology and Diagnostic Criteria of Polycystic Ovary Syndrome. J Korean Diabetes. 2015;16:189-193.

Park SY, Cho YJ, Lee SR, Chung H, Jeong K. Triglyceride Is a Useful Surrogate Marker for Insulin Resistance in Korean Women with Polycystic Ovary Syndrome. Yonsei Med J. 2015;56:785-792.

Chun S. Serum luteinizing hormone level and luteinizing hormone/follicle-stimulating hormone ratio but not serum anti-Mullerian hormone level is related to ovarian volume in Korean women with polycystic ovary syndrome. Clin Exp Reprod Med. 2014;41:86-91.

Kim JJ, Choi YM, Chae SJ, Hwang KR, Yoon SH, Kim MJ, et al. Vitamin D deficiency in women with polycystic ovary syndrome. Clin Exp Reprod Med. 2014;41:80-5.

Kim E, Seok HH, Lee SY, Lee DR, Moon J, Yoon TK, Lee WS, Lee KA. Correlation between Expression of Glucose Transporters in Granulosa Cells and Oocyte Quality in Women with Polycystic Ovary Syndrome. Endocrinol Metab. 2014;29:40-47.

Lee DE, Park SY, Park SY, Lee SR, Chung HW, Jeong K. Clinical and Biochemical Profiles according to Homeostasis Model Assessment-insulin Resistance (HOMA-IR) in Korean Women with Polycystic Ovary Syndrome. J Menopausal Med. 2014;20:104-10.

Song DK, Lee H, Oh JY, Hong YS, Sung YA. FTO Gene Variants Are Associated with PCOS Susceptibility and Hyperandrogenemia in Young Korean Women. Diabetes Metab J. 2014;38:302-10.

Oh JS, Ahn MJ, Han CJ, Kim H, Kwon O, Chung HW, Chang N. Relationship between flavonoids intake and metabolic syndrome in Korean women with polycystic ovary syndrome. J Nutr Health. 2014;47:176-185.

Oh J, Kim JH. Validity and Reliability of a Korean version of Polycystic Ovary Syndrome Questionnaire. Korean J Women Health Nurs. 2014;20:255-265.

Hwang YI, Sung NY, Koo HS, Cha SH, Park CW, Kim JY, et al. Can high serum anti-Mullerian hormone levels predict the phenotypes of polycystic ovary syndrome (PCOS) and metabolic disturbances in PCOS patients? Clin Exp Reprod Med. 2013;40:135-40.

Lee H, Oh JY, Sung YA, Chung H. Is Insulin Resistance an Intrinsic Defect in Asian Polycystic Ovary Syndrome? Yonsei Med J. 2013;54:609-614.

Lee H, Oh JY, Sung YA. Adipokines, insulin-like growth factor binding protein-3 levels, and insulin sensitivity in women with polycystic ovary syndrome. Korean J Intern Med. 2013;28:456-463.

Kim JJ, Choi YM. Dyslipidemia in women with polycystic ovary syndrome. Obstet Gynecol Sci. 2013;56:137-42.

Kim JJ, Choi YM, Kang JH, Hwang KR, Chae SJ, Kim SM, et al. Carotid intima-media thickness in mainly non-obese women with polycystic ovary syndrome and age-matched controls. Obstet Gynecol Sci. 2013;56:249-55.

Kim JY, Yi G, Kim YR, Chung JY, Ahn JH, Uhm YK, et al. Association between serum anti-Mullerian hormone level and ovarian response to mild stimulation in normoovulatory women and anovulatory women with polycystic ovary syndrome. Clin Exp Reprod Med. 2013;40:95-9.

Hwang KR, Choi YM, Kim JJ, Chae SJ, Park KE, Jeon HW, et al. Effects of insulin-sensitizing agents and insulin resistance in women with polycystic ovary syndrome. Clin Exp Reprod Med. 2013;40:100-5.

You SY, Park SY, Yang GY, Jeong KA, Kim YJ, Chung HW. Anti-Müllerian hormone in women with polycystic ovary syndrome. Korean J Obstet Gynecol. 2012;55:315-24.

Koh AR, Lee SJ, Park SY, Kim MK, Kim JY, Lee KW, Kim KH. Predictors of abnormal glucose tolerance among women with polycystic ovary syndrome. Korean J Obstet Gynecol. 2012;55:477-84.

Choi MH, Lee SH, Kim HO, Cha SH, Kim JY, Yang KM, Song IO, Koong MK, Kang IS, Park CW. Comparison of assisted reproductive technology outcomes in infertile women with polycystic ovary syndrome: In vitro maturation, GnRH agonist, and GnRH antagonist cycles. Clin Exp Reprod Med. 2012;39:166-71.

Kim CH, Moon JW, Kang HJ, Ahn JW, Kim SH, Chae HD, Kang BM. Effectiveness of GnRH antagonist multiple dose protocol applied during early and late follicular phase compared with GnRH agonist long protocol in non-obese and obese patients with polycystic ovary syndrome undergoing IVF/ICSI. Clin Exp Reprod Med. 2012;39:22-7.

Lim SC, Jeong MJ, Kim SE, Kim SH, Kim SC, Seo SY, Kim T, Kang SS, Bae CS. Histologic comparison of polycystic ovary syndrome induced by estradiol valerate and letrozole. Korean J Obstet Gynecol. 2011;54:294-9.

Kim CH, Ahn JW, You RM, Kim SH, Chae HD, Kang BM. Pioglitazone treatment decreases follicular fluid levels of tumor necrosis factor-$\alpha$ and interleukin-6 in patients with polycystic ovary syndrome. Clin Exp Reprod Med. 2011;38:98-102.

Han AR, Kim HO, Cha SW, Park CW, Kim JY, Yang KM, Song IO, Koong MK, Kang IS. Adverse pregnancy outcomes with assisted reproductive technology in non-obese women with polycystic ovary syndrome: a case-control study. Clin Exp Reprod Med. 2011;38:103-08.

Park JC, Lim SY, Jang TK, Bae JG, Kim JI, Rhee JH. Endometrial histology and predictable clinical factors for endometrial disease in women with polycystic ovary syndrome. Clin Exp Reprod Med. 2011;38:42-6.

Joo JK, Jo MS, Kim SC, Choi JR, Ko GR, Lee KS. Comparison of pregnancy and implantation rates in fresh embryo transfer (ET) and frozen-thawed ET cycles in infertile women with polycystic ovarian syndrome. Korean J Obstet Gynecol. 2010;53:339-45.

채수진, 김진주 구승엽, 최영민, 문신용. 다낭성 난소 증후군의 진단 기준: 2003 Roterdam criteria, 2006 AES. 인구의학연구논집 2009;22:7-12.

김진주, 채수진, 구승엽, 최영민, 문신용. 한국 여성에서 남성 호르몬 과다를 어떻게 진단할 것인가? 인구의학연구논집 2009;22:13-19.

최두석. 다낭성 난소증후군의 초음파 진단 기준에 관한 고찰. 인구의학연구논집 2009;22:20-25.

전균호, 김정훈, 김유진, 김소라, 김성훈, 채희동, 강병문. 다낭성 난소증후군 환자에서 체질량지수가 체외수정시술에 미치는 영향. 대한산부인과학회지 2009;52:75-82.

배진영, 김미연, 성수경, 오정은, 전상식, 이택후. 대구, 경북 지역 한국인 다낭성 난소증후군 환자의 임상양상. 대한생식의학회지 2009;36:71-80.

김진주, 최영민. 다낭성 난소증후군의 유전적 요소. 대한생식의학회지 2009;36:1-14.

김진주, 최영민. 대사증후군의 한 요소로서의 다낭성 난소 증후군. 대한산부인과내분비학회지 2009;1:8-21.

양효인, 이경은, 서석교, 김혜연, 조시현, 최영식, 이병석, 박기현, 조동제. 다낭성 난소증후군 환자의 임상적 및 대사적 특성에 대한 체질량 지수의 영향. 대한산부인과내분비학회지 2009;2:143-52.

오지영, 오지영, 성연아, 이혜진, 정혜원. 다낭난소증후군에서 인슐린수용체기질 유전자다형성과 인슐린 저항성의 관련성에 관한 연구. 대한내분비학회지 2009;24:100-8.

민응기. 최신임상강좌: 다낭성 난소증후군. 대한산부인과학회지 2008;51:805-19.

김계현, 김형옥. 비만하지않은 다낭성 난소 증후군 환자에서 메트포민 효용성의 예비연구. 대한생식의학회지 2008;35:223-9.

이혜진, 변건우, 변은경, 오지영, 오지영, 홍영선, 성연아, 정혜원. 한국인 다낭난소증후군 환자의 Calpain-10 유전자다형성. 대한내분비학회지 2008;23:319-26.

성연아. 다낭난소증후군과 인슐린 저항성. 대한당뇨병학회지 2008;32:1-6.

변건우, 최영주, 이혜진, 오지영, 홍영선, 성연아, 정혜원. 다낭난소증후군의 다양한 임상적 표현형. 대한내분비학회지 2007;22:326-31.

이사라, 김정훈, 강혁재, 김진희, 홍석호, 김성훈, 채희동, 강병문. 다낭성 난소증후군 환자의 체외수정시술에서 Rosiglitazone이 난소기질혈류와 난소반응 및 체외수정결과에 미치는 영향. 대한산부인과학회지 2006;49:1285-93.

황주연, 이병석. 최신임상강좌: 다낭성 산소증후군과 인슐린 저항성. 대한산부인과학회지 2006;49:1179-87.

이지영, 차윤정, 허성은, 권한성, 이선주, 손인숙, 김수녕, 성연아, 정혜원. 한국인여성에서 다낭성 난소증후군 발생 위험도와 Cathechol- O- Methyltransferase 유전자 다형성과의 관련성에 관한 연구. 대한불임학회지 2006;33:97-104.

박지은, 장민희, 조성원, 김유신, 원형재, 조정현, 백광현, 이숙환. 한국인 다낭성 난소 증후군 환자에서 미토콘드리아 DNA Copy 수의 정량적 분석. 대한불임학회지 2006;33:245-51.

김영아, 노정현, 김동준, 엄태현, 조종래, 장나영, 권수경, 이순희, 박정현, 고경수, 이병두, 임경호. 다낭성 난소증후군 환자의 아디포넥틴, TNFalpha, IL-6 농도와 인슐린 저항성의 관계. 당뇨병 2006;30:104-11.

이혜진, 오지영, 홍영선, 성연아, 정혜원. 젊은 한국인 다낭성 난소증후군 환자에서 대사증후군의 유병률. 당뇨병 2006;30: 285-91.

김효정, 변은경, 오지영, 성연아, 정혜원. 다낭난소증후군 환자에서 경구 당부하검사로 산출한 각종 인슐린 감수성 지표들의 유용성. 당뇨병 2006;30:277-84.

이혜진, 변은경- 박휘라, 오지영, 홍영선, 성연아, 정혜원. 한국인 다낭성 난소증후군 환자의 아디포넥틴과 그렐린 유전자다형성. 대한내분비학회지 2006;21:394-401.

최정원, 김정훈, 이향아, 홍석호, 나희영, 이영진, 김성훈, 채희동, 손영수, 강병문. 체외수정시술을 받는 다낭성 난소증후군 환자들에서 GnRH Antagonist를 이용한 과배란유도의 효용성. 대한산부인과학회지 2005;48:716-24.

이지영, 차윤정, 허성은, 이승재, 손인숙, 김수녕, 성연아, 정혜원. 한국인 여성에서 다낭성 난소증후군의 발생 위험도와 CYP17유전자 다형성과의 관련성에 관한 연구. 대한산부인과학회지 2005;48:1306-12.

김정훈. 최신임상강좌: 다낭성 난소증후군 치료의 최신지견. 대한산부인과학회지 2005;48:1-19.

황경진, 장호선, 최호진, 조필제. 김미령, 이혁. 다낭성 난소증후군 환자에서 체외수정시술 시 메트포민의 효과. 대한산부인과학회지 2005;48:2181-9.

배광범. 과체중 및 비만 다낭성 난소증후군 환자에서의 Metformin과 Rosiglitazone의 효용성. 대한불임학회지 2005;32:347-52.

이향아, 김정훈, 최정원, 박선정, 이수정, 최은선, 김성훈, 채희동, 손영수, 강병문. 다낭성 난소증후군 환자에서 Pioglitazone이 인슐린 민감도, 난소 기능, 난소 기질 내 혈류에 미치는 영향. 대한불임학회지 2005;32:155-64.

김혜옥, 양광문, 허걸, 박찬우, 차선화, 김해숙, 김진영, 송인옥, 궁미경. 클로미펜에 부적절한 반응을 보이는 다낭성 난소증후군 환자에서 Aromatase inhibitor의 유용성. 대한불임학회지 2005;32:27-32.

원형재, 강주희, 이민준, 윤선, 박기현, 조동제, 송찬호, 이병석. 다낭성 난소증후군 환자에서 Isoflavone섭취에 따른 혈중 생화학적 지표의 변화. 대한불임학회지 2005;32:9-16.

오지영, 변은경, 박휘라, 최영주, 김효정, 이혜진, 홍영선, 성연아, 정혜원. 한국인 다낭성 난소증후군 여성에서 Metformin과 Rosiglitazone의 치료효과. 대한내분비학회지 2005;20:467-75.

변은경, 김효정, 오지영, 홍영선, 성연아. 서울지역 여자대학생에서 다낭성난소증후군의 유병률. 대한내분비학회지 2005;20:120-6.

김진주, 최영민, 윤상호, 정선하, 최두석, 구승엽, 지병철, 서창석, 김석현, 김정구, 문신용. 한국인 다낭성 난소증후군 환자에서 CYP11alpha 유전자 (tttta)n 다형성 양상 및 역할. 대한불임학회지 2004;31:245-51.

황규리, 최영민, 최두석, 백광현, 전혜원, 배광범, 손영수, 구승엽, 지병철, 서창석, 김석현, 김정구, 문신용. 다낭성 난소증후군 환자에서 메트포민 치료의 효과와 인슐린 저항성. 대한산부인과학회지 2004;47:1949-53.

변은경, 이혜진, 오지영, 홍영선, 정혜원, 성연아. 정상체중 다낭성 난소증후군 환자의 인슐린 감수성. 당뇨병 2004;28:315-23.

오지영, 이혜진, 홍영선, 정혜원, 성연아. 다낭성 난소증후군에서 세포내 칼슘 농도와 인슐린 저항성의 관련성. 당뇨병 2004; 101-10.

김상만, 이득주, 한인권, 최규홍, 양광문, 김진영, 유근재. 다낭성 난소 증후군 환자에서 비만도에 따른 인슐린 저항성에 대한 연구. 대한산부인과학회지 2003;46:1543-1548.

윤태규, 김용봉. 다낭성 난소증후군 환자에서 선용계의 동태에 관한 연구. 대한산부인과학회지 2003;46:1481-85.

문화숙, 주보선, 박세희, 송수진, 김철호, 문성은, 김경서. 클로미펜-저항성 다낭성 난소증후군으로 인한 불임환자에서 메트포민의 치료 효과. 대한산부인과학회지 2003;46:1920-25.

박성대, 이상훈. 다낭성 난소증후군의 과배란유도 시 GnRH Antagonist (Cetrorelix)를 병합한 Minimal stimulation protocol의 임상적 유용성에 관한 연구. 대한불임학회지 2002;29:251-8.

고상현, 이상훈. 클로미펜에 저항성을 보이는 다낭성 난소증후군 여성들에 대한 메트포민 치료의 효과 대한불임학회지 2001; 28:255-64.

# 다낭성 난소증후군 관련 web site 소개

1. Mayo clinic
   https://www.mayoclinic.org/diseases-conditions/pcos/symptoms-causes/syc-20353439

2. Womenshealth.gov
   https://www.womenshealth.gov/a-z-topics/polycystic-ovary-syndrome

3. NHS
   https://www.nhs.uk/conditions/polycystic-ovary-syndrome-pcos/

4. PCOS Awareness association
   https://www.pcosaa.org/

5. The national PCOS association
   https://www.pcoschallenge.com/

6. PCOS diet support
   https://www.pcosdietsupport.com/

7. American Pregnancy association
   https://americanpregnancy.org/womens-health/polycystic-ovarian-syndrome/

8. World congress on polycystic ovarian syndrome
   https://pcos.euroscicon.com/

9. Androgen Excess and PCOS Society
   http://www.ae-society.org/

10. PCOS Awareness Month 2018
    http://pcosawarenessmonth.org/pcos-awareness-month-social-media-graphics/

11. The PCOS Society India
    http://www.pcosindia.org/

12. Centre for Research Excellence in Polycystic Ovary Syndrome
    http://pcos-cre.edu.au/

13. Verity: sharing the truth about PCOS
    https://www.verity-pcos.org.uk/about-us.html

14. PCOS Cysters: Sisters Supporting Cysters
    http://www.pcoscysters.com/

15. PCOS diet support
    https://www.pcosdietsupport.com

16. PCOS UK
    http://www.pcos-uk.org.uk/

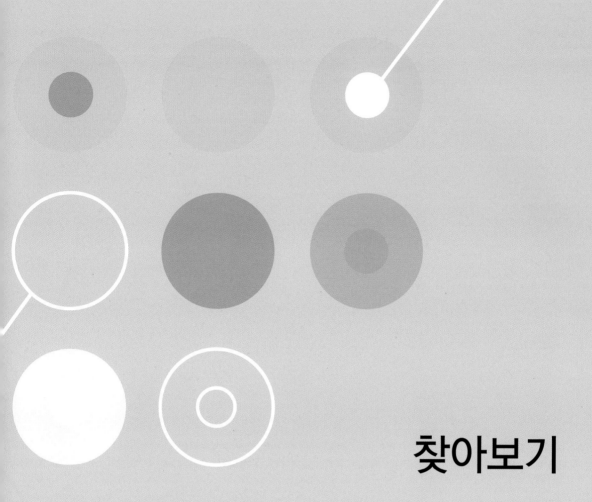

찾아보기